护心符

·养心篇·

主编:吴宇峰　高　燕　林亭秀
编委:朱　明　朱　丹　李曙光
　　　周　崎

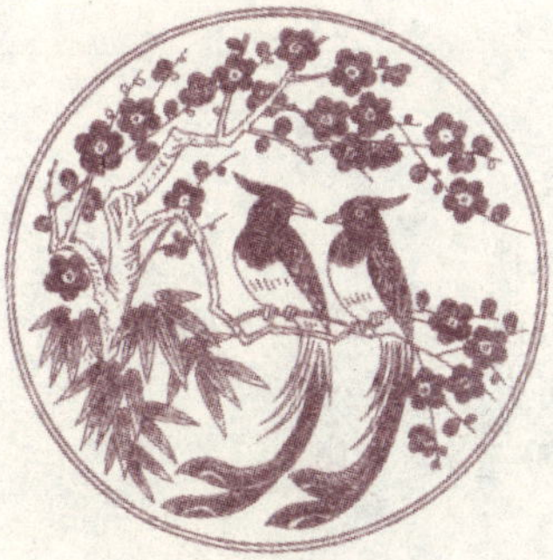

中医古籍出版社

图书在版编目(CIP)数据

护心符/林亭秀,吴宇峰著.—北京:中医古籍出版社,2007.2

ISBN 978-7-80174-491-3

Ⅰ.护…　Ⅱ.①林…②吴…　Ⅲ.心脏病—防治　Ⅳ.R541

中国版本图书馆 CIP 数据核字(2007)第 020254 号

护心符·养心篇

吴宇峰　等编著

责任编辑:孙志波
封面设计:回归线视觉传达
出版发行:中医古籍出版社
社　　址:北京东直门内南小街 16 号(100700)
印　　刷:三河国英印务有限责任公司
开　　本:787 毫米×960 毫米　1/16
印　　张:13.75
字　　数:262 千字
版　　次:2007 年 2 月第 1 版　2007 年 2 月第 1 次印刷
印　　数:0001~5000 册
书　　号:ISBN 978-7-80174-491-3
全套定价:48.00 元(本册定价:22.00 元)

目　录

第一章　心脏概述

从你在母腹中、还不是一个真正意义上的“人”开始，你心脏的搏动就无时无刻不在陪伴着你，一直伴你走到生命尽头咽下最后一口气。心脏不知疲倦地工作着，把一股一股新鲜的血液射入动脉，沿着大大小小的血管推进到每一个器官送到每一个细胞旁边。要想让机体的亿万个细胞随时随地吃饱喝足那可真不是一件容易的事儿，因此心脏的任务极其繁重，它得马不停蹄地干活为血液流遍全身提供动力。一个健康的成年人安静时心脏每分钟跳 70 次左右，每次泵出大约 70—80 毫升血液，这样一天就排出 700 多万毫升血。一个医院里最常用的点滴瓶是 500 毫升，你的心脏每天就要泵出大概 1.4 万瓶血液！一个 60 岁老人的心脏在以往的岁月中所射出的血液总量大约可以注满一个长 1 000米、宽 70 米、深 2.5 米的湖泊。

心脏在整个循环系统中充当泵血站的角色，它是个结构非常巧妙的“水泵”，但不是机械的，而是由肌肉构成。正常的心脏外形像一个倒置的桃子，大小与自己握紧的拳头相似，厚厚的心肌组织构成心房壁、心室壁以及它们之间的“隔断”，尤其是左心室最厚的地方有 12 厘米，当然也只有这样发达的肌肉组织，才能胜任如此日复一日、艰苦卓绝的劳作。不过，体重指数与心脏的解剖结构和功能改变有密切关系，瘦长的人其心脏也呈瘦长型。肥胖者左室肥大的机制可能与循环血容量增多，前负荷加重，左室舒张末压增高，搏动功及输出量增加有关；肥胖者总血容量和总血浆容量均增加，长期容量负荷增加导致心脏扩大的同时为适应室壁应力的增加而出现室壁代偿性肥厚；肥胖者心脏增大可能还涉及交感机制及肾素 - 血管紧张素系统等。肥胖者无论血压正常还是增高，心输出量、搏出量及左室搏出功均显著高于血压水平类似的非肥胖者，反映了前负荷增高和心脏的高动力循环状态。表明超重肥胖者的心脏结构较体重正常者有明显改变，表现为心腔扩大、室壁增厚、心脏重量和心脏重量指数增加，心脏功能减退以舒张功能减退为主。控制体重、减轻肥胖有利于心脏结构和功能的改善。

循环系统包括心脏、血管和调节血液循环的神经体液。心脏就像是整个系统的一个“泵”，是能量之源。如果心脏停止跳动，我们全身的一切代谢活动都会终止，我们的一切运动和一切思维活动也将停止。

心脏斜挂在胸腔偏左的部位，只有三分之一是在右侧。正常人群中大约有十万分之一的人心脏是居于胸腔偏右的部位，与我们正好相反，他们的心脏和大血管的位置宛如正常心脏的镜像。他们体内的其他脏器也常常左右互换，如肝脏就居于左侧，而不像我们居于右侧。心脏前方有胸骨和肋骨的保护，后方是食管、大血管和脊椎，两侧是左右两肺。心脏的外面包着一层很薄的“衣服”，我们称之为“心包”。心包有两层，中间有少量液体，起润滑作用，减少摩擦。如果得了心包炎，有大量液体渗出到心包间，就会压迫心脏，影响心脏的跳动，患者会感到胸闷、气短。

成年人的心脏约有半斤重，运动员的心脏因为长期大负荷的锻炼，可以超过半斤。心尖正对着左侧第五肋间隙，左乳头内侧约一厘米处，心脏每舒张一次，心尖就向胸壁撞击一次，所以除了胖人，一般人都可以看见自己这个部位随着心跳一起一伏，用手触摸也可以感觉到心脏的跳动。中医认为宗气强的人，此处的搏动也愈强。当然如果搏动过于激烈，达到“其动应衣”的程度，就是宗气泄漏的象征，是危险的征候。

心脏中空，被分隔成四个小空间。上面两个称为心房，分别叫做左心房和右心房；下面两个分别称作左心室和右心室。左心房和右心房之间的隔断称做房间隔，左心室和右心室之间的隔断称做室间隔。如果出生后发现房间隔或室间隔有孔，就属于先天性心脏病。如果房间隔和室间隔都有缺损，就叫“艾森门格综合征”（Eisenmenger's syndrome），都需要手术治疗。我国常见的先天性心血管病依次为：心房间隔缺损（21.4%）、动脉导管未闭（21.2%）、心室间隔缺损（15.5%）、单纯肺动脉口狭窄（13.1%）、法乐氏四联征（13.1%）、艾森门格综合征（2.8%）、主动脉缩窄（1.4%）、主动脉窦动脉瘤破入右心（1.4%）、单纯肺动脉扩张（1.2%）等。

在心房与心室或者心室与血管相连通的地方都有一个和抽水机上的活塞一样的闸门，这是结缔组织构成的瓣膜，它们只能朝一个方向开启，故而也就只允许血液向一个方向流动而不准倒流。所以，心房只接纳从静脉回来的血液，心室将血液泵入动脉。左心房和左心室之间的门是两个瓣膜，称做“二尖瓣”，右心房和右心室之间有三个瓣膜充当这扇门，称做“三尖瓣”。如果由于炎症、退行性改变、先天性畸形、缺血性坏死、创伤等原因引起单个或者多个瓣膜结构或功能异常，会导致瓣口狭窄或关闭不全。

在心房与血管相连接的部位，也有类似的瓣膜，称做“半月瓣”，只允许血液从心房射向血管，禁止反流。血液从左心室被射出，先后流经全身动脉、毛细血管、静脉，最后进入右心房，这个循环称做体循环或大循环。血液从右心室被射出，先后流经肺静脉、肺毛细血管网、肺动脉，最后进入左心房，这个循环称做肺循环或小循环。

这两个循环以心脏为中心，保持血液周而复始，在体内循环不已。心脏周而复始地这样跳动不累得慌吗？其实，心脏是很会找时间休息的。我们通常所说的一次心跳包括一次收缩和一次舒张。医学上称为一个心动周期也称为一次心搏。在一个心动周期中收缩期等于工作；舒张期等于休息。如果按每分钟心跳75次计算，每一个心动周期是0.8秒（60秒÷75＝0.8秒），在这0.8秒里心房收缩只用0.1秒，舒张用0.7秒；心室收缩0.3秒，舒张0.5秒。你看，不论心房还是心室，真正用来工作的时间都比休息的时间短，每次的收缩之后都有一段充分的休息时间。也就是说，心脏是很会忙里偷闲休息的，虽然它总在工作，却也总在休息。因此，它不会疲劳过度。

血液在血管中流动，对血管壁产生的侧压力就是我们通常所说的血压。如果心脏停止跳动，血液停止流动，血压也变成零。正常人血压收缩压不应高于140毫米汞柱，舒张压不应高于90毫米汞柱。理想的血压是收缩压不应高于120毫米汞柱，舒张压不应高于80毫米汞柱。

如果血压升高，早期通常没有什么特别的症状，可以多年自觉良好，而偶于体检时发现血压升高，少数患者是在发生心、脑、肾等并发症后才被发现。高血压患者可有头痛、眩晕、气急、疲劳、心悸、耳鸣等症状。初期只是在精神紧张、情绪波动时血压暂时升高，随后可恢复正常。随病情的进展，血压升高逐渐趋于明显且持久，一天之内白昼和夜间血压水平可以有很明显的差距。

心脏能这样有秩序地进行收缩和舒张的交替活动，持续一生不间断是受谁支配的呢？人体很多部位的活动，都是依靠大脑来控制的。比如说，你渴了，大脑就会支配你的脖子转动，四处寻找水源，当看到山涧中清清的溪流或闹市里满头大汗贩卖矿泉水的摊贩时，大脑就会催动你腿部肌肉收缩，带你走向目标然后伸出手……这一套动作都是通过大脑的支配完成的。那心脏的跳动是不是大脑支配的呢？

有人做过实验，把鸡的心取出来，放在营养液中，没有任何刺激，它也失去了脑的支配，但它依然自顾自地按它原有的节律跳动。原来在位于鸡心脏右心房上部的地方，有一个叫做窦房结的结构，大小仅数毫米，由千余个特殊细胞所组成。它就是控制整个心脏活动的总控台，是正常心跳的发源地，也叫心脏的“正常起搏点”。它只要活着，不需要任何外来刺激就会自动产生周期性的生物电变化，这种电的变化叫做自动节律性，简称自律性。

人的心脏之所以能够这样永不停歇地跳动，也是因为在心房壁上有一个由特殊心肌细胞构成的“窦房结”，它就像手枪的扳机一样，按一定的频率启动心肌收缩，产生心跳。如果频率过快，每分钟超过100次，就叫窦性心动过速；相反，如果频率过慢，每分钟低于60次，就叫窦性心动过缓。

窦房结虽然具有自行其事的能力，但它在一定程度上还要受制于高级领导。要受到环境的影响与控制；受到神经、体液的影响；尤其要受到大脑皮层代表的最高级中枢功能的心理活动的影响。比如在大庭广众之下突然请你上台唱歌你会脸红、心跳……注意！心跳！这是因为神经纤维可以支配窦房结的活动。所以窦房结的自主功能也是相对而言的。因此当你一紧张，交感神经一兴奋，就立即会影响到窦房细胞的电流脉冲的变化，从而引起正常心率的变化。

心脏就这样跳呀跳，你从一出生就习惯了，所以从不会去想自己的心脏是怎样跳动的。但如果在正常的、有规则的心跳中突然出现一次不规则的、提早的心跳（或漏掉一次心跳），这时人就会有异样的感觉——感到了心跳的异常，有的人感到胸口突然一荡；有的人感到心好像跳到喉咙口；有的人感到好像突然踩空一脚。这种心跳异常医学就称之为“早搏”；从脉象上看又叫间歇，是心律失常中最常见的一种。

人一天中偶发几次早搏是常事，这不一定是心脏病。为此医学上又把早搏分成良性与恶性。良性的早搏是生理性的，对人体并不产生危害；病理性的早搏则是由于心脏有了病理性的改变。一般讲偶尔发生的早搏或发生多年而无其他体征，亦无明显症状的，大多没有重要病理意义。这种情况，多见于健康人，常常与情绪激动、疲劳、饱餐、饮酒和吸烟过量等因素有关，不需特殊治疗。

若早搏频繁发生，常是病理性的表现。见于动脉硬化、冠心病、风湿病、病毒性心肌炎以及某些药物（如洋地黄、奎尼丁、锑剂等）的影响。另外早搏合并有其他心脏异常体征或心电图有其他异常变化者多属病理性。

因此出现早搏时首先不必过于紧张，紧张反而可能加重生理性早搏的程度，还是应请医生进一步检查早搏原因，评价早搏的严重程度，请医生决定是否需要对早搏进行治疗。

心脏功能指的是在心脏跳动过程中，单位时间内向主动脉射血量的多少。心脏是推动血液循环的动力器官，而血液循环的主要功能是完成体内物质转运、实现机体的体液调节、保证机体的新陈代谢不断进行。因此，心脏的功能是影响机体新陈代谢的决定性因素，而新陈代谢是生命的最基本特征，是生物体在不断与环境进行物质和能量交换中实现自我更新的过程，它每时每刻都在进行，新陈代谢一旦停止，生命也就结束。所以，心脏为了维持机体的新陈代谢，它也在不停地进行着跳动，是体内最“辛苦”的器官，心脏的功能发生了变化，必然要影响到机体的新陈代谢、生命活动和机体的健康状况。人在安静时代谢率较低，需氧量较少，而运动时，由于代谢加强，需氧量显著增加，就要求循环系统的机能随着机体活动强度的增加而产生适应性的反应。心脏的功能越强，单位时间内的泵血量就越高，机体的新陈代谢就越旺盛，生命的质量就越高，健康状况也越好，机体所能承担的运动负荷也就越高。反之，心脏的功能较差，单位时间内的泵血量就较低，机体的新陈代谢就较差，生命的质量就会受到影响，健康状况也必然受到影响，在这种情况下承担较大的运动负荷，就可能进一步造成心肌缺血，影响心脏的功能。而目前影响人类健康的第一位原因的疾病——心脑血管疾病，正是由于心脏功能而影响健康。

心脑血管病的危险因素分为不可改变危险因素和可以改变危险因素。

不可改变危险因素包括：

（1）年龄：男性 >45 岁、女性 >55 岁。

（2）遗传、种族和家族史：家族中一级亲属有早发冠心病史即男性 <55 岁，女性 <65 岁，或者脑中风史。

（3）心脑血管病史：即先前有过心肌梗死、经皮冠状动脉内成形术或冠状动脉旁路移植术史及脑中风病史。

（4）性别：过去认为男性心脑血管病发病危险高于女性，现在发现性别差异主要在于男性，男性冠心病发病年龄早于女性，女性绝经后发病危险明显增加。妇女心脏病已开始受到医学的关注，世界卫生组织 2005 年发布一项研究结果显示，妇女比男子更容易患心血管病而死亡，妇女因心脏病和中风而死亡的数字是其他各种癌症致死数字总和的两倍。

女性发生脑中风的危险高于男性，合并有妊娠、口服避孕药、吸烟和高血压时女性脑中风危险尤为增高。

以上这些危险因素是无法干预的，事实上许多具有以上危险因素的人都合并有至少一种其他危险因素，从而使心脑血管病发病危险增加，因此控制其他危险因素对于具有不可改变危险因素的人就更为重要。

可以改变的危险因素包括：高血压、吸烟、糖尿病、低密度脂蛋白含量高、高密度脂蛋白含量低、肥胖、低体力活动等。由于这些传统危险因素只可以解释 50% 的冠心病的发病危险，因此近十年来许多研究致力于发现新的心脑血管病危险因素或遗传因素。

研究发现，与心血管病密切相关的新的危险因子主要有血清炎性标记物如 C－反应蛋白、高同型半胱氨酸血症、载脂蛋白（apoAl 或 apoB）、血浆高纤维蛋白原、胰岛素抵抗以及一些遗传标志如基因多态性等。脑中风的危险因素包含了以上大部分心血管病的危险因子，另外还有颈动脉斑块或外周血管病、房颤，可能引起血栓栓塞的其他心脏病如扩张性心肌病、心脏瓣膜病和一些先天性心脏病，以及短暂脑缺血发作（TIA）史和血液的高凝状态。代谢综合征（Metabolic syndrome，MS）是近年来提出的多种危险因素同时存在的典型，很容易发生心脑血管病和糖尿病。血浆脂蛋白水平、血清炎性标记物、高同型半胱氨酸血症等是新的危险因素中具有较高评估价值的指标，在心脑血管病的预防中具有重大意义。

代谢综合征是多个心血管病危险因素的组合。MS 发病机制的核心是肥胖、脂肪组织紊乱和胰岛素抵抗。健康人群中代谢综合征约占 9%—22%，约

0.8%—35.3%的高血压患者是代谢综合征，约80%的2型糖尿病患者是代谢综合征，在冠心病、脑血管病、外周动脉疾病和腹主动脉瘤等动脉粥样硬化性疾病患者中，代谢综合征约占46%。因此代谢综合征患者的筛选对于确定心脑血管病的高危人群具有重要的意义，对于心脑血管病和糖尿病的二级预防、防止血管事件发生具有直接的指导作用。

低密度脂蛋白－胆固醇（LDLC），包括乳糜微粒、极低密度脂蛋白、中间密度脂蛋白等的致动脉粥样硬化作用，以及高密度脂蛋白－胆固醇（HDLC）的保护作用已基本取得公认。

大量研究表明，高同型半胱氨酸（Hcy）血症在动脉粥样硬化和血栓栓塞性疾病如脑血管病、冠心病和静脉血栓等的发病机制中起重要作用，已被认为是独立的危险因素之一。

心功能的好坏对我们的健康、工作、长寿有着至关重要的作用。现在心功能分级一般采用国际上通用的美国纽约心脏病学会提出的心功能四级分级法。

第二章　中医学对心的认识

心在中医学中属于“五脏”之一。五脏，即肝、心、脾、肺、肾的合称。《素问·五脏别论》中有一句话高度总结了五脏的生理功能：“五脏者，藏精气而不泻也，故满而不能实。”五脏职能各有专司，但心脏的生理功能起主宰作用。《素问·灵兰秘典论》中就认为“心者，君主之官，神明出焉”；《灵枢·邪客》明确记载有“心为五脏六腑之大主，精神之所舍也”。

心位于胸腔膈膜之上、两肺之间，偏于左侧，形似倒垂之莲蕊，外有心包护卫。中国古代医籍关于心的形态描述：“心重十二两，中有七孔三毛，盛精汁三合。”（《难经·四十二难》）“像如莲花下垂。”（明·王圻《三才图会·心神》）

若以阴阳论五脏，则心的属性为“阳脏”，《灵枢·九针十二原》称心为“阳中之太阳”。

心脏的主要生理功能有以下几个方面：

1. 主血脉

全身的血，依赖于心脏有节律的搏动，在脉中运行不息，周流全身，如环无端。这里的脉就是血脉。因此，心脏搏动力的强弱、搏动频率的快慢以及搏动频率的整齐与否等心的生理状态直接影响血液在脉中的运行状态。

心脏的搏动，中医学认为主要依赖于心气的推动作用。心气充沛，才能维持正常的心力、心率和心律。但另一方面，由于心脏、脉和血液在体内构成一个相对独立的系统，血液的正常运行，其关键不仅仅依赖于心气的推动作用，而且还需要血液充盈，脉道通畅、坚固这三个重要前提。如果血液量少，则血脉空虚；若脉道不通畅，那么血行不畅，从而导致血瘀；若脉道不坚固，则不能约束血液，导致血液逸出脉外。我们可以看出，其中任何一个环节如果出了问题，都可能导致血液无法在脉中正常运行。

我们已经知道，心脏的搏动是依靠心气的推动。而心气是人体元气的组成部分，元气盛则心气盛，元气衰则心气衰。人体体内还有一种气称做“宗气”，宗气是积于胸中之气，它“贯心脉”、“行呼吸”，宗气与心气的联系更加紧密，它直接影响心气的盛衰、心脏的搏动以及血液运行，还与呼吸的节律有关。

那么，胸部窒息性，甚而压榨性疼痛是什么原因呢？《内经》云“涩则心痛”。《金匮要略》则以胸阳痹阻而立胸痹之名，涩者血脉不畅，痹者郁阻不通，历代医家多以“不通则痛”解释胸痹心痛的病机。其实“不通则痛”仅是胸痹心痛病机的一个方面，而虚则不荣，心失所养亦可产生心痛，即“不荣则痛”，即使是瘀血、痰浊、气滞等痹阻心脉，不通则痛，但瘀血、痰浊、气滞等病理产物的形成，多因脏腑虚损，功能减弱所致。因此心血管疾病多为虚证或本虚标实之证，心气虚为本，瘀血、痰浊、气滞为标。“心主血脉”，“营行脉中，卫行脉外，营周不休……如环无端”，心居膈上，为阳中之阳脏，心具有推动血液循环之功能，此功能主要靠心气来实现。心气包括心阴、心阳。心阴是心之活动的物质基础，包括心血及其他一切营养物质，起着濡养心及血脉的作用，心阳具有温煦心脉的作用，心阴、心阳化合而产生心气，使心具有推动血脉循行等功能。心阴、心阳需保持相对平衡，才能维持心脏的正常功能，无论心阴、心阳，其虚损不足均可致使心脏功能减弱，虚则邪干之，寒邪、瘀血、痰浊、气滞等乘心脉虚衰而侵之，痹阻心脉，而作心痛。人是有机的整体，人体各种功能的发挥，需要各个脏腑器官的协调。因此在强调心气不足是胸痹心痛产生的根源的同时，其他脏腑的功能失调均可影响到心，如脾为后天之本、气血生化之源，脾虚则气血生化不足。心肾为水火之脏，心肾相交，水火既济，若肾虚则心失濡养温煦。肝主疏泄，心之运血，靠肝疏泄之助等。

由于心主血脉，且其华在面，又开窍于舌，所以我们可以从脉象、面色以及舌象等途径去观察分析心主血脉生理功能是否正常。

舌与心在生理上密切相关。舌体血管丰富，心之气血可通过血脉上荣于舌，使舌能柔软灵活，味觉灵敏，语言流利。若心有病变，也可以从舌上反映出来。如心血虚则舌淡；心火上炎舌红生疮；心血瘀阻舌有紫斑或紫暗。面神经管理舌前2/3，舌咽神经管理舌后 1/3 的味觉和一般感觉，三叉神经管理舌前 2/3 的一般黏膜感觉，舌下神经司运动。这些神经发源于脑干相应的核团。若心主神的功能失常，脑功能受到影响，则可见舌强、语謇，甚或失语等。因此说舌是“心之官也”。

如果心主血脉生理功能正常，那么脉象和缓有力、面色红润有光泽、舌色淡红荣润。如果心气不足，血液亏虚，或血流不畅，则可见脉象无力、面色无华，甚至晦暗，舌色可见淡白或紫暗，或红绛。如果心主血脉生理功能发生严重障碍，气血瘀滞，脉道受阻时，脉象可见细涩等变化，面色、舌色均可见青紫，病情严重者会有胸闷、善叹息，甚至有心前区憋闷、刺痛等表现。

2. 主神明

古人认为神是藏于心的，《素问·宣明五气》说：“心藏神。”《素问·六节藏象论》有：“心者，神之处也。”而《灵枢·天年》曰：“气血已和，营卫已通，五脏已成，神气舍心，魂魄毕具，乃成为人。”说明神“出”于心，神

"舍"于心，神"藏"于心，心乃神之宅。生命孕育之初，便产生了神。"两精相搏谓之神"，神通过心与血脉活动表现出来，人体发育构形，心具有藏神功能，才称之为人，"神气舍心"是人体具有独立生命的标志。"神"藏于内，"明"显于外，合称"神明"。心因为藏神而位居五脏六腑之首，具有统帅、核心的地位，故称"君主"、"大主"，主宰人的生命活动。只有在心神统领下，才能形成完整协调的藏象体系，维持机体统一和谐。虽言心主神明，可是在五行原理下，也将精神、意识、思维活动，按社会观念和医疗实践经验总结分类并划分与五脏。这就是"人有五脏化五气，以生喜、怒、悲、忧、恐"，其中，"怒为肝志"、"喜为心志"、"思为脾志"、"忧为肺志"、"恐为肾志"，但最终五志皆为心所主。在"五声"中，"肝主呼"、"心主笑"、"脾主歌"、"肺主哭"、"肾主呻"。

在《素问·宣明五气》曰："心藏神，肺藏魄，肝藏魂，脾藏意，肾藏志。"《素问·灵兰秘典论》中记有"心者，君主之官，神明出焉"。指出精神活动虽分属五脏，但由于心在五脏的"君主"地位，最终还是受控于心，心神是人类意识思维活动的中枢。在我们现代人看来，似乎与我们的常识有所出入，我们都知道，大脑才是我们思维活动的中枢，怎么会是心呢？这里就涉及到一个概念区分。虽然中医中以五脏为中心的藏象学说是基于古代解剖知识、生理病理现象的长期观察，但是还是受到阴阳五行学说的深刻影响，采用阴阳五行学说的"取象比类"方法去观察研究脏腑的生理、病理现象；采用阴阳互根互用，制约转化等关系，五行之间的生克、乘侮、制化等关系去探索人体生理病理现象的内在机理。因此，中医藏象学说所阐述的脏腑生理病理现象，必然超越了人体解剖学意义上的脏腑范围，是一套独特的理论体系。西医传入中国，借用了中医藏象学说中的肝、心、脾、肺、肾、胃、胆、大肠、小肠、膀胱、心包等脏腑名称，虽然两者名称相同，但它们的内涵是有很大区别的。如中医认为肝主疏泄，脾主运化，肺通调水道，肾主藏精，以及我们刚刚提到的心主神明，都难以用西医解剖学概念去阐述。

虽然现代脑科学研究证实大脑是人体精神、意识和思维活动的场所。但这并不能否认"心主神明"理论，相反，随着科学研究深入，科学家发现心脏对脑的思维活动具有重要调控作用。人们发现心脏有内分泌功能，心脏通过神经体液调节系统影响思维等高级神经活动，不仅帮助大脑思维，还把心脏指令传到全身，包括大脑，使人体具有整体协调功能。古人将心主神明的说法确立下来。实则"心主神明"也代表了"脑主神明"。

西方现代医学研究认为：心对神明的作用主要通过心血、心激素及心磁场等方面实现。心血是人体赖以生存的重要物质，通过脑循环运行于大脑。脑循环是特殊区域循环的最重要组成部分，是大脑、小脑、脑干和脊髓血液循环的统称。而大脑是神志活动的中枢，人脑的耗氧量约为全身耗氧量的1/5，充足的脑血流量是保证脑部正常活动的首要条件。脑血流供应不足则很快严重影响脑的功能，大脑皮层对脑循环缺血和血中缺氧非常敏感，脑循环血中缺氧半分钟或完全阻断脑血流10秒即会导致昏迷，缺氧3分钟可能造成脑神经细胞的不能恢复的损伤，缺氧6分钟可以致死。由此可见，脑循环关系到我们的生死存亡。脑循环供给中枢神经系统营养并排除其有害的代谢产物，从而维持其正常功能。正常成年人每分钟流注于脑组织的血液达750毫升左右，占心输出量的15%—20%，是肌肉细胞工作时耗血量的15—20倍。充足的脑血流量是保证脑部正常活动的首要条件，脑血流供应不足很快会严重影响脑的功能。当大脑半球血流量平均减少到25—30毫升时，就可能发生精神错乱，甚至意识丧失。

心激素是近年来发现的由心房分泌的多种肽类激素，这种激素能将心的指令传到全身，包括大脑，使人具有整体的协调功能。同时又能帮助大脑思维，一旦缺乏它，人就会反应迟钝，精神萎靡。以心钠素（ANP）为例，研究者在脑中检测出心钠素的特异受体，它是心房肌细胞产生和分泌的具有强烈利尿、利钠、扩血管及降低血压等作用的多肽激素。

心脏的心房和心室肌肉的周期性收缩和舒张伴随着复杂的交变生物电流，由此而产生了心磁场。在恒定磁场中，由于血管和血液的运动，对磁力线进行切割，从而产生微电流。在磁场作用下，生物电流（如心电、脑电、肌电及神经动作电位）将受到磁场力的作用，引起有关组织器官的功能发生相应变化。另外磁场还对生物体内氧化与还原过程中电子传递过程产生作用而影响生化过程，通过对人体金属离子（Ca^{2+}，Mn^{2+}，Mg^{2+}或Zn^{2+}）和非金属离子Cl^-等作用而影响酶的催化活性，进而对人体产生作用。神经和体液系统对磁场的作用最为敏感。神经系统以丘脑下部和大脑皮层最为敏感，主要是对神经系统的抑制作用。动物实验表明在磁场作用下，动物某些激素分泌增加。磁场还可能影响经络的电磁活动过程而起人体机能调节作用。心磁场要比脑磁场大百倍，所以心磁场能影响及脑磁场而起到调控人的精神意识、思维活动的作用。

3. 心肾相交

心主血藏神，肾主骨生髓藏精，心肾二脏正常相交维持人体正常生命活动。精与神是人体生命活动不可缺少的重要物质，且精神互用。心肾水火内容主要有以下五种。

（1）心肾精血同源互化。精血同源指精和血同出于水谷精微，心血循行流注于肾中，与肾精化合为精；肾精入冲任上交于心，与心血化合为血。

（2）心神肾精互相为用。心藏神为人体生命活动的主宰，肾藏精为人体生命活动的根本。肾藏精舍神，精能生髓，髓上聚于脑养神。精为神之宅，神为精之象，精是神的物质基础，神是精的外在表现，二者相互为用，精神相依。

（3）君火命火相得益彰。心主君火，肾主命火，君火在上为阳气之用，命火在下为阳气之根。君火为命火之统率，命火为君火之根基。人体五脏六腑组织结构的正常功能活动，一靠君火统率，二靠命火的温煦激发。

（4）心火肾水相互制约。心居胸中属阳，在五行属火；肾在腹中属阴，在五行属水。心与肾的关系即上下阴阳水火的关系。生理状态下，心火下降于肾，与肾阳共同温煦肾阴，使肾水不寒；肾水上济于心，使心火不亢。

（5）元气与心血相互为助。元气是维持人体生命活动的原动力，元气以肾所藏的精气为主，依赖肾中精气所化生。心主血脉，不仅需要心血的推动，还赖于元气的推动激发。心肾相交实际包括心肾水火相济，气血相济，阳气相济，阴精相济，阴阳调节等多方面的内容，是整个心与肾的相互交通。

在临床上，无论患者有无肾虚表现或心功能异常表现，是否心肾相交功能失调，心肾相交作为一个重要的生理调节机制，在保持人体内稳定方面发挥着重要的作用。根据心肾水火理论，若心肾阳虚，可温肾阳振心阳，交通心肾之阳；心肾阴虚可补肾阴养心阴，交通心肾之阴精；心肾阴阳失交可益气养阴，交通心肾之阴阳。心肾水火理论在临床上用来指导对心肾失交病因病证的辨证和治疗，心肾失交指因心肾两脏协调关系某种程度地破坏而表现的病理变化。在《伤寒论》中载有肾阴虚、心火旺，用黄连阿胶汤；《韩氏医通》肾阳虚，心火旺，用交泰丸；《医法圆通》肾阳虚，心阳虚，用补坎益离丹；《辨证录》肾气虚，并心气虚，心肾两虚交通汤主之等等。

第三章　心身疾病

第一节　心身疾病概述

我国心身医学的理论发展与临床实践源远流长。在古代，中医就十分重视精神因素在各种疾病发生、发展中所起到的重要影响。在春秋战国与汉代创立的古代中医中，已具有丰富的心身思想。其后，经历了漫长的发展历史。1917年，北京大学哲学系开设了心理学课程，并首次建立了心理学实验室。1920年，北京高等师范学校建立了心理学实验室，南京高等师范学校建立了心理学系。1921 年，中华心理学会成立。至 1930 年左右，全国已有十几所大学设立了心理系或心理学课程，中央研究院建立了心理研究所，并出版了大学心理卫生教材。

1936 年在南京成立了中国心理卫生协会。次年抗日战争爆发，工作被迫停顿。抗战胜利后，国内的医学心理学工作者在医学、精神病学和儿童福利院等机构继续从事心理疾病诊治及心理卫生工作。

解放后，仅少数医院有专职医务工作者从事心理疾病诊治工作，亦有个别医学院开设有关课程。当时，曾错误地将西方心理学当做资产阶级的东西，把心理测验、心理治疗当做唯心主义的东西，打入冷宫。直至 1958 年，中国科学院心理研究所与北京医学院精神科合作，对为数众多、久治不愈的神经衰弱患者开展了以心理治疗为主的综合疗法。还将该疗法应用于高血压、溃疡病等心身疾病，都获得了显著疗效。

在“十年动乱”期间，心理学和心身医学遭到了严重摧残，全国唯一的心理研究所被解散，心身医学工作被迫停顿达八年之久。直到 1976 年以后，心身医学工作才如雨后春笋般在全国各地陆续开展。1979 年在天津举行了中国心理学会第三届学术会议，并正式成立了医学心理学专业委员会。从此，心身医学事业在全国范围蓬勃发展。1981 年，我国卫生部与世界卫生组织协作，举办了精神病学教学工作讲习班，介绍了行为科学和心身医学课程，增加了精神病学教学大纲中的心身医学内容。随后，又举办了全国综合性医院精神卫生讲习班和全国心理卫生工作骨干训练班，学习了许多心身医学知识。1986 年中国心身医学委员会成立。1987 年创办《中国心理卫生杂志》。其后，举办了多次全国性心身医学学术研讨会，推动我国心身医学向前发展。

中医学认为“悲哀忧愁则心动，心动则五脏六腑皆摇”，这里的心动，即是指心脏受到的损害，其发生的根本原因是由于过分的悲哀，持久的忧愁。美国科学家进行的一项大规模研究所获得的结果表明，消极的心理情绪，如忧郁、焦虑和愤恨等均会对心脏造成损害，特别是引起冠心病。这项研究对近 500 名中年男子进行了长达 3 年的研究。研究结果表明，消极情绪与心脏病的形成有很大关系。该研究所测试的心理要素包括忧郁心情、焦虑、悲观情绪、胡思乱想以及注意力不集中等。研究数据表明，这些因素每上升 1 个，患心脏病的危险就增长 6 个百分点，从而进一步证实了消极情绪本身对心脏有很大的影响。研究人员在解释消极情绪与患心脏病之间的关系时说，人的心跳速率能够根据外界的变化呈有规律的波动。那些带有消极情绪的人会使心脏的这种有规律的变化减少，从而对心脏系统产生压力，使得心脏过于负重。另外一个原因是消极情绪会引起心血管系统炎症。科学实验表明，在那些带有消极情绪的人身上，可发现较高的炎症蛋白含量。科学界普遍认为，这种连续的、涉及整个心脏系统的炎症状况对引发冠心病有着重要的影响。研究人员还解释说，从非生物的角度来看，那些长期带有消极情绪的人常常不愿积极地去对待一些可能发生的疾病，他们不听医生或别人的劝告，结果忽视了必要的预防。

中医学认为“心在志为喜”。在各种情绪中，喜乐愉快的情绪与心的功能有关，心主血脉、主神志的功能正常，自然心情愉悦，而喜乐的情志也有益于心的功能正常。反之，心的气血不足可使人易于悲哀，而喜乐太过又会使心神受伤，所以还有“喜伤心”之说。另外，由于心主神志，因而其他情绪，如忧愁、恐惧等过极也会伤及心，影响心的功能。拥有坚强的心脏、稳定的血压，首先要拥有坚强的神经，学会控制与平息强烈的情绪，使它不能持续对身体发生影响。根据发表于最近一期《心身医学》杂志上的研究报告，悲观的人更容易患心脏病、死于心肌梗死，而乐观的人则正相反。来自哈佛大学公共卫生学院的 L. Kuczansky 等人通过对 1 300 余名年龄在 21—80 岁的健康成年白人为期 10 年的追踪调查认为：“乐观的人积极地做计划和解决问题，因此这些人所经历的应激事件较少，他们能够更加合理地处理生活中的压力。”他们发现乐观的人更加善于社交，这与其健康状况较好有相关性。这些人更容易具备健康的生活方式，比如锻炼身体、适量饮酒、不吸烟等。研究人员用标准方法对受试者的乐观程度进行评价，然后根据其乐观程度对其进行分级。在乐观者与悲观者之间，在生活行为上没有明显的差异，但是悲观者更多地每天饮酒两杯以上，且悲观者的受教育程度较低。总的来看，在 10 年研究期间，大约 12% 的人出现了心脏病，其中有 19% 的人死于心肌梗死。受试者的乐观程度每增加一等，其胸痛和心脏病的发病危险就会降低 25%。最乐观的人发生非致命性心肌梗死和死于心脏病的危险性显著降低。证实乐观的生活方式将有助于预防老年人中冠心病的发病危险。因此，人们首先应当认识到消极情绪会给身体健康带来的害处，积极调节自己的情绪，遇到不顺心或烦恼的事应学会为自己开脱，应当学会以积极的态度处理而不是以消极的态度将这些不顺心的事情压在心里，致使心脏长期处在很重的压力之下。由此可见，中医心主神明之说是非常科学而精辟的。心主神明的理论，对于中西医在临床治疗心血管和精神方面的疾病，具有重要的指导意义。

1. “心碎”

北京中医药大学曹卉娟曾经创作了一首校园歌曲——《玻璃杯》，歌词这样写道：你说我的心像玻璃杯，单纯得透明如水，就算盛满了心碎，也能轻易洒挥，装着无所谓。那一只小小的玻璃杯，总是太容易破碎，盛下了泪水，就盛不下妩媚，多一点爱就多一点疲惫。我握紧一只玻璃杯，心痛得无言以对，就算再洒脱，笑得再美，心碎了要用什么来赔。“心碎”是对悲伤者的一种最古老的隐喻。在叙述失去亲人或者失恋的感觉时，人们常用“心都碎了”来形容。如今，“心碎”不再是诗人和哲学家经常用的词汇，而成了一种病症的学名。2005 年 2 月 10 日，《新英格兰医学杂志》刊载美国巴尔的摩市约翰斯·霍普金斯医学院医学系心脏病科的亨特·钱皮恩（Hunter Champion）等人的研究报告：悲惨或惊人事件是有可能影响心脏的功能，并且产生类似典型心脏病发的症状，包括有胸痛、呼吸急促与肺积水，他们将这些类似于心脏病的症状称为“心碎综合征”（broken heart syndrome）。尽管这种病例不少，目前仍还没有合适的科学解释。亨特·钱皮恩博士领导的一个研究小组在报告中指出，他们 1999—2003 年间共接治了 19 名急诊患者，这些病人出现了胸痛、憋气等症状，与心脏病发作时的症状相似，但与心脏病患者不同的是，在卧床休息和接受少量治疗后，他们就康复了。这些患者基本上全都是已绝经的老年妇女。她们患病的原因包括丈夫、父母或孩子等亲人去世所带来的巨大悲痛，或者遭遇车祸、抢劫等造成的严重惊吓，以及激烈争辩、出庭和公众演讲等紧张带来的强烈刺激。通过磁共振等检查显示，她们并没有患心脏病。美国心脏协会前主席雪梨·史密斯博士说，根据这项研究，更多的急诊医生和心脏病医生在医治那些胸痛病人时将会考虑这个新命名的“心碎综合征”。研究人员通过实验证明，“心碎综合征”与心脏病不同。心脏病一般会给病人留下永久的伤害，其病情不易好转；而“心碎综合征”病人的心脏不会受到永久伤害，通常在经过卧床休息与补充水分，就能够在数日后重拾健康。亨特·钱皮恩解释，当遇到过量或突如其来的“情绪压力”时，身体会释出大量肾上腺素及其他化学物质，并流入血管。这些物质对心脏来说俨如毒素，会影响肌肉正常活动，或令毛细血管收缩，减弱心脏跳动能力，造成类似心脏病发的症状。他指出，过去曾有一名 27 岁妇人在获悉坏消息后出现“心碎综合征”，生命一度垂危，医护人员一时没有分清楚，把她当做心脏病人处理，还准备为她进行心脏起搏器植入手术。幸亏手术前主治医生搞清了病症，病人亦于3日后完全康复出院。

现代医学早已证明了人的精神、思维只由大脑控制，与心脏并无直接联系。但是，心脏与人的心理究竟有无关联呢？研究表明，心理因素对“心碎综合征”的影响是客观存在的。中医古籍中提到“七情”（喜、怒、忧、思、悲、恐、惊），是七种正常的情绪反应，如突然的、剧烈的或长期的精神刺激，情绪反应过度强烈或持久，则七情过度，会影响内脏致使气血调节功能紊乱而致病。在现代社会更见到与心理社会因素有关的疾病显著增多，不少学者提出医学模式应从生物医学模式向生物—心理—社会医学模式发展。由心理因素引起的身体疾病，谓之心身疾病，我们这里所讨论的“心碎综合征”就是一种比较典型的心身疾病。“心碎综合征”的发生与人的性格有关，性格是一种复杂的心理因素。美国心脏病专家森曼博士和弗里德曼博士最早将人的性格分为A型和B型，认为A型性格的人易急躁，易激惹冲动，做事缺乏耐心，强烈的时间紧迫感，好胜心强，不知满足等，且血液中的胆固醇比B型的高，A型性格的人易患心脏病、高血压；B型性格为从容不迫，耐心容忍，不争强好胜。临床流行病学调查表明，冠心病患者多数具有A型行为类型，其比率明显高于其他行为类型。A型行为类型者不仅易患冠心病，就这两种性格而言，A型性格更容易患“心碎综合征”。有研究已证实，A型性格的人努力使自己的性格向B型改变，就能减少患心脏病的机会。弗里德曼博士在心脏病发作之前，是一个典型的A型性格的人。他工作勤奋，好胜心强，速度快，效率快，从不妥协，缺乏耐心。患病后，他决心改变自己的A型性格，现在已经变成一位B型性格的人，工作有节奏，喜欢音乐、戏剧、文学、交际等等，比以前更会享受生活。弗里德曼博士的一个病人根据他的建议，结合自身情况，放弃做一个超人的企图，放弃以数量的多少来衡量成绩的习惯，养成从质量去考察一切的习惯。经常听音乐，欣赏戏剧、歌剧，每周去公园里玩一两次，寻觅自己的知心朋友，而不是点头之交，养成耐心听人说话的习惯，不随便打断别人的话。

生活中，谁都会产生这样或那样的不良情绪，善于控制和调节情绪的人，能够及时消解、克服它，从而最大限度地减轻不良情绪的刺激和伤害。“喜怒不形于色”，强行压抑情绪的外露，会给人们的生理健康带来很大的危害。因为情绪中的声调、表情、泪液的分泌等，可以被意志所控制。而心脏活动和血管、汗腺的变化，以及肠、胃、平滑肌的收缩等随着情绪的变化，却很难受主观意志的控制。那些表面上看来似乎控制住了情绪的人，实际上却使情绪更多地转入体内，给体内器官以损伤。因此，不良情绪如果已经产生，就应当通过适当的途径排遣和发泄，千万不要闷在心里。

2. 心理状态与心病

心理健康的标准，心理学界比较认同的有以下两个：

美国学者堪布斯（A. W. Combs）认为一个人格健全、心理健康的人应有四种特质：①积极的自我观念；②恰当的认同他人；③面对和接受现实；④主观经验丰富。

国际心理卫生大会提出的标准：①身体、智力、情绪十分调和；②适应环境，人际关系中能彼此谦让；③有幸福感；④工作和职业中，能充分发挥自己的能力，过有效的生活。

我们已经知道人的心理状态与身体健康有很大关系，心理状态不好，会诱发胃病、肝病、肺病等一系列疾病，而其中，与心病的联系最为紧密，所以以下我们介绍一下人的一生其心理发展历程，以及不同阶段我们应该注意的问题。

婴儿期

零至三岁，一般称为婴儿期（infancy）。婴儿阶段是人类智慧发生和开始发展的时期，心理学界称这一阶段为感知运动阶段（或感觉动作期）（sensori-motor stage）。这一阶段，婴儿的注意力和记忆力逐渐提高，从一岁开始，婴儿的社会性开始萌芽，出现了社会情感，使得母婴关系、父婴关系发生了很大变化，亲社会行为和攻击性行为也从这个阶段开始。一岁半的儿童已经能够关心别人的情绪，关心他人的处境，因他人高兴而高兴，因他人难受而难受。在这个心理发展的开始时期婴儿已经表现出明显的个体差异。

婴儿感知觉的常模年龄、成熟早期、成熟中期、成熟晚期

项　目	常模年龄（70%达到年龄）（月）	成熟早期（10%达到年龄）（月）	成熟中期（50%达到年龄）（月）	成熟晚期（90%达到年龄）（月）
能辨别味道	1.0	–	–	1.0
随物视线转90度	1.6	–	–	2.5
随物视线转180度	3.2	1.3	2.6	3.8
听见声音找声源	3.2	1.0	2.4	4.2
手中玩具掉了，两眼跟着找	4.9	3.6	4.6	6.0
手眼动作协调	9.3	6.3	8.1	10.5
比多少	28.7	22.1	26.8	30.8
比大小	31.0	23.6	27.7	34.6
知道“上”	25.5	21.2	23.3	32.0
知道“下”	28.8	21.2	26.2	31.3

（李惠桐）

婴儿感知觉的常模年龄

项目	常模年龄（85%达到年龄）（月）
眼睛跟踪物体180度	2.6
立刻注意到玩具	3.2
找声源	5.7
近处玩具可以取到	5.7
注意看大朵花	5.9
玩具失落会用眼睛找	6.7
有意听人讲故事，但并不懂内容	18.6
认识图形大小	24.4
除红色外认识1—2色	30.3
知道长短、前后	33.7
认识圆、方、三角形	34.4

（茅于燕）

学龄前儿童

学龄前期（或学前期）（preschool period）是指儿童从三岁到六或七岁这一阶段，是儿童正式进入学校以前的一段时间。这一时期，幼儿的身心各方面有了很大的发展，神经系统，尤其是大脑皮层的结构和机能不断成熟发展，为幼儿的心理发展提供了必备的物质基础。幼儿的感觉、知觉、记忆、思维、语言、动作以及人格发展在这一阶段都出现了质的飞跃。

三岁时，幼儿脑的重量达到990克至1 011克，相当于成人脑重的75%，到了六七岁时，脑重约为1 280克，基本接近成人水平。左右大脑功能的明显侧向化也是在幼儿期形成的，优势脑半球在五岁左右已经形成，左右脑有了明确分工。

韩进之等的统计指出，在幼儿阶段，各年龄组之间各种情绪体验的百分数呈明显上升趋势，而各年龄组由愉快到羞怯的百分数呈现出一种递减的趋势，参见下表。这说明自我体验有低级向高级发展的趋势。

幼儿各种情绪的自我体验

年龄（岁）/ 情绪	3—3.5	4—4.5	5—5.5	6—6.5
愉快	23.33	56.67	100	96.67
愤怒	20.00	66.67	100	100
委屈	10.00	60.00	86.67	93.33

（续表）

年龄（岁） 情绪	3—3.5	4—4.5	5—5.5	6—6.5
自尊	10.00	63.33	83.33	93.33
羞怯感	3.33	43.33	90.00	96.67

五岁左右，幼儿已经开始初步知道某些兴趣、态度、行为方式只与某一性别相对应，但他们对于性别的完整理解则要到学龄早期才能完成。

不同的教育方式会对子女的交往特点有重大影响。教养方式因为父母的自身特点以及各个家庭的不同背景而存在许多差异，而这种差异使儿童心理发展产生直接不同的结果。一般认为，父母教育方式可以分为四类：

（1）权威型（authoritative）：父母对幼儿的态度是积极肯定和接纳的，同时向幼儿提出明确的要求，并经常与孩子讨论、解释有关行为规则的含义和意义。这种教育方式下成长的儿童多数具有较强的独立性且对人友好，善于与人交往，有较强的自尊和自信。

（2）专断性（authoritarian）：父母对幼儿常常采取拒绝的态度和训斥、惩罚等消极方式，他们要求孩子无条件地严格遵守有关规则，很少听取孩子的意见和要求。这种教育方式下的幼儿往往缺乏主动性和积极性，不善于交际，容易抑郁、胆怯和自卑。

（3）放纵性（permissive）：父母非常疼爱自己的孩子，表现出过分的接纳和肯定，缺乏控制。因而这种教养方式下的儿童往往比较容易冲动、缺乏责任心、专横、攻击性较强。

（4）忽视性（indifferently uninvolved）：父母对孩子关注较少，对其行为缺乏要求和控制。父母与孩子间的交流很少，因而这种教育方式下的孩子往往具有较强的攻击性、冲动性、逆反性、易发怒，同时，自尊心较差，很少为他人考虑。

这段时期，教师的期望对幼儿的心理发展有直接、深远的影响，教师对幼儿的评价、表扬与批评、奖励与惩罚，对幼儿有至关重要的影响，幼儿很容易成为教师期望的那一类孩子。

学龄儿童

学龄儿童一般为6或7岁到10或11岁，这个时期是上小学的阶段，这个阶段又称为小学儿童期（或儿童期）。这一时期的儿童心理发展迅速，协调性、可塑性强，内心世界不太复杂，所以显得纯真、直率。12岁左右，儿童脑重约为1 400克，达到了成人的平均脑重量。

如果儿童没有做好入学的心理准备，很可能引起他们的焦虑和不良反应。对学校产生消极态度，出现学习障碍和交往障碍等等。进入学校学习，他们的社会交往范围变得更为广阔，他们开始有意识地与周围人进行交往。对于他们而言，与父母的交往仍然是生活中最重要的；另一方面，与同伴和老师的交往对其生活也有极其重要的影响。师生关系作为一种双向互动的人际关系，教师的教学水平、人格等影响着学生；而学生的学业成绩、活动表现、外貌等对老师做出的评价也起着作用。就教师而言，教师对学生的期望是师生交往中颇为重要的因素。

在古希腊神话故事中，有一位名叫皮格马里翁（Pygmalion）的国王，他精心雕塑出一座少女的雕像，在这个过程中，他竟然钟情于这位少女。自此，国王日夜思念这座雕像，最后，他的思念竟感动了这座雕像，变为活生生的人，并与国王结成夫妇，相伴一生。

在心理学中，有一种现象被称做皮格马里翁效应（Pygmalion effect），指的是教师的期望会对学生的行为产生影响。教师的期望和他们学生的关系受许多因素的影响：教师自身的态度、儿童的学业、能力、兴趣、家庭、外表、种族、教师和儿童的人格等。此外，对学生的控制程度也影响教师的期望。如果学生的表现是可预见的，回答教师的问题、交作业、参加考试、阅读课外书等等，会给老师留下好印象，并提高教师的期望。

因此，在教育过程中，教师应善于向学生表达出自己良好的期望，尤其对待后进学生更应满腔热忱，更多地采取积极鼓励的方式激励学生努力学习。

青少年期

青少年期（或青年期）（adolescence）一般指十一二岁至十七八岁，相当于中学阶段的中学生。这一时期的孩子正处于青春发育期，所以又称为青春发育期（adolescence puberty）。

青春期是人的一生中最宝贵而又有特色的时期，是人生中的黄金时代之一。青少年风华正茂，最突出的表现是朝气蓬勃，富有理想，热情奔放，发挥着聪明才智，身心迅速成长。

人体从出生到成熟，生理发育有快有慢。有两个阶段处于增长速度的高峰期，一个是出生后的第一年，另一个就是青春发育期。

青春发育期生理上的变化是十分显著的。在形态方面，身高、体重、胸围、头围、肩宽、骨盆等都加速成长；在机能方面，神经系统、肌肉力量、肺活量、血压、脉搏、红细胞、血红蛋白等均有加强；身体素质方面，速度、耐力、感受性等，也有很大提高；内分泌方面，各种激素分泌相继增多，生殖器官迅速成熟，初步具备性能力。身体外形、内脏机能和性这三方面构成了生理变化的主要方面。

月经初潮（menarche）是指女孩第一次来的月经（menstruation），标志着性发育即将成熟，是女性青春期来临的信号。初潮的出现，多半是身高增长速度开始下降后的半年到一年；体重的增长，晚于身高的增长，但在月经初潮之后，体重增长的速度显著加快，可以在一两年内，长胖很多。月经初潮之时，卵巢还未达到成熟是重量的三分之一，因此，在初潮之后的半年至一年内，月经还不能按照规律每月来潮。

男性生殖器官成熟较女性晚。10 岁以前，睾丸只是缓慢地发育，到了 13 岁，发育迅速起来，一般 15 岁时，睾丸的重量已经接近成人了。随着生殖器官和第二性征的发育，十五六岁左右，男性会出现遗精（医学上称非性交活动状态下的射精称做遗精）。首次遗精意味着男性生殖腺开始走向成熟，性机能成熟，能够产生精子。约五分之四以上的男性都会出现遗精。

性成熟在中学生心理形成与发展上起很大作用，青少年开始意识到自己向成熟过渡，同时也给他们带来性机能的好奇心与新鲜感。例如，对于女孩子来说，尽管事先具有性的知识，但是对于月经初潮的突然出现，还是会感到强烈的不安和恐惧。一般来说都会感到害羞，有的甚至会陷入孤立或产生自卑感。另一方面，对于男学生来说，在女生面前好表现自己，不愿教师或家长在女生面前批评指责自己，情感上愿意接近女生，但在行动上又故意疏远，处于一种矛盾的心理状态。不管是男性还是女性，都开始意识到两性的关系，促使他们对于异性“兴趣”的发展，使他们产生新的情绪和情感体验。

这一时期的青少年形态、生理和心理的急剧变化，特别是性成熟这一“突变”，往往给青少年带来不少困扰。现在青少年的保健和教育工作日益受到人们的重视，越来越多的人注意到这一时期青少年的生理和心理变化，有针对性地做好教育工作，以便使青少年顺利渡过这一生理上的特殊时期。

从 12 岁开始，青少年逐渐会有“若能摆脱家庭成为自由而独立的人就好了”这样的冲动。Hollingworth 将青少年从家庭独立的过程，称之为“心理性断乳”（psychological weaning）。这是与婴儿期因断奶而改变营养摄取方法的生理性断乳相对应的概念。青少年出现反抗情绪一般是因为以下四种原因：①心理性断乳受到阻碍；②青少年自主性被忽视，成人不听他们的主张，将他们置于被支配地位；③青少年的人格展示受到阻碍，通常情况下，成人只顾青少年的学业成绩，而对于他们寓于人格的活动却加以限制或禁止，这会引起青少年的反感；④当成人强逼其接受某些观点时，他们拒绝盲目接受。

这一时期青少年心理健康存在的问题比较多，总结一下，主要是以下五个方面：

（1）自我心理。随着心理的成熟，青少年的内心世界越来越复杂。其中青少年最关心的是对“自我的认识”，即怎样认清自己的行为、性格及心理上的表现，并时时刻刻都在摸索“自己心理上的肖像”，即去发觉自己的性格如何，自己在别人眼里的印象如何，自己的兴趣及志向在何处等等。由于对成长变化的自我肖像常摸索不清而感到烦恼，同时也对别人的评语与反应甚为敏感，只要稍微被人批评就反应强烈，而且很难过。如何正确认识自己，并增强自己的信心，是青少年们常遇到的内心顾虑。

（2）性心理。随着性生理的发育，青少年的性心理也随之发展。如何适应社会文化的要求而加以控制，是青少年们必须面对的问题。同时，重要的是如何建立起自己的“心理性别”。每个青少年要学习如何按生理性别角色去讲话、动作、穿着；怎样才能引起异性的好感与喜欢；如何与异性朋友结交相处等等，是青少年们必须去学习并且建立的“心理性别”。只有“生理性别”与“心理性别”相一致，才能完全定义为男性或女性。这些心理上的问题，也常是烦恼和压力的来源。

（3）家庭关系。如何与父母亲相处，是青少年们的心理负担与困难之一。随着思考方式的改变，年轻人改变了对父母的看法，开始批评父母的言行，甚至“看不起”父母，形成代际隔阂。假如父母处理不当，就会因亲子关系的冲突而不悦。再者，年轻人追求独立自主，力求减少依赖父母，而有些父母却不关心孩子的自主精神，造成亲子争吵、家庭不睦。

（4）朋友关系。与同学、朋友交往是青少年的一种需要，在交往中相互学习、帮助，会增长知识。因此青少年们的朋友感情非常浓厚，自己是否被别人喜欢，是否被朋友接纳，很是重要。对于同学或朋友的言语接纳很敏感，也容易产生嫉妒或争夺别人关心的现象。有时，受到群体朋友的压力，非采取某种行为不可，唯恐被大家排除，也是心理问题根源之一。

（5）社会适应。青少年们对自己的社会环境常常很敏感，崇尚时髦，追随社会上流行的风气，最易被感染或鼓动，也容易批评传统的社会观念。年轻人常易落入变迁的漩涡当中，首当其冲受社会文化剧变的影响。

我们常常把青少年的反抗情绪（逆反心理）与代沟等同起来。其实，两者尽管有联系，但又有区别。代沟是指两代人之间存在的某些心理距离或隔阂。因历史时代、环境影响和生活经历的不同，两代人对现实和未来的看法、态度各异，常常引起矛盾和冲突。青少年产生反抗情绪，甚至与成人发生冲突，很多情况下都是由于交往方式所引起。倘若成人能够采取民主教育的方式，如耐心解释自己的要求，在升学、就业、交友等问题上支持和尊重他们的合理意见，让他们参加家庭、学校事务的决策等等，他们是能够和成人建立起融洽的关系的。

青少年在受到挫折时容易产生消极的情绪，理智降低，有时会做出不应该做的事情。在引导他们加强道德意识和乐观主义修养的同时，还应该增强他们的挫折忍耐力，学会对复杂事情进行全面分析，对挫折的情境做好预见性思想准备，并且学会在激怒、苦闷的情况下进行情感的自我调节。

成人前期

成人前期（early adult），又称青年晚期（post youth），是指处于18—35岁这一年龄段的个体发展期，其间的痛苦与欢乐构成了一个人一生中最绚丽多彩的乐章。这一时期，要面临学习深造、就业、择偶、抚养子女、建立事业等等，这些都需要个体具备适应这些的心理素质。当然，各种适应不可能同时完成，也不可能同时被接受和结束。霍姆斯调查了5 000多人的心理疾病史，列出生活事件表。按其对心理影响的程度排列，影响程度最大的给予100分值。若某人在一年内累计得分超过200分，就有50%的几率发生心理障碍；若超过300分，这种几率几乎为100%。分值表如下：

生活改变与压力感量表

生活改变事项	压力感	生活改变事项	压力感
配偶死亡	100	家庭成员身体状况变化	44
离婚	73	工作重新安排	39
分别	65	密友死亡	37
判刑	63	工作性质改变	36
家庭成员、主要亲戚死亡	63	与亲戚纠纷	29
创伤、生病	53	工作责任改变	29
结婚	50	学业开始或结束	26
工作繁忙紧张	47	转学	20
被解雇	47	迁居	20
婚姻瓦解	45	辞职	13

不同能力的平均发展水平

年龄 能力	10—17岁	18—29岁	30—49岁	50—69岁	70—89岁
知觉	100	95	93	76	46
记忆	95	100	92	83	55
比较和判断	72	100	100	87	69
动作及反应速度	88	100	97	92	71

成人中期

成人中期（middle adulthood），又称中年期（middle age），一般指35—55、60岁这段时期。这个阶段由青年而来，向老年而去，其间身心发展有很多特点，绝大多数中年人无论对事实判断、价值判断，还是解决各种问题、掌握客观规律，一般都已臻完善的境界。中年人是事业的中坚和骨干。

成年中期其生理功能开始逐渐衰退，但他们在整个社会中却承担着发展的主力军的作用。中年人比老一辈有精力，比年轻人有经验，肩上担子沉重，处于家庭和事业的夹缝中，因而处于紧张、焦虑和动荡不安的状态中。一方面，他们的人格趋于稳定，且更趋于内向，他们关心自己的内心世界，经常反省，男女性格逐渐趋同。另一方面，几十年的生活会使每个中年人对人、对事的态度均发生改变。这是因为人到中年以后，敏锐地感到自己的体力、精力、魅力逐渐不如从前，个体主观愿望与客观条件、与事业成就的矛盾也逐步加剧，加上子女逐渐长大，有的不再将父母当做权威，有的进入社会不再依靠父母，这些都会给中年人带来某种程度上的失落感，于是产生了中年危机，即表现出对诸多新问题、新情况不能适应，而出现了一种心理不平衡的现象。

妇女绝经期前后会经历女性更年期，是指性腺功能开始衰退直至完全消失的时期，持续时间因人而异，一般为8—12年。多数女性更年期发生在45—55岁之间。一般来说，初潮年龄较早的，更年期来得比较晚；初潮较迟的人，更年期来得比较早；没有生育过的女性绝经比较早，生育较多的女性绝经比较晚。绝经早晚还与种族、家庭、气候、营养等因素有一定联系。随着人民生活水平不断提高，体质不断改善，绝经年龄已经出现后延的趋势。

更年期，女性第二性征逐渐退化，下丘脑、脑垂体和卵巢之间的轴平衡关系逐渐失衡，自主神经功能出现紊乱，表现出面部潮红、头痛、眩晕、肢体麻木、小腹疼痛、自汗、盗汗、心慌、易怒、失眠、多疑和情绪不稳等一系列症状，统称为妇女围绝经期综合征。这是一种正常的生理反应，并不是什么大病，经过半年到两年左右的时间，身体内部会建立起新的平衡，恢复正常。因此，更年期妇女应该消除顾虑，减少思想负担，缓解紧张、消极、焦虑、恐惧情绪，尽量减少或避免不必要的刺激，保持心情舒畅、愉快的精神状态，从而减少不适感，顺利度过这一转折期。

同样的，男性也有更年期，出现烦躁、易怒、精神压抑、多疑、不合群、心悸、呼吸不畅、兴奋过度、眩晕、耳鸣、食欲不振、疲劳、性欲降低、勃起功能下降等等。这段时期的男性应该安排好个人的工作和生活，起居、饮食、工作井井有条，体脑负担适度，不要过劳，也不要过逸。保持精神愉快、心情舒畅、情绪稳定的状态。

一项心理调查表明，在成人前期和中期，近70%的中年人或多或少存在自闭倾向，表现在不愿再接触社会新生事物，不愿意参加社交活动，对于一些必须应酬的活动也敷衍了事。不愿敞开心扉，工作墨守成规，倾向于“守天下”，看不惯年轻人，缺乏兼容并蓄的精神，甚至压制、打击下属；在家庭生活中也缺少活力，怨言多，倾向于给亲人挑毛病；还有一部分中年人，会出现一些莫名其妙的身体不适，到医院反复检查又查不出毛病，这样的人更关注自己的身体，而很少关注外面更广阔的世界。总之，一切对他们来说似乎都失去了兴趣，严重者甚至达到抑郁症、焦虑症的程度，轻者也影响生活质量，干扰人际和家庭关系。还有一些中年人事业有成，不缺少财富和美满的家庭，却突然发现找不到生活的目标了，发觉过去多年的奋斗是那么缺乏意义，对自己生命真正的价值感到困惑，因此出现情绪困扰和自闭倾向。

分析心理学大师荣格将这种心理现象称为“中年危机”。中年危机在成功人士群中有，在下岗、提前内退的人群中更是多见。

“冰冻三尺非一日之寒”，中年危机的原因，虽然从表面现象看是源于人到中年的保守心态，但从深层心理机制来说，却需要从整个人生历程来分析。早年的家庭环境、成长经历、早年开始形成的性格和认知特点，以及早年经历留下的情结，在中年时期都可能会表现出来，如在“中年危机”中表现出的退缩、回避的心理机制和消极的认知偏差等。

对于患有“中年危机”的人来说，调整心态所必需的，不是“冷眼看世界”，更不是对世界和别人横挑鼻子竖挑眼，而应尝试用儿童一般充满好奇的眼睛去看世界，去重新了解和探索自己，发现在繁重的工作和家庭重压下自己真正的兴趣和志愿，思考什么才是自己真正价值之所在，并且用实际行动重新开始新的一段生活。

另一方面，识别自己消极和片面的认知，积极地看待事物，重新发现生命的意义，也有助于改善自闭伴有的焦虑抑郁情绪。对于部分症状较重、情结较复杂的中年人，及时向亲人倾诉，寻求心理支持，必要时去看心理医生。

成人晚期

成年晚期（old adult），也称老年期（aging period），一般指60岁至死亡这段时期。这段时期，生理器官组织功能、认知功能都步入衰退；但另一方面，经验丰富、技能熟练，某些方面的智力水平非但没有降低，反而有所升高。一般而言，成人晚期普遍要面临退休和死亡两大问题，构成了成年晚期特殊的心理适应和濒临死亡的心理反应。

步入老年，有许多心理疾病都可能困扰老年人。最具有代表性的是抑郁和痴呆。抑郁的表现为感到消沉、沮丧，并常与一些身体症状相伴随，比如：失眠、食欲减退或异常增强、疼痛扩散、呼吸不畅、头痛、疲劳、感觉减退或丧失等。痴呆中最常见的原因是众所周知的阿尔兹海默氏征（Alzheimer′s disease），出现认知功能逐渐退化，记忆力、学习能力、注意力以及判断力下降，时空定向问题，沟通障碍，个人卫生自理能力下降，人格改变等。症状由轻到重。

要摆脱老年心理困扰，幸福地安度晚年，要特别注意以下几点：

（1）争取老年新生；

（2）培养学习兴趣；

（3）参加身体锻炼；

（4）维护人际关系。

要获得长寿，心理活动在很大程度上会影响个体衰老的进程。情绪方面，老年人易生消极情绪，好动肝火，孤独，抑郁，焦虑，紧张等，这些消极情绪常会引发心血管方面的疾病，从而加速衰老；智力方面，一般来说，智力水平高的人对自然和社会环境适应能力强，能根据外在环境的变化及时调节自身行为，保持健康的身心状态；社会心理因素方面，稳定的社会秩序、社会环境，良好的人际关系，群体凝聚力，都会促进老年人的心理健康。综合古今长寿者的心理特点，主要有以下几点：

积极活动，情绪乐观，性格开朗，人际关系良好。有调查研究表明，家庭和睦、心情愉快的老人，患病率为1.4%，家庭不和、子女不孝等因素会将老年人患病率提高到40%。

3. 中医的心身并治法

随着社会的进步与发展，人们生活节奏的日益加快和竞争意识越来越强，人类的疾病谱、医学模式的转变，社会心理因素参与的心身疾病逐年增多，心身疾病的患病率逐年升高，其以惊人的高发病率与高病死率冲击和改变着疾病谱和死亡谱。据一些发达国家的调查，在综合医院门诊患者中，略高于1/3的是躯体疾病，不到1/3的是神经症，其余1/3是心身疾病。国内研究提示心身疾病的患病状况不容忽视，如上海的调查显示：心身疾病占门诊量的33.2%；北京调查，心身疾病占门诊量的40%；上海心血管科和内分泌科的心身疾病分别高达60.3%与70.4%。目前，我国心身疾病患者多在内科就诊，医生一般容易忽略患者心理神经因素在发病中的作用，从而影响其治疗和预后，因此大力开展对心身疾病的发病机制、临床研究和防治具有重要意义。把中医心身并治法应用于心身疾病的康复，对于提高心身疾病的防治水平具有十分重要的意义。

第二节 心身疾病的概念

所谓心身疾病（psychosomatic disease），又称心理生理障碍，是一组与精神紧张有关的躯体疾病。它们具有器质性疾病的表现（如冠状动脉硬化）或确定的病理生理基础（如偏头痛），但心理、社会因素在疾病的发生、发展、治疗和预后中有相当重要的作用。

“心”即社会—文化—心理因素所引起的心理活动，“身”即躯体功能。心身疾病是指一组与心理因素密切相关，但具有躯体症状，表现为功能紊乱和器官病理损害的一类病症，心理社会因素与个性特征在疾病发生和发展过程中起到主导作用。心身疾病是现代社会发展的产物，发达国家心身疾病的发病率已占疾病谱的80%，中国大中城市心身疾病的发病率已占40%。有心理社会因素调查分析显示：原发性高血压、冠心病组大多数患者的个性类型为外倾情绪不稳定型。而内向不稳定型个性易导致内分泌变化引起迷走神经兴奋，而出现相应器官的疾病如糖尿病、十二指肠球部溃疡、功能性消化不良、偏头痛、甲亢、支气管哮喘等。其个性特点为压抑、焦虑和刻板，小心谨慎，易出现负性情绪。心理防御机制是人们面对某种压力时所采取的策略。心身疾病患者一般采取不良的防御方式导致心理—神经、心理—神经—内分泌、心理—神经—免疫等系统调节紊乱，这也是心身疾病发生、发展的危险因素之一。

心身疾病的基本特征可概括为：①心理社会应激因素在疾病的发生、发展及预后中起主要或重要的作用；②生物或躯体因素是某些心身疾病发生和发展的基础，心理社会应激往往起到"扳机"作用；③机体的个性特征是心身疾病的易患素质；④心身疾病以躯体的功能性或器质性病变为主，一般有比较明确的病理生理过程；⑤心身疾病通常发生在植物神经系统支配的系统或器官；⑥在心身疾病的治疗中应用心身综合治疗能收到较显著的效果。

心身疾病可按狭义和广义两个不同的概念加以界定。狭义：因社会心理因素而引起的躯体疾病。广义：除了狭义界定的内容之外，另还含有两层界定：①虽然是由生物因素引起的器质性病变，但心理应激作为第二位的因素在疾病的发生和发展中起着重要作用；②由心理因素引起的精神疾病，但却表现为躯体症状，即那些具有明显躯体症状的器官性神经症或心理生理障碍。虽然一些学者认为，狭义的界定便于临床操作，但实际上广义的概念更吻合医学模式由生物医学模式向生物—心理—社会医学模式的转变，它包含了社会因素所致的疾病以及在疾病的发生发展过程中心理社会因素起着重要作用的躯体疾病，如原发性高血压、冠心病、支气管哮喘、消化性溃疡、糖尿病、紧张性头痛、月经异常、皮肤瘙痒症、恶性肿瘤、荨麻疹等。

国内外学者从不同角度对心身疾病的心理社会因素进行的评估，如在疾病诊断过程中的采集病史这一步中，不仅对患者的心理、躯体、社会三方面的现状做出评估，还对个体发育过程中的有意义事件及成长经历中的关键阶段、家庭变迁、事（学）业成就，人际关系进行量化研究，特别关心个体的认知评价能力。目前，学术界对心身疾病的诊断已达成共识：认为临床上应从躯体、心理及相关社会因素进行多方面、多层次、多维度分析，以做出生物躯体的"器质性疾病"，与社会心理的"适应不良"的双向诊断。值得注意的是，这些社会心理因素直接影响躯体疾病的病程、治疗疗效、病情演变及转归。

心身医学的主要特点是形神医学模式。早在2 000年前《内经》时代就确定了“内伤七情”在情志疾病中的病因地位，形成了从病因到心身疾病防治等内容十分丰富的独特的心身医学体系。《灵枢·口问》曰：“心者，五脏六腑之大主也……故悲哀忧愁则心动，心动则五脏六腑皆摇。”“心藏神、肺藏魄、肝藏魂、脾藏意、肾藏志。”“人有五脏化五气，以生喜怒悲忧恐。”七情是人对外界客观事物正常反应，是脏腑功能正常的表现。但七情太过则机体气机逆乱而致心身疾病。中医心身病证可分为二类。一类以证候为主，另一类有病理损害伴有负性情绪。

心身并治法的依据根据心身疾病的致病特点，从生物、心理和社会多方面做综合性的治疗为原则。首先以病因治疗消除或缓解由于躯体因素所造成的紧张刺激。利用家庭、社会等支持系统的有利资源为心身治疗提供良好条件，建立良好的医患关系。人之所以患病，就是因为其个性特征不同，认知方式不同，对不断变化的社会评价解释不同，需求不同，感受不同，情绪反应也不同。不能适应变化了的自然或社会环境，而产生不合理的认知评价，不能有效地调控自身的情绪。由此产生心理应激及继发的心身反应，导致躯体功能紊乱而患心身疾病。祖国传统医学认为，天人合一，形神合一，心身相关。形是指形质、形态、形体而言；神是人体生命活动现象的外在表现，包括精神意识、思维活动等方面。张景岳曰：“形者神之体，神者形之用；无神则形不可活，无形则神无以生。”心身并治法是治心与治身合一的方法。治心即针对心身疾病的心理因素特点，根据心理学原理以五脏生理病理为基础，使患者了解自己的过去与现在的心理与病理状态，选择适当时机，以针对性的语言或适当的方法作用于患者的脏腑气血经络，并强调自我分析调控法，从而改善患者的精神状态和功能状态。治身即用中医辨证调整脏腑气血功能紊乱，心身并治，使人体阴阳气血平衡、形神合一。

第三节　心身医学的历史发展

医学模式影响着人类看待健康和疾病的方式。现代社会有太多的心身疾病患者，或仅仅治疗其躯体疾病，或当做“疑难杂症”实施了过度的医疗手段，他们的疾病由于失当的医源性和/或药源性原因而加重，甚至过早死亡。至今，不少人仍错将药物和手术当做绝无仅有的救命手段。实际上，人们并不认识心理因素在疾病过程中的重要作用，亦不知道良好的精神状态是心身疾病康复的关键。

作为人类历史上最早出现的科技活动之一的医学活动，其相关知识亦形成了最早的医学模式。其后，随着人类认识与科技的进步，医学模式亦不断发展。

1. 神灵主义医学模式 神灵主义医学模式认为疾病是邪恶的神灵入侵人体所致。

2. 自然哲学医学模式 自然哲学医学模式认为，人体的生理病理现象并非孤立，而是与人们的个性性格及生活方式，并与自然环境和社会环境密切相关。

3. 机械论生物医学模式 机械唯物主义的自然观认为，世界就像一部机器；客观世界的结构和运动过程，以及运行机制与规律，都可用人造机器类比。生物医学模式对“心”和“身”细节的认识不可谓不精致，但人并非一部机器，人实际上具有机械所没有的复杂性和社会性。随着科技进步、社会生活及疾病谱的改变，以及医药学的进一步发展，生物医学模式的不足之处也逐渐暴露，并有越来越多的人对此有所认识。

4. 生物—心理—社会医学模式 生物—心理—社会医学模式将人看做是一个多层次多结构的“系统”，该“系统”又处于多变的自然环境和复杂的社会生活当中。人体的功能正常发挥，即为健康状态。这不仅由于其组成部分的结构正常、而且各部之间的相互关系亦正常。此外，还与自然环境及社会生活相适应。这个新的医学模式还认为，疾病的发生发展通常不只由单一因素决定。众多因素都对疾病的发生发展产生影响，这些因素包括致病原因、身心状态，以及社会生活与自然环境等。生物—心理—社会医学模式主张，疾病防治方法应当多元化。综合治理的效果明显优于单一方法。

5. 古代中医的心身医学思想 古代中医学家很早就发现，人具有“身”和“心”两个方面。《内经》对心身医学现象做了传神的描述。其中躯体称为“形”，而心理则称为“神”。“神”是人体生命活动现象的总称，是机能的表现。从起源看，“形”具而“神”生；而从功能作用而言，“神”又是“形”的主宰，是生命现象的标志，所谓“得神者昌，失神者亡”。“神”与“形”相互依存。

6. 古代西方医学的心身医学思想 在人类社会早期，人们普遍相信鬼神。古希腊哲学家柏拉图为身心二元论者，认为灵魂可以脱离人体而独立存在，精神可与物质分离。与此相对立，亚里士多德等是身心一元论者，认为精神与肉体是不可分离的。此后，一元论与二元论成为影响西方心身医学思想发展的重要线索。19世纪心身相关认识的主流是心身同一论。生理学、心理学的研究成果大大推动了心身医学的发展，使心身医学能建立在科学研究及实证知识的基础上，而不仅仅凭借主观臆测。

7. 现代心身医学的创立与发展 现代心身医学的理念与学科体系，是在生理学、心理学、社会学等学科成果的基础上创立并发展的。心身医学的研究不但促进了本学科的发展，其成果亦为其他医学学科提供了某些重要概念。

第四节　心身疾病的诊疗原则

【诊断基本概念】

心身疾病须做躯体和精神两方面的诊断，并做躯体因素与心理因素相互关系的分析。心身疾病与一般躯体疾病都具有躯体症状，为器质性病变和/或功能紊乱。两类疾病的区别在于其病因不同。心理因素在心身疾病的发生发展上起重要作用，而一般躯体疾病则不具备该特点。除了心身疾病，心理因素亦导致神经官能症及某些精神疾病发病。但心身疾病有明确的躯体症状，并通常累及植物神经支配的器官。神经官能症及精神疾病则无器质性病变，而仅有功能障碍。

病史收集和书写不仅注重躯体病变及功能障碍的发生发展过程和现状，还收集心身疾病的三大基本临床特征，即心理矛盾、性格缺陷和情绪障碍的有关资料。着重记录引致心身疾病的心理社会因素，包括个人生活史、家庭史、既往史、精神应激史等。注意易患素质因素，包括人格特征、性格缺陷等。记录患者当前的情绪和精神状态。情绪障碍的6种临床类型包括焦虑状态（伴植物神经症状）、抑郁状态、癔病状态、强迫状态、疑病状态，以及人格解体状态。

【诊断要点】

（1）心身疾病是一类心理躯体性疾病，社会心理因素在该类疾病的发生发展中起重要作用。

（2）该病患者的躯体疾病主要表现在植物神经支配的某些器官病理改变和功能障碍。

（3）该病患者具有三种基本的病理心理特征，即明显的心理矛盾、性格缺陷和情绪障碍。

（4）该病患者的躯体因素与心理因素交互影响、互为因果，形成恶性循环，并促使原发疾病复杂化，而久治难愈。

（5）经用心身综合疗法后病情好转。

诊断过程首先做排除性诊断，然后做积极性（心理）诊断。

【排除性诊断】又称“阴性诊断”。除收集病史外，亦做体检、实验室检查及特殊检查，以排除非心身疾病的其他躯体疾病。是对非心身疾病性质的否定性诊断方法。主要解决躯体疾病问题。

【积极性诊断】又称“阳性诊断”，是在明确躯体疾病的基础上，采用心理或病理心理学的特殊手段，整体性收集心身相关资料，包括精神检查、心理测定、精神生理学和精神负荷检查，必要时做植物神经机能检查，而后提出心身疾病的特异性精神（心理）诊断。主要解决精神疾病问题，并最后确诊心身疾病。这是不同于其他临床各科，而为心身医学所特有的诊断体系。

排除性诊断与积极性诊断两者相辅相成，共同构成心身疾病二大诊断体系。前者主要解决躯体疾病问题，后者主要解决精神障碍问题。最后综合分析上述临床资料，提出诊断结论，并做鉴别诊断。例如，心身疾病须与精神分裂症、抑郁症（情感性精神病）以及心因性疾病鉴别。

诊断规范化心身疾病的诊断格式和结论包括三部分。

（1）属临床何科、何系统的心身疾病。

（2）属何种心身疾病（具体疾病名）。

（3）属何种情绪障碍为主的临床类型。如心血管系统心身疾病，原发性高血压病，抑郁状态。又如妇产科心身疾病，原发性痛经症（或称月经前紧张综合征），焦虑状态。

心身疾病的基本特征可概括为：

（1）心理社会应激因素在疾病的发生、发展及预后中起主要或重要的作用。

（2）生物或躯体因素是某些心身疾病发生和发展的基础，心理社会应激往往起到“扳机”作用。

（3）机体的个性特征是心身疾病的易患素质。

（4）心身疾病以躯体的功能性或器质性病变为主，一般有比较明确的病理生理过程。

（5）心身疾病通常发生在植物神经系统支配的系统或器官。

（6）在心身疾病的治疗中应用心身综合治疗能收到较显著的效果。

心身疾病的诊断包括：

1．生物学诊断

运用一般体格检查和辅助仪器检查（如心电图、胸片、胃镜、超声检查、病理切片等），以便确定病变的部位和性质，明确患者躯体疾病的诊断。

2．精神状态的诊断

这有别于一般内科疾病诊断，主要包括：

（1）情绪评估：常采用Zung氏焦虑自评量表、Zung氏抑郁自评量表、综合医院焦虑自评量表、贝克抑郁问卷等评估量表，了解患者的情绪状态，并注意患者的情绪体验与不良情绪的表达方式。

（2）个性评估：通过艾森克人格问卷、A型行为量表等人格测验量表，对患者的个性特征进行量化评估，了解患者的个性特征。

（3）认知评估：常通过采用自动性思想问卷、自控量表、自信心量表、认知反应测验等测量，来了解患者的认知方式，从而评估患者的认知与情绪、行为的相互关系，最终达到对其精神状况进行量化测评的功能。

3．生物学因素和精神因素的相关诊断

这主要确定心理社会因素的存在及其与躯体疾病发生的密切关系，应详细询问病人的生活史、生活环境、家庭婚姻状况、工作情况、发病时的生活事件等，尤应注意与疾病发生、发展有关的社会应激因素，及社会心理应激因素的变化对躯体疾病的影响。

当今社会存在大量的心理应激因素，心身障碍患者身后影射着许多社会心理问题，必须了解患者的社会文化背景及其社会支持系统，把患者放在更大的社会环境中加以考察，才能对患者的心身问题有更完整、更全面的剖析。

第五节 中医心理治疗的常用方法

心身疾病的治疗：应包括躯体和心理两个方面。采取综合防治措施，包括躯体疾病治疗、精神药物治疗和心理治疗。三者相互配合，可获较佳疗效。

躯体疾病治疗：应用特定的药物，治疗躯体器官的病理改变及功能障碍。每种心身疾病都有其药物治疗常规，应依病情具体实施。

精神药物治疗：精神药物指作用于中枢神经系统，可影响人类认知、情感和行为，但对正常精神活动无明显影响的药物。

心理治疗：心理治疗不仅适用于神经症、精神病和某些人格异常的病人。医务人员尚可运用心理学理论与方法，改善患者的心理活动状况，从而治疗心身疾病。

心身疾病的心因治疗：应遵循心理治疗的一般原则。其重点包括减轻患者的抑郁、失望、焦虑、否认、依赖等异常心理反应，鼓励情绪表达，并以新的认知取代旧有的错误认知，纠正不良的行为模式。适当的心理治疗有助患者异常心理应激减轻甚至消除，促进机体的代偿机能，增强抗病能力，从而使躯体症状减轻甚至消失。例如利用生物反馈疗法可改善高血压、冠心病，甚至控制癫痫发作。

情志相胜疗法：根据中医五行相生相克的原理，肝属木，肝在志为怒；心属火，心在志为喜；脾属土，脾在志为思；肺属金，肺在志为忧；肾属水，肾在志为恐。七情是人体对外界刺激的主观体验，是脏腑功能活动的具体表现。七情太过，不仅是引起疾病的主要因素之一，而且还是治疗许多疾病的有效方法。自古以来，医家将五脏所胜理论应用于临床，积累了中医心理治疗成功的经验，一直流芳百世。如：

（1）恐胜喜：《儒林外史》记述“范进中举，大喜而疯，幸胡屠厉声呵斥，一击而苏”、“恐为肾水之志，故胜心火之喜”。

（2）怒胜思：《古今图书集成医部全录·医术名流列传·文挚》记载了齐

闵王疾，文挚诊王疾，不解履登床，履王衣问疾。又因出陋辞以重怒王，王吐而起，遂乃疾已。”

（3）喜胜忧：即治疗悲伤的患者应以喜胜之。《儒门事亲》记载。如“一司侯，听说其父死于寇贼，大悲而哭，遂因忧结块，痞块高突，大痛不止，诸药无功，后子和学巫者以狂言谑病者，使其大笑不忍，一二日气舒，散结而愈”。

（4）思胜恐：《晋书·乐广府》记载了一客因杯弓蛇影而疾，广在河南听事（听事堂）壁上有角（弓），添画作蛇，广意杯中蛇即角影也。复置酒于前处，谓客曰：“酒中复有所见否？”答曰：“所见如初。”广乃告其所以，客豁然意解，沉疴顿愈。”

（5）悲胜怒：翁寿承在《吴医汇讲》中指出：“肝为木脏，欲散而苦急。”经曰：“肝气虚则恐，实则怒。”又曰“怒则气上”。夫以将军之官，至刚之脏，复以嗔怒而助其气，是急也，非散也，故曰伤也。若夫悲者，是所哀痛而然也。“悲则气消”。

恐胜喜、怒胜思、喜胜优、思胜恐、悲胜怒等以情胜情法是中医治疗学理论和实践的一项创举，是五行相生相克理论在中医心理治疗学上的具体运用。

说理开导法：医生用言语对患者启发诱导，分析病情，说理解释开导以解除内心忧烦之苦。《素问·移精变气论》曰：“古之治病，惟其移精变气，可祝由而已。”祝由者，祝其病所由来也。即分析并告之病所由来。我国古代的祝由疗法，即祝说发病的原由，以转移患者的精神情绪，达到调整、改变患者的不良心理状态，实际上也是以言语开导为主的一种心理疗法。与现代的认知行为疗法如出一辙。

暗示疗法：医生采用语言、行为等方式诱导患者接受其某种“暗示”，从而改变其情志和行为，以达到预期疗效的一种心理治疗方法，即暗示疗法。分为自我意（暗）示和他意示法（由医生给患者以暗示）。暗示疗法也包括运用语言、情境渲染以及药物、针灸治疗等方法的他暗示法，也包括气功锻炼中意念导引、存想默念等自我暗示方法。本法调摄心身、防病治病的治疗作用更是不断为临床所证实。近代名医蒲辅周曾治一反胃病者，一闻药味，立即作呕。蒲老深思熟虑后，以小半夏汤治之。首先说明这不是药，而是生姜红糖汤，其次说明药后“脚心发热，病就痊愈”。病者服药，全神贯注于脚心，一口也未吐，待药力发挥作用后，呕吐即止。如国外有一种治疗癌症的“内视心像法”，即让患者想象其体内的白细胞不断地吞噬癌细胞，有些患者因此而逐渐缓解了病情，甚至恢复了健康。这种疗法与意示治疗中存想默念、以意引气攻邪等自我暗示的疗法及其相似，展示了本疗法的发展前景。暗示疗法，适于转换型癔病、癌症恐惧、焦虑抑郁的治疗。音乐疗法合意念想象放松疗法：有人曾用此法，对抑郁症、癌症患者用音乐疗法加放松内心意象法，结论提示音乐疗法加放松内心意象法合并药物治疗是一种更经济、更安全、依从性更好的方法。

移情易性法：移情即医生或患者本人采用适当方式，分散转移患者的注意力，使其从某种悲观、失望、忧郁、烦恼或恶劣心境中解脱出来，使关注对象由内心世界指向于外，转移于另外的人、事物上；易性即排遣更易、改变其性情及不良习惯、不合理认知和行为等。移情易性，即改易心志，属于中医的意疗法范畴，即目前的精神转移法。

认知行为疗法、系统脱敏疗法、放松疗法这几个方法用于恐惧症的治疗和缓解焦虑。催眠疗法在催眠师的暗示引导下，使被催眠者在恍惚状态时，许多无意识中的记忆便会浮现脑海，从中引出心灵中压抑的困扰，找出心理症结，即恐惧的象征意义，分析其致病根源，相互交流，使被催眠者激活想象，接受其他的联想形式和心理加工方式，而接近问题解决，改变生理过程，改变感觉和时间观念，开发利用资源，自己寻找解决问题的方法。打破习惯性模式，使被催眠者在催眠者的暗示下，心身处于松弛状态，外来的刺激被隔绝，敏感度下降，从而有效地消除恐惧、疑虑、戒备和羞耻感。此法用于心理创伤的治疗。

中医心理治疗经验丰富，历史悠久，有许多疗法与现在的心理疏导、认知疗法、暗示催眠疗法、脱敏疗法如出一辙，值得开发研究。

中医理论认为心身是交互的，心身病症是由情志导致的心身平衡失调引发的躯体不适或损害的病症。躯体治疗即以辨证的方法通过中药、针灸、推拿等手段，解除躯体症状，调整心身，平衡心理。根据临床实践，心身疾病初期首先伤肝，多为肝脾同病、肝心同病、肝肺同病，后期多为肝肾阴虚或肝脾肾阳虚。病性多为刚柔不能相济，而致疏泄失职、气机升降失常。根据人体阴阳的盛衰，体质、气质的不同，相应病变的部位也不同。临床中医辨证分型多为肝郁气滞、肝郁脾虚、肝火上炎、心肝火旺、心肾不交、肝肾阴虚、诸证夹痰夹瘀。心身疾病从肝论治往往收到较好的效果。常用的方剂有柴胡疏肝散、丹栀逍遥散、甘麦大枣汤、小柴胡散、柴胡桂枝龙骨牡蛎汤、交泰丸、百合地黄汤、栀子豉汤、酸枣仁汤、柏子养心丸、枕中丹、温胆汤、天麻钩藤饮、龙胆泻肝汤、三黄泻心汤、牛黄清心丸、黄连阿胶汤、清宫汤、半夏天麻白术汤、丹参饮、血府逐瘀汤。

第六节　心身护理

心身护理是研究对人类健康和疾病起作用的生物—心理—社会之间的相互

关系的新的医学模式。随着科学技术的不断发展，现代医学正由单纯的生物医学模式转向生物—心理—社会医学模式。新的医学模式主要是从心身或身体与精神的相互关系研究人体的健康和疾病，并且根据社会、心理、生理、病理的内在联系提出了预防、诊断、治疗和护理的主要措施和方法。

在日常生活中，由于人体不断受到来自自然和社会环境等因素的刺激，从而使心身疾病的发病率明显提高。如：不和谐的性格，不良的生活习惯，微生物遗传免疫缺陷，环境的改变，生活节奏的变迁，社会、政治、经济、文化、教育的不断改革等紧张的社会因素刺激等，由于机体要应对并适应这诸多因素的刺激而引发一系列的心身疾病。

由此可见，心身疾病不仅仅是由感染、中毒、代谢障碍等因素引起的组织器官的生理功能障碍的表现，也是受社会环境及心理活动的影响而造成的心理失衡和生理功能障碍的表现。如果靠单纯的传统纯生物医学模式去治疗心身疾病是远远不能够达到治疗目的的。这就有待于我们应用新的医学模式，从心理、生理、社会方面去研究治疗疾病，使人们从身体上、精神上、社会上达到完美状态。

近30年来，心身护理已引起社会的普遍重视，无论在理论上，还是在实践上都进行了大量的研究。有资料表明：在我国综合性医院里心身疾病约占就诊人数的三分之一。有人甚至把系统性红斑狼疮、恶性肿瘤、妊娠毒血症也纳入心身疾病的范畴之内。一些西方国家的心身医学发展较快，已专门设立了心理疗法医院。在我国大城市，也出现了心理咨询门诊。由此可见，心身护理学在现代医学中占有很重要的地位。

随着社会的发展与进步，经济体制改革的步步深入，对以往的生活方式、传统观念以及宗教信仰，正在逐渐废除和更换。由于个体心理素质、文化修养不同，对社会环境的应激程度也有所不同，社会的变动、生活的遭遇均能引起人的心理等方面的改变，从而导致产生相应的躯体疾病或使发病机会增加。在日常生活中，可以常见到这种观象，喜讯可使人精神振奋，容光焕发，甚至走路也格外轻快，即有一种“飘飘欲仙”的感觉；噩耗则相反，致人抑郁、痛苦、食欲减退、心慌失眠，甚至产生“痛不欲生”的念头。因此，舒适的环境、优美的乐曲、和谐的生活基调是调养身心健康的最好方式。自我控制情绪，加强思想修养，提高个人适应能力，完善自己的人格是预防心身疾病的最好办法。

心身疾病的护理特点是比较特殊的。患病初期：病人主观感觉异常，觉得身体不适，急需求医治疗，并想了解疾病的信息。此时要给予格外的关照和较多的心理支持，帮助病人认识疾病，了解病情。疾病发展期：病人已进入病人角色，应注意满足病人的生理需求，帮助病人进行必要的基础护理。如：擦浴、翻身、晨晚间护理、生活起居护理、协调各种体位等，以此稳定病人的情绪，增强占胜疾病的信心。疾病恢复期：要培养、训练病人“自我护理能力”，指导病人适应生活，增强自我生活能力。同时，应尽快建立起良好的医患关系，给患者以直接的心理援助。通过良好的心身护理，消除患者的紧张、消极、愤怒、痛苦、忧愁、焦虑、绝望等情绪。

此外，还要熟练掌握心身疾病的护理技术，并与心理护理巧妙地结合起来，及时调节患者的心理平衡，向患者宣传心理、生理知识，掌握心理状态，做好信息反馈。

第七节　应激状态和心身疾病

当前，“过劳死”不仅已经进入中国，而且造成了强烈的社会反响。如何科学地生活、合理地工作、正确地处理竞争压力，是转型期的中国人不得不面对的严肃话题。

社会心理学认为，人们在社会环境和人际关系中的地位或受到的对待会影响人们的心理情绪变化，人们心理情绪的变化又会影响人们生理上的变化。楚国名将伍子胥为过“昭关”一夜愁白了头，三国曹操让士兵望梅止渴，宋朝大将牛皋因大笑而死亡，这此都是心理变化影响生理变化的典型案例。

什么是应激？应激就是对外部压力或危险的快速反应。让我们想象一下这样的场景：一个人将要参加一次决定其命运的考试的时候，或者一辆闯红灯的小轿车飞快向你驶来的时候，或者在一条阴暗的胡同里，一个恶人尾随你身后的时候，你的感觉将会如何呢？你会感到焦虑、紧张、害怕，你的心跳加快、肠胃收缩、毛发竖立、冷汗冒出，这种心理和生理上的反应就是应激。

应激状态会动员、激活和整合一个人身体的总体能量，使其提高到远远超出平常的水平，做出一个人平常所不能做的事情。例如，把压着人的汽车举起来这样的事情，在平常情况下人们很难做到，但是在应激状态下他们却可能做到。这就是说，应激状态不完全是坏事情，保持正常的应激状态，不仅对于完成任务目标是必要的，而且对于保持健康向上、不断进取的心理状态这一过程目标也是必要的。但是，人不能长期处于应激状态之中，特别是不能长期处于压力指数非常大的应激状态之中。因为研究已经证明，综合压力指数高的人比综合压力指数低的人更容易患病，那此经历过严重生活危机的人不仅更容易多患病，而且还更容易患严重的心身疾病。

心身疾病不仅是客观存在的，而且非常普遍，包括皮肤病、腰痛、头痛、关节炎、哮喘、周期性支气管炎、高血压、心脏病、癌症、溃疡、结肠炎、泌尿生殖器疾病、肥胖症和甲状腺机能亢进。心理学家汉斯·塞利进行的一项研究表明，应激导致疾病的机理过程分为“警觉”、“反抗”和“耗尽”三个阶段。“警觉”是对应激的最初反应。它包括已提到的所有生理变化：心跳加快与呼吸加速，释放肾上腺素进入血液等，这此变化即为身体防御动员，使身体增加能量，以便对付应激状态。

“反抗”是对应激反应的第二阶段，只有当产生应激的情境继续持续了较长的一段时间时，才能达到这个阶段。对持续应激的适应会使身体逐渐衰弱，大量的肾上腺素分泌出来，继续下去，将造成生理上的损害，特别容易血压升高和患心脏病。

“耗尽”是应激反应的最后一个阶段。在这个阶段，身体储存的能量，特别是肾上腺素已经耗尽，个体再也不能适应或抵抗应激，非常容易感染或患上应激性疾病。

解铃还须系铃人，心病还要心药医。治疗心身疾病的方法就是要有一颗平常心，宠辱不惊，知足常乐。事实证明，健康的精神状态是战胜一切心身疾病的法宝。

中医治疗心身疾病：尽管心理治疗和躯体治疗都有成熟的的理论和明确的疗效，根据心身疾病的发病特点，将二者结合起来心身并治，采用躯体治疗与心理治疗并用，即以中药、针灸、气功、推拿治疗的同时施以心理治疗，心身并治往往收到更为满意的疗效。自古至今，心身并治法已积累了大量的临床实践经验，将此法用于心身疾病的康复，大有可为。

第八节　心身疾病的研究现状及发展方向

心身疾病的研究现状：半个世纪以来，许多国家建立了心身医学会，并召开各级学术大会进行心身医学研究和学术交流。心身医学已成为部分国家高等医学院校的必修课程，并作为医护进修和继续教育的主要内容。我国在20世纪80年代初也已意识到了疾病谱的改变，有越来越多的学者投身于心身疾病的研究。主要研究内容涉及以下几个方面：

（1）初步调查了各类心身疾病在城乡居民中的患病率和心身疾病在综合医院中的发生状况。

（2）开展了心身疾病的病因及机制研究。一方面从神经内分泌、神经免疫、神经生理等方面寻找分子生物学基础，同时研究人体对不良心理社会因素的应激及其与心身疾病的关系。目前认为，任何单一或多因素型平面的病因学难以解释，必须采用多层次、多因素、多系统非直线型模式探索。

（3）围绕临床上部分常见的心身疾病进行了重点研究，如高血压、消化性溃疡、糖尿病、甲状腺功能亢进等。

(4) 对心身疾病的防治进行了有益的探索，诸如抗精神病药物、抗抑郁药物、精神支持疗法、行为治疗、生物反馈疗法、自我训练等在治疗心身疾病中的作用。

心身疾病的研究方向：医学科技的进步及系统论、控制论、信息论等的发展，为心身医学提供了更多的依据和条件，使得心身疾病的研究和实践有了更为广阔的天地。从发展的角度看，今后应从几个方面加强：

(1) 在医学教育和临床工作的继续教育中应重视心身医学的专业教育或培训工作，提高临床医务人员对心身疾病的认识，尤其在综合医院更应如此。

(2) 继续开展流行病学调查和群体研究，以提高对心身疾病的整体认识。积极寻找心理社会危险因素及危害行为方式，以便有的放矢地制订防治策略。

(3) 从生物学和心理社会角度进一步探讨心身疾病的内在机制和外来影响，尤其是加强对“中介机制”的研究。

(4) 结合对心身疾病预防机制的研究，初步构建系统的、操作性强的防治措施。

(5) 发展新一代阻断或调节中介环节的精神药物，并科学地评估其疗效。

(6) 加强不良行为、认知方式等因素对心身疾病的发生机制等方面的研究。客观真实地评估具体的或综合的治疗方案的效果，探寻最佳方案。

第九节 全民健康教育

全民健康，健康教育为本。卫生工作的重点支柱之一就是健康教育，采纳和建立有利于健康的行为，提高自我保健意识，掌握自我保健的方法和技术，都有赖于健康教育。

健康教育是一种以健康为中心的全民性教育，它旨在通过保健知识和技术的传播，影响人们的认识态度和价值观念，提高自我保健能力，有效预防疾病，促进健康。这是一种有目的、有计划、有组织、有系统评价的教育活动，是精神文明建设的重要组成部分。健康教育不仅是卫生宣传和卫生保健知识及技术的传播，还旨在建立健康意识信念，采取健康行为，控制不健康行为，诸如吸烟、饮酒、不良饮食习惯。随着我国改革开放的深入和国民经济的发展，人民群众的生活水平有较大幅度提高，特别是在农村已解决温饱问题的地方，正向“小康型”过渡，他们要求“吃饭讲营养，穿衣讲式样，住房要宽敞，购物要高档，健康要保障”。其中迫切要求提高健康知识水平，保持和促进有利于健康的行为，适应当前社会的发展。

健康教育的核心内容就是通过健康信息的作用，消除和减少健康的不利因素，达到预防心身障碍、强身健体、提高民族精神文明水平的目的。可见，健康教育一切都要落实到心身健康问题上来。健康教育的理论是基于人的行为可改变性理论以及信息在人和行为改变中作用的理论。如果人的行为无可改变，也就没有健康教育存在的可能性了。健康教育的实践又利用了心身医学学习原理、操作性条件反射、强化等理论。不仅如此，健康教育的效果评价，从根本上讲也是心身健康评价，因此，我们可以说心身健康是健康教育的核心和必不可少的重要内容。

健康教育所涉及的内容十分广泛，从衣食住行到生老病死，从一时一刻到一年四季，从生产、工作、学习到生活、社交，从物质生活到精神生活，都有大量的卫生保健知识需要人们去了解和掌握，并用来指导自己的行为。随着生物医学模式向生物—心理—社会医学模式的转变，单纯从生物角度去掌握卫生保健和疾病防治知识已远远不够，而应该从心理、社会、文化、精神等更广阔的领域去了解致病因素，掌握更广泛的增进人类健康和防治疾病的有关知识，如环境保护、生态学遗传与优生、心理学等许多科学知识。健康教育包括社区健康教育、农村健康教育、老年健康教育、妇幼健康教育、公共场所健康教育和各类疾病的健康教育。其对象具有广泛性，不分民族、地区、阶层、职业、性别、年龄的全部社会人群，因而也决定了健康教育的全民性。也就是说，人人需要保健，每个人都有接受健康教育的必要。

健康教育是通过反复的努力，通过人们对增进健康、防治疾病、培养良好的卫生习惯以及工作和生活方式，由改变个人行为到改变群体行为，乃至改变人类行为，而人的行为是个体心理特征和外部环境相互作用的反应。近年来，由于科学和社会进步，我国疾病谱与死因谱均发生了很大变化，由不良生活方式和行为、心身障碍所引致的疾病已明显高于环境因素、生物学因素和保健服务因素所致的疾病。例如占死因前三位的心脏病、脑血管病和恶性肿瘤，与其说是疾病对人类的挑战，不如说是所面临的不良生活方式和心理行为对人类的挑战，因为它们都已被证实为发病的重要因素。因此，卫生工作的战略重点应当转移到改变人们不良生活方式和心理行为、推广良好的生活方式和心理行为方面来，这是一个重大的战略转移。美国在1970年初曾制订了一个“宏伟的”防癌规划（称为阿波罗防癌规划），由于当时把战略重点放到生活方式、心理行为的改变上，如开展戒烟、减少吸烟率、控制脂肪摄入量、增加纤维摄入量等措施，预期可使癌症死亡率降低50%。这绝非空想，因为美国制订了防治心血管病的改变饮食习惯的要求，结果冠心病和脑血管病相应下降了37%和43%，显示了自我保健的威力。而建立自我保健意识，主要依靠健康教育来实现。

由此可见，在健康教育中如何防治心身障碍具有重要的意义，需要大力宣传，以引起人们足够的重视，突出健康教育在预防中的地位。

第四章　心脏病的预防与康复

一、心脏病急症发作前信号

心脏病急症发作前信号有如下几种。

①呼吸急促，自觉呼吸困难，气不够用。②心前区不适，闷胀痛感。③消化不良，上腹胀满不适。④肩、背、手有反射性疼痛。⑤感觉疲劳。

另外，下列因素可导致心血管病。

劳累因素：如过度劳累，长时间超负荷的体力、脑力劳动。

饮食因素：暴饮暴食，烟酒嗜好，常食高脂、高糖饮食等。

原发病因素：有高血压、高血糖、高血脂、血液黏稠度高、肥胖症等，都易诱发心血管病的急性发作。

二、心脏病的病因

专家认为有六种常见因素可能导致心脏病。分别是：

1. 自由基过多

自由基简单地说就是人体内氧化过程中产生的“副产品”。这些“副产品”一旦形成，就如同“微型炸弹”一样，在体内“狂轰烂炸”，损害脱氧核糖核酸、胶原蛋白，破坏组织细胞，包括冠状动脉在内的血管以及心肌亦在受害之列，最终形成冠心病。

不难看出，设法清除此种“天敌”至少可从三个方面保护心脏。专家为此提出的策略是：

（1）强化体内抗氧化系统，增加保护性酶类，如超氧化物歧化酶、过氧化氢酶、谷胱甘肽过氧化氢酶等。富含这些酶的食物有菠菜、南瓜、葱、椰菜、菜椒、豌豆角、小青菜、韭菜、蒜叶等蔬菜，腰果、松子、核桃、花生、开心果、杏仁等壳类食物，也宜多食之。

（2）多吃富含谷胱甘肽、硒元素以及维生素 A、C、E 的食物，如玉米、鱼虾、胡萝卜、番茄、柑橘和葵花籽油等。此外，茶叶也有强大的抗氧化作用，比维生素 E 还要强 50 倍，故常饮茶也有非凡功效。

（3）在医生指导下服用抗氧化的中草药，如五味子、灵芝、人参、肉桂、丹参等。

2. 铁过多

铁是人们熟悉的微量营养素之一，缺乏可引起贫血症，于是呼吁大家多摄铁的科普文章散见于各种报刊。但读者一定不要盲从，因为医学专家已经发现，人体摄铁过多与缺铁一样有害，尤其不利于心脏。芬兰、美国的有关研究资料证实：血铁高的人罹患冠心病的几率较正常者高出 2 倍之多。

铁过多何以导致冠心病呢？推测至少有两个原因：一是过多铁质可促进自由基的生成；二是铁可促成低密度脂蛋白氧化，并沉积于血管壁上形成斑块，堵塞血管而致冠心病形成。

不过，铁确实又是人体不可缺少的养分。如何做到两全其美呢？专家提出“按需摄铁”的策略：如在儿童期，生长发育迅速，造血旺盛，需铁较多，可多吃些高铁食物，以动物肝、畜禽血、海带、紫菜、海蛰等为佳；但在成人，特别是50 岁以后，则应限制铁的摄入，用奶、蛋、鱼等含铁相对较少的食物来取代上述高铁食物；假如体内铁的储存已经过多，不妨有意识地吃一些含草酸与纤维素多的食物，如菠菜、苋菜、竹笋等，以减少肠道对铁质的吸收，削减体内过高的铁贮存而保护心脏。

3. 高半胱氨酸

这是人体在新陈代谢中自身合成的一种酸，具有相当强的凝聚力，能使血小板凝聚，血管硬化，脆性增加，血管腔变细，其导致冠心病的作用比胆固醇还要高 3 倍，对女性的威胁尤其大。

美国一涉及 1.5 万人的调查资料显示，心肌梗塞病人血液中的半胱氨酸明显高于正常人，冠心病和 30% 以上脑中风者体内的半胱氨酸也明显高于健康人群。另外，用添加了半胱氨酸的饲料喂养动物，仅仅几个月动物体内便出现动脉硬化改变。

值得庆幸的是，高半胱氨酸这种“天敌”也有“克星”，那就是叶酸，维生素 B_6、维生素 B_{12} 等 B 族维生素。故多吃绿叶蔬菜、蘑菇、鱼虾、禽肉、香蕉等可免受其害。必要时，可在医生指导下服用维生素的药物制剂。

4. 细菌

来自芬兰医学界的信息表明，某些细菌可能是导致心脏病的又一祸根，如肺炎衣原体。这是衣原体细菌的一个变种，像流感病毒一样通过呼吸道在人群中进行传播。

研究资料显示，65% 的心脏病人体内可查出衣原体细菌的抗体，而健康人群中能查出这种抗体的仅有 26% 。揭示防范细菌感染有助于心脏安康，细菌的“克星”抗生素可望成为心脏病的有效预防药物之一。

5. 气管炎

芬兰赫尔辛基国立公共卫生研究院医学工作者对近2万名患者随访达13年之久，发现1年内有3个月咳嗽并带有痰液的男子，心脏病发作的可能性要比一般人高出52%，和那些咳嗽不重的男子相比，心脏病发作后的死亡率要高出74%；至于女性，慢性支气管炎患者心脏病猝发的可能性，也要比不咳嗽的女性高出49%。进一步研究还发现，“慢性支气管炎”导致的心脏病突发危险甚至比高血压、高胆固醇、吸烟等因素还要高。据推测，可能是机体组织的慢性炎症造成血栓，或者损伤血管内壁所致。资料显示，即使很轻微的感染也可改变血液的凝固性，最终导致心脏病发作。因此，积极防治慢性支气管炎，不仅是保护呼吸功能的一招，也是爱护心脏的一种体现。

6. 噪声

噪声很可能是心血管病的又一个危险因子。医学专家经过大量动物和人体实验证明，长期接触噪声可使体内肾上腺分泌增加，血压随之上升，进而累及心脏。资料显示，高分贝噪声可升高人体胆固醇20%，增加心肌梗塞发病率30%。故设法减轻或避开噪声，亦有利于心脏安康。

第一节　病前预防

一、低血糖诱发心律失常

低血糖不是一种独立的疾病，许多因素均可引起低血糖。有一位快80岁的老人，有一天突感心慌、胸闷、出汗，去医院看门诊。查体：血压80/46毫米汞柱，神志清楚，面色苍白，全身湿冷，两肺听诊无异常。心率180次/分钟，节律规整。心电图检查提示室上性心动过速。以前没有类似的情况发生，3年前查出有糖尿病。医生即静推心律平，10分钟后室上速终止。但稍后反复发作，再用心律平，效果不理想，病情反而加重，出现昏迷。因有糖尿病，只静滴生理盐水。之后查血糖1.06毫摩尔/升。按低血糖给予补充葡萄糖，患者渐清醒，室上速自行消失。未用抗心律失常药，随访1年，室上速无类似发作。追问病史，患者发病前3天在某诊所，以血糖偏高，在口服优降糖2.5毫克，每天2次的基础上，加服降糖灵25毫克，每天3次，也未监测血、尿糖，而导致严重的低血糖。

还有一个也是近八十的老人，贲门癌晚期，行内科保守治疗。入院前查心电图正常，能进食，也是突然出汗、心慌、胸闷而入院求治。量血压94/60毫米汞柱，神志模糊，全身皮肤湿冷。心率52次/分钟，律不齐，即查心电图，发现有交界性心律、室性早搏。血糖 1.9 毫摩尔/升。经静脉推注高渗葡萄糖，继续静脉滴注糖盐水患者上述症状消失。复查心电图恢复窦性心律，无早搏。

低血糖时引起心律失常的机制可能为：

(1) 低血糖时能量产生减少，心肌能量供给不足，心脏的自律性、兴奋性、传导性发生紊乱。

(2) 低血糖时反应性交感神经兴奋性增加，心脏自主神经功能不平衡，易促发心律失常；又低血糖时血管活性物质，如儿茶酚胺、去甲肾上腺素、内皮素等分泌增加，这些物质有促心律失常作用。低血糖引起的心律失常多以快速性的异位性心律失常为主。及时纠正低血糖，心律失常多自行消失。

二、运动保心

人难免都有情绪低落的时候，生活在现代的我们每时每刻都面临着各种各样的问题，由此产生的压力经常会影响我们的情绪，导致不良情绪的产生。

我们会有这样的体验，心情郁闷时，去跑跑步、打打球、游游泳，耗费体力的同时，似乎心里不开心的事情也随着汗水蒸发了。锻炼完毕后，虽然生理上感到酸痛和疲惫，但心情却舒畅了许多。

世界卫生组织认为，对于心脏病患者，包含躯体运动的体育锻炼和康复计划可以唤起患者在体力、思维和社交能力的最好状态，最大可能地帮助恢复他们在社会中的正常作用。美国一项长达 18 年的追踪研究表明，长期坚持大运动量的锻炼患抑郁症的危险明显低于不运动者。运动可以使人减少情绪上的负担。

在锻炼过程中，肌肉的紧张促使神经系统兴奋，加快血液循环、新陈代谢等，从而使压力、挫折感得到释放，恢复镇静，并且舒适、欢快的情绪也会伴随产生。因此，体育锻炼不但缓解肌肉紧张和日常生活的紧张、降低焦虑水平，而且能够进一步缓解紧张的内在机制，改善神经系统的工作机能。

有研究表明，运动能有效地改善人体心血管功能，表现在安静时心功能水平相对较低，而在运动中心脏对大运动负荷下产生的高负荷和高心率的承受力提高。为了更有效地提高心脏工作效率，在运动训练中有意识地安排能提高每搏输出量的运动，使运动员能更经济地保证机体血液供应。在训练和科研中定期测定受试者最大每搏输出量时的心率，并以高于此心率 10—20 次/分的运动强度进行训练，能有效地提高受试者最大每搏输出量，从而提高机体供血效率。

适当的运动可增加毛细血管床，增加心肌的供血供氧，增加 TXI 酶活性，增加心肌收缩力和心肌代偿能力。长期适量的锻炼可使心率减慢，增加心室舒张期的充盈量，使冠状动脉灌流充足。运动可增加肺活量，使换气功能增强、有效循环量增加，从而增强心肌供氧量，改善心肌功能。同时又可解除不良的精神紧张因素。在运动锻炼的同时根据病情适量加服卡托普利，可减轻冠心病患者的血脂黏度及甲壁微循环，从而保护了冠心病患者的血管内皮功能及心肌功能，达到恢复冠心病患者心脏功能的目的。临床治疗结果表明，以运动疗法为主，适当服用药物可明显提高治疗效果，恢复患者的心脏功能。

锻炼的另一个显而易见的益处就是能够增加交往的机会。交往是人的基本需要，人际支持系统对心理健康十分重要，而融洽的人际关系是心理健康必不可少的条件之一。交往能力不是天生就有的，人际交往需要掌握技巧和积累经验，可以说，再差的人际交往都是可以改变的。对于不善交往的人来说，健身活动是增进人们之间接触的最好形式。

进行锻炼时，陌生或熟悉的人们聚集在运动场，在运动中心情愉快地相互交流，很容易形成平等、和谐的关系。尤其当一个团体向某一目标冲击时，集体的力量会在成员之间产生奇妙的效应。平时不太习惯与人交往，与人交往时不自然、紧张或找不到话题的人，如果参加足球、篮球等集体活动，队友之间的交流会很轻松而又默契，有时几乎不需要语言我们就可以相互了解，而坚持参加这些项目，我们的人际交往会越来越轻松，范围越来越广，逐渐地拥有更多的志同道合的朋友，使你乐于、善于与人交往。

随着我国社会经济的迅猛发展和人民生活水平的不断提高，自觉参加各种体育锻炼的人数越来越多。适宜的运动强度能在保证锻炼安全性的同时，使锻炼者收到良好的锻炼效果。

人体心脏功能状况不同，运动锻炼的方式和强度就要随之而做相应的调整，才能够使机体出现良好的机能适应，才能够取得理想的锻炼效果，否则，盲目地进行运动锻炼，不注意科学地评价自身的心脏功能状况、健康状况，不注意科学地选择适宜的运动锻炼方式和运动强度，则不但不能提高心脏功能、增进健康，在某些情况下，甚至还会降低机体的心脏功能、影响机体的健康状况。然而，每天清晨、傍晚在那里执着地进行运动健身的人们，很多都没有考虑过自己的心脏与运动锻炼是否相适应，只是简单地按照自己既定的或参考别人的运动健身方式，盲目地进行着运动锻炼，这样是很难取得理想的锻炼效果。因此，运动健身一定要根据机体的心脏功能和健康状况，科学地选择运动健身的锻炼方式和运动锻炼的强度、运动时间，避免盲目的运动锻炼，以取得理想的运动健身的效果，真正达到运动健身的目的。

有研究表明传统体育（太极拳、太极剑、木兰扇、八段锦等）和慢跑快走锻炼方式对提高中、老年男子和中年女子的心功能能力效果显著。而参加球类（包括羽毛球、乒乓球、网球等）项目锻炼，不仅对提高中年男子心功能能力有显著效果，同样也对提高老年人的心功能能力有显著效果。有氧体操

（跳舞、秧歌、有氧操等）锻炼方式对提高中、老年女子的心功能能力均有显著效果。

运动健身的方式、运动强度和运动持续时间，会明显影响心脏功能增强的效果，影响运动健身的效果。因为，如果运动健身的运动强度太小、运动时间太短，没有达到足够的运动量，则对于心脏来说，不足以引起适宜的反应性变化，对于提高心脏的功能不能取得理想的锻炼效果。反之，如果运动健身的运动强度太大、运动时间太长，超过了心脏所能承受的适宜的运动负荷，心脏的泵血量不能满足运动时人体各系统特别是运动系统的需要，运动时血液的重新分配就可能造成供应心肌的血量减少，出现一定程度的心肌缺血，这种情况即使是运动员在过大的运动负荷时（做运动心电分析）都明显地表现出来，如果对于心脏功能不太好的人或者有心脏病的人来说，引起心肌缺血则更明显，甚至出现心律失常、心绞痛等一系列的变化，这非但没能达到提高心泵功能的运动健身的目的，还影响了自己的健康，这应是特别值得注意的问题。

就运动方式而言，水平运动有利于健康长寿。有关资料表明，猴子的寿命不长，主要是与其长期从事垂直运动（攀援、跳跃）有关。垂直运动相对于水平运动来说加重了心脏的负担，且血液回流受到了重力和垂直加速度的影响而更加困难，心肌本身的血液供应受到影响从而降低了心脏的功能、影响了其寿命。所以运动方式不同，对心脏功能的影响也不同，运动健身的效果不同。水平运动有利于健康长寿。

那么，如何科学地选择适宜的运动健身的方式、运动强度和运动时间呢？首先，我们在运动健身前应该科学地评价自己的心脏功能和健康状况，尤其是对于中老年平常很少参加体育锻炼、心脏功能不太好、有高血压的人，应做一次全面的身体检查，特别是心血管功能的检查，如测血压、运动心电分析、心血管功能试验等。这是科学运动健身的基础和前提，如果没有这种检查，就谈不上科学地体育健身，甚至还会发生意外。如目前，高血压的发病率很高，运动健身时体位改变太大、太快的话，引起血压的急剧变化，易导致“中风”，危及生命。然后，我们再根据以上的健康检查和心脏功能的状况，选择适宜的运动锻炼的方式、运动强度、运动时间，使机体的运动健身活动与机体的心脏功能和健康状况相适应。如高血压病人运动健身时动作要轻缓柔和，体位的变化不能太大、太快，以水平运动为主，尽量减少垂直运动，注意自我保护，运动强度要由小逐渐增至机体能够承受较大强度，运动时间要根据运动强度的大小和机体的状况而定等。有心脏病的人根据运动心电分析，选择一些心脏能承受的适宜的运动项目和适宜的运动强度、运动时间，既能较快地提高心泵的功能，取得理想的运动健身的效果，又能避免因运动强度过大、运动时间过长而加重心脏病。当然，这最好能在体育保健医师的科学指导下进行，并且在整个运动锻炼过程中都要加强医务监督，注意心脏功能的变化，使运动锻炼始终与心脏的功能相适应，这样才能取得理想的运动健身的效果。

锻炼时，坐、卧、立、走都行。锻炼时可以是空腹练，首先身心放松，达到心情恬静淡然、内无所求、外无所逐、没有思虑的境界，真气便伴随而来。欲做到没有思虑，就要遵循自然规律，以一念代万念，让精神、意念只集中在呼吸运动上，对外界的事物听而不闻、视而不见、心如止水，不再受外界事物的影响干扰，摒除一切杂念，使形神、身心合为一体，这时就达到“恬淡虚无、精神内守”的境界了。

锻炼时，可采取坐式和卧式，双手覆在小腹、做胸式加腹式呼吸的锻炼方法。呼吸要“深、细、匀、长”，即慢细、均匀、时间长的深呼吸。吸气时可尽量吸深到极致，呼气却不要吐净，留有余地。

吸气时不管有无口水都要咽一下，然后舌抵上牙龈，接通任、督二脉，进行吸气。随之胸部徐徐扩张，横膈膜缓缓下降，腹部慢慢膨胀，让真气轻柔缓慢地“按摩”、锻炼五脏六腑血管；同时真气增加，用意念导引气到了两手覆盖的小腹、丹田，使小腹温热，以利消化吸收和增强免疫力，并疏通心经、心包经。

深吸气以后，舌放平，开始呼气，同时胸、横膈膜、腹、五脏六腑等缓慢地自然复原，继续产生真气，意念仍可守在小腹、丹田一段时间。之后再根据中医上虚下实、心肾相交的观点让意念导气下行到脚底涌泉穴（失眠则导气到脚后跟中心的安眠穴）。待呼吸将尽未尽时，呼吸稍停一下，按前述方法重复进行锻炼，这比只练“恬淡虚无”真气积聚要多要快。

选穴：内关、神门、足三里。方法：患者取坐位或仰卧位，用拇指抵住穴位、用力揉捻，各按 1 分钟。默数静心上床后，双腿盘坐，头颈正直，闭目，两手上下重叠于胸前；腹式呼吸，然后默数“九九八十一”数，共九次，约 30 分钟止。

一开始锻炼时可能感觉不到什么，时间长了，熟了，脚心就会有温热感，且会逐渐增高扩大，由脚心到脚底板、到脚面、到小腿、到大腿、到全身、到颜面，都有由上到下的蚁行感，甚至身体一些部位有意到气到血到的内在感觉，有时还有酸、麻、胀、痛、肌肉跳动及全身从内向外冒凉气的现象，这是经络、气血在通的表现。

根据气至病所、通则不痛、痛则不通的观点，待真气充足时，把双手重叠放在心梗部位，意导气血疏通梗塞，获得良好反应。但注意千万不要意守头面部位，导气上行，否则可能出现严重后果。早晚各一次，每次半小时。

外练方面，坚持经常走路（特别是穿薄底鞋踩石子路），把意念、注意力放在腿脚的“走”和调整呼吸上。走的速度快慢、步子大小、时间长短、距离远近，量力而行，绝不过量。实践证明，这种锻炼方法通经络、活气血、心脏康复很有好处。

还有一种“哈”字养心功，效果也非常不错，介绍给大家。

双足分开，与肩同宽，松静站立。先以鼻吸气入腹，同时双手掌心向上，自小腹沿任脉向上升起，经颈侧上风池过头，使双手背相贴于百会上方，此时吸气已满腹，然后闭气片刻，接着以口呼出，同时发哈音，双手亦随之转腕而向正南方推出，并徐徐落下，直至回归原位，气尽呼出。此时稍停片刻，接着再吸气入腹重复上述动作。共作5—6次为一节功夫。收功以双手轻轻拍打周身，自由散步。

值得一提的是，运动绝非多多益善，“过动则损”。国外有关专家曾系统研究了5 000名已故运动员后发现，他们中多数人寿命短于普通人，有些运动员四五十岁就患了心脏病，有的甚至因运动过量在运动场上猝死。由此可见，经常从事运动的体育健儿也并非都能体格健壮而高寿。因此，运动也要适可而止，做到“形劳而不倦”。

近年来，国外提倡“小量运动”，认为每周从运动中消耗200卡热量对健康最有益。美国哈佛大学和斯坦福大学的研究人员对1.7万多人进行了为期16年的研究表明，参加“小量运动”的人较不运动的人心血管病的死亡率低，平均寿命长4—5年。美国德克萨斯州达拉斯的研究人员对1.3万多人进行8年的研究也表明，心脏病、癌症和其他疾病死亡率最低的不是运动健将，而是从事小量运动的人群。

据统计，1小时轻快散步可消耗400—500卡左右热量，每天有40分钟左右的散步即可达到小量运动的目的。生理学家发现，人在“静养”的状态下神经放松，呼吸、心率、血压、体温均相应降低，这种低代谢的积累效应，自然使生命相对延长。自古以来，那些终生以“静养”为主，很少做剧烈运动的人，如作家、书画家、科学家、花农，他们中长寿者不乏其人。有些疾病，如神经官能症、失眠症等需用体育来辅助治疗。而更多的疾病，如高血压、冠心病、肺炎、溃疡病、肿瘤等，则需要以“静养”为辅助治疗。

人们常说：“龟鹤延年。”龟是静伏活动最少的动物，鹤爱独处，飞行动作也很轻柔，然而它们的寿命却很长。因此，在学习和工作时，专心致志，对事业全心全意，8小时以外宜常习技艺如琴、棋、书、画、种树栽花等，用以寄托精神，此乃养心妙法。

“静默”也为养心之法。美国哈佛大学实验证明，静默时人可产生“意识的变形”，从而可以降低人的血压。现代心身医学研究表明：静默之后，精神上的放松可能改变体内生理生化状态，使心跳与呼吸减慢，肌肉紧张与耗氧量下降，同时血脂也会下降。所以，当今的学者已把静默作为祛病延年的一种疗法，即“静默疗法”、瑜伽术，超觉静思等也有异曲同工之效。所以，养生的最佳方法是动静结合，形神共养。动与静各有其功能，须兼施并用，不能偏颇。只有动静结合，动而有节，静而有度，方能祛病强身，延年益寿。

三、练舌保心

“舌为心之苗”。中医认为，人的舌头与内脏有着密切的联系，舌体的各个部位都和各脏腑相对应。中医的“舌诊”，就是通过观察舌体各部分的变化，达到诊断相应内脏病变的目的。而其中心与舌的关系最为密切，对舌的观察，不仅可以了解心主血脉和主神明的功能状态，如果心有疾病，还可以从舌上表现出来。心阳不足，可见舌质淡白胖嫩；心阴不足，可见舌质红绛瘦瘪；心血不足，可见舌体瘦薄，舌色少华；心火上炎，可见舌质红赤，甚至生疮；心血瘀阻，可见舌质紫暗或有瘀斑；心主神明功能失常，又可见舌卷、舌强、语謇或失语等现象。

因此，如能经常运动舌头，不仅可以增强内脏各部位的功能，更可以强心护心，有助于延缓衰老。下面为大家介绍一套练舌保健法：

舌舔上腭

舌尖轻舔上腭，凝神静气，调和气息。3 分钟后，口腔中的唾液腺会分泌出许多唾液，当唾液充满全口后分 3 次咽下。

舌舔上腭运动

有两种做法：一种是用舌尖轻轻抵住上腭，再用舌尖在上硬腭处正反转圈各 36 次；另一种是用舌尖舔上腭，左右摆动 36 次，待口水增多时，分 3 次咽下。

舌舔牙龈运动

古人叫做“赤龙搅海”。有两种做法：一种是用舌尖舔摩内侧牙龈，从左至右，由上至下，紧贴上下牙龈转圈，正反各 36 圈。然后，再用舌尖舔摩上唇颊侧和下唇颊侧 36 圈，顺序同上；一种是用舌尖舔摩外侧牙龈，左右摆动 36 次，再用舌尖舔摩上唇颊侧和下唇颊侧 36 次。待口水增多时，分 3 次咽下。

伸舌运动

古人将之称为“赤龙吐芯”。把口张大，舌尖向前尽量伸出，使舌根有拉伸感，当舌不能再伸长时，把舌缩回口中。这样一伸一缩，面部和口舌也随着一紧一松，共做 36 次。待口水增多时，分 3 次咽下。

练舌保健法每日早、中、晚各做 1 次，不但可以减少心脏疾病的发生，还能加强舌头辨别味道的功能，延缓味蕾的衰老。同时还能起到锻炼面部肌肉的功效，使人容光焕发，青春永驻。

四、颈椎病还是心脏病？

颈椎是颈部活动的重要支柱，日常活动频繁。中老年人，尤其是长期从事低头工作的人，颈椎容易发生劳损，产生颈椎肥厚钙化、椎间盘骨质增生等退行性病变，影响椎间空隙，导致神经根、脊髓、血管受压迫或刺激，从而产生各种症状及体征，即颈椎病。颈椎的神经、血管分布稠密，一旦发生病变，会影响到心脏血管和中枢神经的正常功能，不仅可出现颈部僵硬、颈肩疼痛、活动受限、上肢无力、手指麻木等症状，还可导致某些颈源性心脑血管疾病，如心绞痛、高血压、脑血管病等。貌似心脑血管疾病，病根却在颈椎。如及时治好颈椎病，心脑血管疾病的症状也会不治而愈。

1. 心绞痛

有不少颈椎病患者常有“心绞痛”发作的症状。发病原因是由于颈脊神经受颈椎增生的骨刺刺激或压迫所致。颈椎病变时，颈交感神经对心脏活动和冠状动脉舒张起着重要的调节作用，如颈椎关节增生对交感神经的激惹，使椎动脉周围交感神经丛受累，冲动向下扩散并通过心下与心中交感神经支产生内脏感觉反射，引起心绞痛症状。此外，骨刺压迫颈椎或脊髓血管，引起侧角内交感神经细胞的功能障碍，或椎－基底动脉供血障碍，使延髓内的心血管调节中枢缺血，或颈交感神经节前纤维在椎骨通道中受压或受到椎体周围软组织炎症刺激而继发损害，均可导致颈交感神经综合征，从而对冠状动脉产生反射性的影响，使心脏供血障碍而出现心绞痛症状。此类心绞痛发作，常伴有典型的颈椎症状与体征。如果压迫颈椎旁压痛区可诱发心绞痛发作。口服心痛定、硝酸甘油等治疗心绞痛的药物无效。有时改变颈部的姿势可使症状减轻，而另一种位置或姿势可使之加重。因此，有的人出现心绞痛，服用医治心绞痛的药物无效时，应当拍摄颈部 X 线片，看看是否为颈椎病所致。

2. 高血压

据报道，有的老年颈椎病可以引发高血压。其病因主要是颈椎小关节错位或增生，导致椎动脉痉挛，椎－基底动脉供血不足，反射性地使血管运动中枢兴奋性增高，引起血压升高；或因颈部病变、颈部软组织损伤后反应性水肿，干扰颈部的神经反射，造成血管运动中枢功能紊乱；颈部肌肉痉挛僵硬导致的颈曲改变，可使颈部血管神经等软组织受到牵拉和挤压，从而影响大脑的供血，使脑组织缺氧，最终导致血压升高。因此，中老年人出现不明原因的血压升高，而常规服用降压药物治疗无效时，不妨去医院检查颈椎，针对发病原因进行正确治疗。

五、植入人工心脏起搏器后的患者须知

自人工心脏起搏器应用临床以来，即成为治疗缓慢性心律失常的重要手段。该项技术作为一种创伤性治疗方法，术后患者需绝对卧床1周，并限于平卧位或非植入侧侧卧位，同时术侧肢体绝对制动，以防止起搏电极移位。临床实践发现，多数患者因长时间强迫卧位，肩关节不能活动，易造成肩关节粘连，肩部麻木、肿胀，上肢抬举活动受限等症状，常影响患者今后的生活质量。

具体的护理方法如下：对照组人工心脏起搏器术后采用常规护理方法。康复组在此基础上，术后24小时开始，待血压、心率、呼吸平稳，在心电监护仪监测下，由主管护士为患者做术侧上肢肘、肩关节被动训练，具体方法为：

（1）患者取平卧位，操作者一手按压患者术侧上臂，另一手握患者手腕处进行肘关节伸屈运动，4次/天，5—10分钟/次。

（2）患者平卧，操作者2人，1人站在患者的非手术侧，左手自患者腋下紧贴胸壁向内、向上轻轻托起，限制手术部位皮肤牵拉。另1人站在患者术侧，一手轻扶患者肩部，另一手持术侧前臂向前抬上肢，进行肩关节外展被动运动，活动幅度不超过20°，4次/天，5—10分钟/次。

（3）术后48小时患者可取半坐卧位，操作者床边示范，协助患者分别做肘、肩关节的伸屈、外展动作，活动幅度不超过30°，4次/天，5—10分钟/次。

（4）术后72小时允许患者下床活动，指导患者进行肘、肩关节的伸屈、内旋和外展及轻度的提肩动作。训练过程均由主管护士伴随，以患者自主活动为主，必要时予以辅助。

近年来起搏技术的迅速发展，起搏电极头由非翼状头电极改为翼状头电极，利于电极与心室壁的紧密附着。因此，术后卧床时间可以根据患者恢复情况相应减少及实施对患者的全程监控与早期康复训练有机结合，是较为理想的综合护理方法。

早期康复训练能缓解患者的紧张情绪，解除思想压力，增加患者的舒适度，减少绝对卧床引起的各种并发症。常规护理方法要求患者术后长时间卧床，过度约束肢体活动，易增加肢体肌肉废用性萎缩、关节韧带粘连、静脉血栓形成的机会，影响正常的肢体功能，使患者康复时限延长。患者积极配合和主动参与康复训练，减少了并发症的发生，其肩功能恢复较好，同时有效地调整患者心理，增强了重返社会的信心。因此，实施早期康复训练可以改善和提高患者康复后的生活质量，对患者今后合理科学安排生活有很大影响。

早期康复训练应遵循个体化、循序渐进的原则，严格按照康复程序去实

施，保证患者康复活动安全有效。对患者的各种危险因素进行评定，特别对高龄老年人及基础疾病较重者应加强观察，酌情确定活动时间，以保证取得最佳效果。

六、养心先得护脑

在日常生活中，人们最注意的脏器，恐怕要数心脏了。特别是有些老年人，整天忧心忡忡，担心冠心病、高血压病、心绞痛等病，所以对心脏的保养也特别注意，有关方面的药物准备得也应有尽有。殊不知，比心脏更有生命意义的是“大脑”。因为“脑为生命活动之中枢”，五脏六腑的功能活动都依赖于大脑的兴奋和抑制，否则，五脏六腑的功能活动就要失控，已患病的脏腑也得不到合理的调养。所以，要想有一个健康的身体，必须要有一个健康的大脑作保证。只要大脑健康，长寿就有可能成为现实。纵观古今中外，因勤于用脑而得高寿的文人学士不乏其人。据资料报道：16 世纪以后的 100 名欧洲杰出人物平均寿命明显的高于同代人。

我国秦汉以来 3 088 位著名的文人学者平均寿命为 65 岁以上，也大大超过了同代人。这些数字充分说明了勤于用脑可以护脑、大脑健康就能长寿的观点。那么如何养护大脑呢？

1. 勤于用脑，善于读书

读书学习是一种全身性的活动，既要眼看，又要耳听口诵，还得不断思考，这种“反射意向”活动，最有益于身心健康，它能提高大脑皮层的兴奋性，增强大脑的新陈代谢活动，有利于脑细胞的激活，防止大脑整体功能的过早衰退。另外，读书学习可以集中意念，有“定志凝神”的气功作用。鉴于此，德国专家要求人们每天坚持背诵 10 分钟数字或字母，这样可以增强大脑功能，延缓细胞退化和衰老。

2. 合理膳食，加强营养

科学研究表明，良好的脑力离不开足够的营养，合理的膳食是保证营养的最好方法。那些偏食或只靠营养品来维持营养的人，最终还是处于营养不良的状态中。所以，营养讲究平衡，任何一种物质都不能过多过少。

3. 加强体育锻炼，提高肺活量

大脑是人体中新陈代谢最旺盛的器官，耗氧量占全身耗氧量的 1/5，氧气供应不足，脑细胞的新陈代谢就会受到影响，轻则只是出现一些头晕、记忆力减退等症，重则可导致“老年性痴呆症”。人体的氧气来源于肺，肺功能的好坏直接影响着氧气摄入的多少。所以，在日常生活中要有意识地进行能够增强肺活量的体育运动。

4. 生活规律化，戒掉不良习惯

不良的习惯可以对大脑产生不良的影响。如长期酗酒、吸烟可以损害大脑皮层，引发弥漫性大脑皮层萎缩。生活不规律也可以影响大脑皮层功能，如贪睡和少睡都能使大脑皮层的抑制和兴奋失调，从而加快细胞的衰老速度，引起多种疾病的发生。

总之，科学护理是增进健康、预防疾病、益寿延年的一项重要内容，应当引起人们的足够注意。

七、糖尿病与心脏病有关系吗?

糖尿病是一种常见的全身慢性进行性内分泌代谢性疾病。由于糖尿病患者存在糖、脂肪、蛋白质等代谢的紊乱，所以往往会引起患者大血管、微血管和周围神经的病变，易引起其他并发症，如心脑血管病、眼底病变、肾病等。而糖尿病患者最常并发的就是心脑血管疾病。

糖尿病患者在高血糖的作用下，动脉内皮细胞容易受损，血管壁的通透性就会增加，脂质很容易在血管内皮沉积，引起血管狭窄。不少糖尿病患者的血脂较高，若控制不好，容易发生动脉硬化；血液黏稠度高的患者易形成血栓，发生血管病变，可引发冠心病和脑卒中。此外，糖尿病患者由于微血管的病变，导致肢端组织和周围微小血管缺血缺氧，极易出现神经病变。

糖尿病患者不仅并发心脑血管病的几率要远远高于非糖尿病患者，而且与没有糖尿病的心脑血管病患者相比也有很多不同的表现。如：并发冠心病时很多患者的症状不典型，在发生心绞痛、心肌梗塞时感觉不到疼痛，因此很容易被忽视。

糖尿病引起的心脑血管并发症都比较隐蔽，所以，为防止其发生，患者在患病早期就应做好预防糖尿病并发症的工作，除控制好血糖外，还要戒烟限酒，控制肥胖，控制好血脂、血液黏稠度和高血压等。此外，还可以服用一些有保护血管、抗氧化、抗血小板聚集、抗动脉硬化效果的药物。

八、控制危险因素，预防心梗

心脏病学界目前已达成共识：引起动脉粥样硬化的高危因素包括许多可控制的和不可控制的因素。并进而认识到①绝大多数心梗源于9种可控制的危险因素，其中包括糖尿病。②绝大多数心梗危险因素都可预测，其中吸烟加血脂比值异常可预测2/3的心肌梗塞发病的危险。

9种可控制的危险因素是：高血压、血脂异常、糖尿病、腹部肥胖、紧张、缺少运动、每日水果和蔬菜摄入不足。加拿大McMaster大学Yusuf教授报告，绝大多数心梗可以用上述9种可控制危险因素来预测。这9种危险因素总体可预测全球人群90%以上心梗发病危险，而过去只有半数心梗危险可预测。其中2种危险因素——吸烟和血脂比值异常，可以预测2/3的心梗发病危险。其研究结果还提示：综合改变生活方式，如戒烟、健康饮食和加强体育锻炼等，可使心梗的发生危险降低80%。其结果表明，我们通过改变或消除这些危险因素，可能预防世界上的绝大多数早发心梗。总之，这些研究结果，对改变人们预防动脉粥样硬化性心脏病（冠心病）的认识，促进人们积极行动起来，乃致改变全世界公共卫生政策，都将具有里程碑式的意义。其他致动脉粥样硬化不可控制的高危因素包括年龄、性别和家族史。这些不可改变的影响因素，也应从心理健康上予以正确对待和处理。

1. 忌饮食过饱

节假日或喜庆场合过多地食用脂肪食物加上过量饮酒，血中的中性脂肪物质过多，心肌的耗氧量增加易于诱发心肌梗塞，因此在饮食方面应给予清淡、易消化的食物。数量上宜少量多餐，每次七成饱即可，避免因饮食过饱而加重心脏负担造成疾病复发。同时还应注意，进食时不宜太快，食物冷热要适宜。鼓励病人少量进食，初期以半流食、软饭为主，待病情进一步稳定后改为普通饮食。饮食营养结构中除适量糖、蛋白质外，应有较多纤维素，即增加新鲜蔬菜、水果的摄入，这样可增加粪便容量并使粪便膨松，避免干结而引起便秘。在进食后要注意水分的补充，每日喝水在1 000毫升左右，并可在临睡前喝些蜂蜜水，以起到润便作用，使排便较为通畅。

2. 忌活动过早

心梗病人在发病期间要绝对卧床休息，禁止任何活动，去除一些能加重心脏负担的不良因素，何时活动要视病情而定。病情稳定的病人，起初可在床上进行一些轻微的肢体活动，如变换体位、翻身等。同时鼓励病人做深呼吸，以避免因长期卧床而发生静脉栓塞、肺栓塞及坠积性肺炎等并发症。以后视病情的耐受状况在医生的指导下，再增加活动量并逐步过渡到离床活动。病人一定要注意活动不要操之过急，以免再次诱发心梗。

3. 忌用力排便

心梗患者因长期卧床休息、肠胃功能减弱以及排便习惯的改变等影响，极易引起大小便的排泄困难。当这种情况发生时，若病人过分用力或勉强排便则易发生意外情况，如心力衰竭、心跳骤停等。鉴于此，护理人员及家属一定要耐心说服和协助心梗病人，设法让其顺其自然，适应床上的排便方式。病人不可擅作主张自行下床排便，以免发生不测。便秘时可用缓泻剂或盐水低压灌肠来软化粪便，以利粪便排出。尿潴留时可在无菌技术下为病人进行导尿，以消除病人因便秘或尿潴留的不适而带来情绪紧张。此外，心梗病人还应多进食一些高纤维素和润肠通便的食物，以减少便秘的发生。

4. 忌情绪波动

情绪波动是发生心肌梗塞的重要病因，也是常见的诱因。高度的兴奋、极度的愤怒、过重的压力等都会导致心肌血液供应不足而诱发心肌梗塞，因此要用克制或转移的方法调摄心理，抒情达志，稳定情绪，防止心脏过度疲劳。

“心梗”之三宜

1. 宜清晨喝一杯温开水

由于人在睡眠过程中有汗液和尿液的排泄，使体内的体液损失过多，早晨起床后体内往往相对缺少水分，而且睡眠中血液流量减少，血管也随之变得细小。如患有陈旧性心肌梗塞的病人，就会有轻度缺血的现象。这时如能喝一杯温开水（或温的蜂蜜水）能降低血液的浓度，使动脉血管壁变宽，使血液正常循环。这样，就能较有效地防止心肌梗塞的急性发作。

2. 宜限制食盐摄入量

食盐中主要成分钠摄入过多，就能增加血管对各种升高血压物质的敏感性，引起细小动脉痉挛，使血压升高。钠还有吸收水分的作用，使血容量增加，从而直接增加心脏负担。因此每天摄入食盐量应少于3克。其他含钠多的食物如咸菜、香肠、豆酱等以不吃为佳。

3. 宜加强体育锻炼

体育锻炼能增强体力，提高心脏功能，故应提倡。散步、打拳、跑步、做操、爬山均可，但要强调适度，应根据个人的差异和兴趣选择。活动以后以不感劳累为度，持之以恒，还要起居有常、睡眠充足、勤于沐浴、着装舒适。

九、这些病是心梗吗？

“心梗”是心肌梗塞的简称。心肌梗塞实际上就是心肌坏死，源于供应心脏的血管（医学上叫做冠状动脉）受堵，致使心肌因缺血缺氧而丧失生命活力，准确地说应该称之为心肌梗死。不过，死字太不吉祥了，故而改称为梗塞。冠状动脉为何遭此堵塞之厄运呢？多为动脉壁上的粥样硬化斑块，因某种刺激（如寒冷、情绪激动、劳累等）而破裂脱落，加上血小板的黏附与聚结，形成较大的血栓，进而堵塞冠状动脉的某一分支，相应部位的心肌便被置于缺血的险境之中。此时，你会突然感到剧烈的胸骨后或心前区疼痛，可向左肩、左上肢放射，并能持续半小时以上，有时伴有大汗淋漓、烦躁不安、呕吐等症状，且有一种濒死的恐怖感。换言之，如果你本来就有心脏病，又突然出现了这些症状，意味着心梗临身，心脏在向你呼救，是该争分夺秒地入院救治的时候了。知道吗？如果在发病70分钟内接受治疗，死亡率大概只有1.2%；如果在6小时内接受治疗，死亡率就上升到6%；如果超过6个小时，心肌坏死就很难改变了。故心梗的抢救时间限在6个小时之内。当然，若能抢在发病1个小时内救治最好，心肌基本上可以不发生坏死，因而被称为心梗救治的“黄金时间”。

遗憾的是，心梗的典型表现并非每个病人都有，相当一部分患者很少甚至没有典型症状亮相，而是出现一些五花八门的征候，将你的注意力引向其他疾病。简单地说，心梗有时会变脸，给你以假象，使你失去最佳救治时机而猝然毙命。这就是变脸的心梗更凶险的症结所在。

由此可见，搞清心梗的变脸着数，看透它的真面目，对于中老年人具有重要意义。现将临床医生观察到的心梗惯用的种种变脸脸谱概述如下：

1. 嗓子痛

某日，在一所小学任教的黎老师突感嗓子痛，以为是教师的职业病咽喉炎发作了，赶忙取来消炎止痛的喉片含服，却不见好转，便去医院挂了个急诊。幸亏挂的是急诊，原来竟是“急性前壁心肌梗塞”作祟，经过医生紧急施救，终于化险为夷。黎老师大惑不解：嗓子离心脏那么远，怎么会受到牵连呢？

医生解释说，这是神经系统的作用。原来，分布在心脏上的神经主要是交感、副交感两种植物神经，这些神经交织成网络，与全身各部位之间保持着千丝万缕的联系。当心肌某个部位梗塞时，梗塞病变刺激该部位的植物神经，通过神经网络，将痛感放射到身体的不同部位，医学上将这类特殊疼痛起了个名字，叫做放射痛。黎老师因为心脏前壁的心肌发生了梗塞，通过神经传导，将痛感放射到了咽部，因而出现了嗓子痛。

2. 腹泻呕吐

金女士一直患有高血压病，一天吃完午饭不久，突然感到上腹部不适并呕吐了两口。当晚又拉了3次稀水样大便，并感觉胸口憋闷，气不顺。到街道卫生所就诊，被诊断为“急性胃肠炎”，给予输液、抗炎等治疗，但症状无明显好转。翌日出现呼吸困难，冒冷汗，面色苍白，口唇青紫，急送市中心医院。心电图显示为心内膜下心肌梗塞，由于时间耽误而致不治。

心梗病人之所以出现呕吐、腹泻，奥妙在于副交感神经受到坏死心肌的刺激，加上心脏排血量降低，导致胃肠等组织供血不足，从而引起一系列胃肠道反应，被缺乏经验的医生误认为急性胃肠炎而误治，导致了悲剧的发生。

3. 胆区痛

一位刚退休的女教师在一次健康体检时做了腹部B超检查，发现胆囊内有1枚直径2厘米的结石，且胆囊壁粗糙，被诊断为胆石症、慢性胆囊炎。她问医生，能用溶石疗法来溶解掉结石吗？医生告诉她，胆囊内的结石这么大，要想溶解掉几乎是不可能的，且胆囊结石是一个隐患，既可并发胆道梗阻、胆道感染，还可能引起胰腺炎，甚至并发胆囊癌。她现在身体总的状态相当好，还是趁早手术切除胆囊为妥，当今外科手术进展很快，胆囊切除可在微创下进行。

这位患者对医生的劝告并不接受，她认为，结石虽然很大，可是并无明显的自觉症状，只是偶然感到上腹不适而已，既然医学上有溶石疗法，不妨试试，以免一刀之苦。于是，她认真地服用了一年熊去氧胆酸，再做B超复查，不料胆囊内结石岿然不动，仍有那么大，且胆总管内也发现了小结石。医生说，胆总管内的结石虽小，麻烦可能更大，说得形象些，“小狗比大狗叫得凶”，小结石随时可能出现严重的并发症。这位女教师笑了，说：“我对大结石尚且不怕，何惧小结石！”她认为医生的话有点“危言耸听”，故不为所动，依然坚持她的溶石疗法，不过停服了熊去氧胆酸片，而是改服中草药。

过了一段日子，这位患者出现了胸闷、心悸、早搏，有时还发生心绞痛，被诊断为冠心病。因为心脏不好，她对手术治疗更是听不进去，索性“听天由命”了。

不久，这位患者病情骤变，发生了胆绞痛、阻塞性黄疸，并出现畏寒、高热、血压下降等中毒症状，在十分危急的情况下被迫送上手术台，做了紧急手术，经过一系列抢救，才挽回了生命。

这位患者在手术后出现了意想不到的奇迹：原来一直困扰着她的冠心病症状明显减轻，心绞痛也不再发生。这是为什么呢？原来，胆石症与冠心病虽然是性质不同的疾病，两者之间却存在一些关联。因为支配心脏与胆道的神经在胸交感神经节和相应的脊髓段有相交重叠，当胆道发生结石、炎症时，“信息”可通过神经反射而引起冠状动脉痉挛；由于心脏血流量减少，可因缺血、缺氧而表现为心绞痛症状，也可发生心律失常。这种现象在医学上被称为“胆心综合征”。所以，这位患者心脏方面的症状从某种意义上来说，是胆“捉弄”心。

胆属于消化系统，而心脏属于循环系统，两者本是“井水不犯河水”的，而“胆心综合征”就属于例外了。

另一位50来岁的女性，她先是经常感到上腹隐痛，一直以为是慢性胃炎，后经B超检查，发现胆囊和胆总管内均有结石。她有手术治疗的指征，但自己认为体质不好，拒绝手术，而是长期服用消炎利胆片。经过相当长的一段日子后，做B超复查，发现胆囊萎缩。医生告诉她，胆囊的功能是储存胆汁，在进食后，胆囊收缩排出胆汁，参与消化食物中脂肪，现在胆囊已萎缩，事实上成了“废胆囊”，既失去了生理功能，又是个潜伏的病灶。劝她及早手术，消除隐患，这才是上策。她因“心脏有早搏”而拒绝。最后，也是由于并发了急性胆道感染而被迫手术，手术后，心脏早搏同样神奇般地消失了。

所以，胆石症患者如果有心脏一面的症状，也不必对手术顾虑重重。对老年人而言，胆石症是一大隐患，相当多的患者抱着“得过且过”的心态不愿手术，殊不知，“拖”到情况紧急时，在没有做好充分的手术前准备而被迫送上手术台，手术的风险很大。

再说另一种情况，如果胆石症患者确实同时患有冠心病，只要心功能不太差，只要没有恶性心律失常，也并非胆石症患者进行手术的禁忌症。手术前，医生对患者的全身情况会做出全面的评估；手术时，麻醉师会选择最合适的麻醉方法，心脏的情况又清楚地呈现于心脏动态监护仪器，可随时采取必要的应对措施。所以，冠心病患者进行胆道手术是安全的。

张某某，女，63岁。形体素盛，喜嗜辣腻。10多年来有右上腹反复疼痛史，多在夜间发作，劳累或吃油腻食物易诱发。曾多次诊为“急性胆囊炎、胆石症”。此次发生在饱餐后，开始右上腹绞痛，疼痛放射到肩胛间区，随后左胸部出现压榨性疼痛，并放射到左前臂少阴经循行部位，阵发性加剧，伴恶心呕吐，烦躁不安，尿少便结。查体除莫菲氏征阳性外，还有心律失常，心电图有心肌缺血表现。舌红苔黄，脉促而弦。考虑“胆心综合征”。经西医抗菌消炎、解痉止痛，仍不缓解，中医会诊，辨证为肝胆郁热、心脉闭阻。处方：柴胡10克，黄芩15克，半夏10克，山栀仁10克，青皮10克，郁金15克，茵陈18克，制大黄10克，丹参15克，赤芍15克，粉葛15克。同时给予抗菌消炎补液。服药两天后痛减，1周后疼痛基本消失，心律规则，心电图正常。再以上方为基础予散剂间断服用，未再发病。

胆心综合征是指患者同时患有胆系病（胆囊炎、胆石症等）和冠心病的一种病症，即胆绞痛发作时引发类似冠心病的症状。胆囊结石引起的绞痛，在部位上很不典型，有时疼痛可能放散至下胸部及左胸部，常被误诊为冠心病。

（1）支配心脏的胸－脊神经与支配胆囊的胸4—9脊神经有交叉、重叠，导致感觉管理上的定位弥散。当胆囊有病变时，由于内脏牵涉，导致交感神经兴奋，可通过此路的反射而致冠状动脉收缩，引起冠状动脉供血不足的一系列症状，并出现相应的心电图改变。

（2）胆道系统感染时细菌产生的内毒素、心脏抑制因子以及电解质的紊乱，也是发生心绞痛的原因。

（3）长期胆道病变，在胃肠道扩张的刺激下引起冠状动脉血流量降低，可发生心绞痛。

胆系病和冠心病都是中老年的常见病和多发病，两者相似，不易辨认，且常在同一病体出现。已有临床资料充分表明胆系病患者远较无胆系病者易患冠心病，而冠心病患者也比无冠心病者易患胆系病。现代医学认为，支配胆道和心脏的神经在脊髓有部分交叉，胆系病发作时可通过神经反射引起本身有病的冠状动脉痉挛，使血流量减少，从而并发心绞痛、心律失常和心电图异常，这对中医学心与胆的相关功能联系得到了印证。

胆系疾患与冠心病伴随发生有一定的因果关系，且相互影响形成恶性循环。多数情况下胆病的发生是其前因，由此引发出“胆心综合征”的后果。如果明确了这种因果关系，科学运用因果辩证法，有的放矢，从胆论治，既可提高止痛的持续性作用，减少复发几率，还能祛除胆邪犯心的病因，有希望除其病根。

4. 上腹剧痛

一位67岁老人诉说上腹剧痛，医生触摸腹部感觉腹肌较硬（医学术语叫腹肌紧张），怀疑得了急腹症，准备施行剖腹探查，探查前做例行心电图检查，却发现是急性下壁心肌梗塞，随即按心梗救治，病情逐渐稳定，上腹剧痛消失。

无独有偶。另一位62岁男性患者，上腹部剧痛2小时急诊入院，以往做过胆囊切除、胆总管探查取石手术。医生检查发现腹肌紧张，上腹部偏右有压痛，怀疑是胆道残余结石为患，便让患者做B超检查以求证实。没想到做B超过程中，病人的心跳呼吸突然停止，经胸外心脏按压后恢复。立即查心电图，显示急性下壁心肌梗塞。

尤其令人匪夷所思的是一位65岁男患者，突感上腹部持续疼痛，并有呕血与黑便，很像胃或十二指肠溃疡出血。然而，心电图显示出来的病变仍是急性前壁广泛心梗。

5. 突发牙痛

刚过花甲的王师傅突感牙痛，服了止痛片不见效果，到医院看医生。口腔科的柳医生仔细查看了王师傅的牙齿，敲敲这颗，又叩叩那颗，问是哪颗疼得最厉害。王师傅却说不清楚，只觉得左边那几颗牙都在向他示威。柳医生追问：“还有哪儿不舒服?”王师傅想了一阵，说左侧手臂有些酸痛，隐隐约约的。

柳医生马上听诊他的心脏，并开了心电图检查单。心电图检查证实了柳大夫的猜想：痛虽在牙，病却在心——王师傅得了心肌梗塞。医学上将这类牙痛称为心源性牙痛，与牙病无关，属于内脏神经反射引起的放射痛。其特点有：

（1）牙痛剧烈，但无明显牙病。

（2）牙痛部位不确切，往往数个牙齿都感到疼痛。

（3）服用止痛药无效。

（4）心电图检查有心肌缺血改变，或显示梗塞波形。按心绞痛或心梗治疗后牙痛消失。

临床医生提醒：凡50岁以上的中老年人发生牙痛，不要忘记做心电图检查，防止心脏疾患漏网。

6. 偏瘫失语

一位51岁的赵姓男患者，某日下午突然说不出话（医学上叫做失语），伴有右侧手臂与下肢瘫痪，被家人急送入医院。门诊大夫初步诊断为脑梗塞（脑血管病的一种），收入神经内科病房治疗。住院医生按常规检查心电图，却发现病人得的是急性广泛前壁心梗。从临床症状看，属于脑循环衰竭型心梗。

7. 哮　喘

退休女工谢某，平素身体健康，从不咳喘。一天半夜突感胸闷、喘气、呼吸困难，不能平卧，被家人急送入院，初步考虑为支气管哮喘。翌日，主任查房，听了病史汇报，并做了详细体格检查，怀疑祸出心脏，指示马上做心电图监护。监护显示，主任的怀疑完全正确，病人得的是心梗。

8. 腿　痛

离休干部老孙身体还算硬朗，这天早餐后右腿后方突然出现针刺样疼痛，开始未予重视，可疼痛越来越剧烈，且有胸前不适感，在老伴的催促下去看医生。医生检查没发现腰腿部有何病变，而心电图检查却捕捉到了异常心肌下壁梗塞，腿痛不过是心梗产生的放射痛而已。老孙很惊讶，听说过心痛发作可引起左肩、右肩或左前臂痛，怎么放射到了腿部呢？

一般说来，心脏的感觉神经纤维是分布在颈和胸段的交感神经节，因而心痛大多放射到上半身的肩臂部，但不要忘记少数患者，其感觉神经纤维向下延伸到了腰交感神经节，痛感自然就能沿着神经纤维“顺流而下”到达腿部。

老孙的遭遇启示我们：中老年人腿痛可能与心脏有牵连，特别是突发的腿痛，又找不到腿部的病变时，不要漏掉心脏疾患，及时作心电图检查至为重要。

9. 上臂与指头麻木

一位病人因左上肢和左手无名指突发麻木感，持续两日不消失到医院就医。骨科医生考虑可能是颈椎病，但拍颈椎片和做颈椎CT，结果正常。后经内科会诊，做全面检查，心电图显示急性前侧壁心梗。按心梗治疗，麻木症状消失。

人们总有一个错误的习惯性认识，即痛在哪儿病也就在哪儿。照此规律推测，心梗的痛感应是在心脏部位，如左侧胸部或胸骨后。不是有句俗语叫“头痛医头，脚痛医脚”吗？可这句俗语在心梗面前不灵验了，上面展示的几张脸谱就是最有说服力的证据。因此，无论是病家还是医家，都要对心梗保持高度的警觉。特别是以下三种疼痛，及时做心电图检查是及早发现心梗，赢得救治的黄金时间之关键：

（1）突然发作且较剧烈的疼痛，不论出现在哪个部位，都要想到是否与心脏有关。

（2）痛感部位找不到病灶的疼痛。

（3）伴有胸闷、气促、出汗、恶心、呕吐等征候的疼痛。

10. 便秘诱发

一位离休老人便秘蹲厕时，突然晕倒在地，家人急打电话给干休所医务室。医务人员赶到后测血压和做心电图，发现血压升高，并证实是急性前壁心梗。这是因便秘用力屏气，腹压骤增，导致血压上升促发心梗的缘故。

十、急性心梗就医注意事项

急性心肌梗死发病的早期，心脏受到严重损伤，心脏的电活动和功能均处于极不稳定状态，因此病情容易突然恶化，甚至发生猝死。所以，当病人发病时应尽量避免搬动，最好能立即请医务人员进行就地（指发作所在地）抢救，待病人病情稳定允许转运时再转运至大医院继续治疗。就地抢救措施包括：

（1）绝对卧床休息，保持环境安静，防止给病人任何不良刺激。有条件时应及时吸氧。严密观察病人的心率、心律、血压等变化。

（2）给以有效的镇痛药和扩张冠状动脉的药物。心绞痛较轻者可含服硝酸甘油或消心痛，也可选服麝香保心丸、冠心苏合丸等；当剧烈疼痛而上述处理不能缓解时，可肌肉注射杜冷丁。

（3）如出现晕厥、心跳、脉搏慢于每分钟 50 次时，应口服阿托品 1—2 片。

（4）如病人出现心跳不规则而可疑为室性早搏时，提示有较大的危险性，应尽快给病人口服慢心律或心律平等药物。

（5）心肌梗死最严重的并发症是猝死。对于猝死的患者，家庭中最简单的复苏方法：

1）病人取头低足高位。

2）拳击复苏：击病人胸骨中下 1/3—1/2 处。

3）胸外心脏按压。

4）口对口人工呼吸。

某一中年男性，某天夜里突然剧烈胸痛、大汗淋漓。家人见状怀疑病人患的是急性心梗，马上叫来出租车，但在去医院的路上，病人突然双眼上翻、四肢抽搐、面色青紫，全车人急得束手无策。到达医院后，医生判断病人已经死亡。

急性心肌梗死发生后，由于心肌电活动极度不稳定，因此非常容易发生心律失常，其中属心室纤颤最凶险。发生心室纤颤时，心脏不能正常排出血液，迅速导致大脑与心脏本身缺血缺氧，可造成病人在短时间内死亡，即所谓的阿－斯综合征。

据临床观察，急性心肌梗死患者约80%可出现各种类型的心律失常，而近半数的患者常在到达医院之前发生意外。因此，目前主张心肌梗死一旦发生，必须要进行院前（住院前）、院中（住院期间），甚至包括恢复期的心脏监测，以防万一。

因此，如高度怀疑患者发生急性心梗，一定要呼叫急救车，因为急救车不仅运输速度快，而且配备了经过严格特殊训练的救护人员。他们到达现场后，可以迅速判断患者的病情，做出初步诊断，还会对病人进行测量血压和心电图等检查。一旦明确为急性心肌梗死，立即会给予相应的紧急处理，如吸氧、口含硝酸甘油等，并对心脏采取监测，待病情平稳后，即妥善安排患者去医院。路途中，医护人员会通过对话，通知有关医院进行救治准备。

另外，若病情发生变化，还可马上进行抢救治疗。由此可保证患者的人身安全。同时，医护人员还熟悉哪些医院擅长救治急性心梗，可以帮助患者选择就近医院，有利于得到最佳的诊治。所以，对于高度可疑急性心梗的病人，一定要通过急救车护送，因为随时都需要对患者进行抢救，而且是分秒必争。

十一、年轻人体重异常影响心血管健康

首先介绍一下肥胖的标准：

理想体重＝身高（cm）－100（身高低于165cm时）

＝身高（cm）－105（身高166—175cm）

＝身高（cm）－110（身高176—185cm）

理想体重±10%为正常，在10%—19%为超重，超过20%以上为肥胖。明显肥胖者中，严重高血压占5%—10%，中或轻度高血压占50%。肥胖者高血压发病率一般较正常体重者高3—4.6倍。

统计表明，体重每增加10%，收缩压与输张压分别上升0.8、0.54千帕，而降低体重可使肥胖的轻、中度高血压者明显下降。肥胖者的心肌梗塞发病率增加一倍，中风和周围血管病危险也随体重而增加。中风死亡率增加3倍。一组体重超30%的70岁以上妇女中风率为最瘦组的4倍。国外百岁以上老人无一肥胖者，1980年武汉调查的百名90岁以上老人也无一肥胖者。肥胖者糖尿病和阻塞性睡眠呼吸暂停症发病率也明显增高，它们也是心脑血管病的重要危害因素。

肥胖已成为全球普遍关注的公共健康问题。肥胖是一种与环境（包括社会和文化环境）、基因、生理、新陈代谢、行为和心理等相关的慢性疾病。目前，肥胖病已经取代了营养不良和感染所引起的疾病，成为危害人类健康的主要杀手。有研究表明，肥胖能引起心脏结构广泛性改变和功能的下降，尤其是重度肥胖和持续性肥胖更加明显。最新相关研究表明，食物也并非儿童和青年人肥胖的主因。据报告称，在过去的一个世纪里，青少年的饮食结构发生了显著的变化。从 1955—1985 年，他们的能量摄入量每 10 年减少 4%，而从 1985—1995 年，能量摄入量进一步减少。但是，与此同时，青少年的能量消耗也在急剧减少。平均每位青少年每天有 4 个小时呆在电视或电脑屏幕前面。这样，他们变胖也不足为奇。

过低体重主要是由于部分学生挑食、厌食、刻意减肥或消化系统炎症所导致必要营养素缺乏，长此以往，就会造成过低体重。

无论肥胖还是过低体重，由于体内营养素摄入不合理，严重影响了个体的身心健康，甚至影响正常的生理功能。心血管系统功能是人体主要的生理功能之一，其能否正常工作直接影响着人体其他组织、器官的营养供给以及代谢物的转运排泄。国内外诸多专家学者就肥胖与过低体重对人体心肺功能的影响已有报道，并认为肥胖及过低体重的青年人应改善营养膳食结构，加强体育锻炼，使个体心血管系统处于良好工作状态。

根据某项研究，对普通大学生（男、女）的心功能分级评价标准，正常体重的青年人心功能处于良好状态，而肥胖青年各心功能指标都处于心功能明显降低的范围内，过低体重的青年的各测试指标居于两者之间，但也表现出略微降低的趋势，后两者都属心功能不正常。

肥胖青年的心功能特征较正常体重青年差，其机理可能是由于过多的脂肪细胞堆积在体内，造成机体内环境失调，累及心血管系统功能，体育锻炼少也可引起心功能差。肥胖可影响人体心脏结构，降低心脏舒张及收缩功能，并随肥胖的不同程度、病程长短而加重。同时肥胖可合并多种代谢紊乱，是心血管病的重要危险因素。已有充分证据表明降低体重可降低肥胖症患者的前后负荷，可使心脏结构逐渐恢复，改善心脏舒缩功能。因此认识到肥胖的危害性，及早对肥胖人群进行防治，对维持心脏的正常结构和功能、防治心血管并发症的发生有重要的意义。

过低体重的青年的心功能特征表现为低下，其主要原因可能是由于部分必要营养素的缺乏造成机体系统功能低下，补充营养及适宜的运动可以很快恢复健康。

无论男生、女生，体重过高过低都会对心血管系统产生严重的负面影响，影响机体生理功能的发挥，而合理的营养膳食和长期进行体育锻炼，尤其是有氧健身运动可以很好地改善心血管系统功能。

十二、中青年冠心病防治调适

冠心病已经不单是中老年的疾病了，冰冻三尺，非一日之寒，动脉粥样硬化的形成并不是突然性的。竞争压力大、收入不平衡，长期精神紧张、过度疲劳、恣食肥甘厚腻、生活无规律等加速了动脉粥样硬化的形成，而处于这种精神状态和生活状况的人群主要是青年人和中年人。肥胖症、糖尿病、脂肪肝的发病在这一类人群中相对较多，这些病症的远期危害性是毋庸置疑的。脂肪肝内的脂肪主要是甘油三酯。这些脂质正是动脉粥样硬化的元凶。肥胖症、糖尿病则随着病情的发展极可能并发冠心病。

30 岁左右正值人生创业的开始，此阶段结婚生子，生活习惯和饮食结构都较学生时代有明显差异，如果再超负荷的工作，辅以人际关系的紧张，肝郁多怒，极易造成冠心病。

40—50 岁正值事业的高峰期，此时应酬较多，多思深虑，休息时间不足，工作强度大，疏于锻炼身体，导致心系统的症状出现。长期生活在电脑前面的人，工作繁重的人，处心积虑、内心封闭的人，他们一个明显的共性就是所表现出的胸闷胸痛、气短乏力大多是由肝郁气滞、忧思伤脾所致。

相对与老年冠心病，中青年冠心病中，“实”的成分多于“虚”的成分，“郁”的成分多于“瘀”的成分，“湿”的成分多于“痰”的成分。中青年人活力尚旺，但尚达不到“五十而知天命”的豁达，或奋力拼搏，或游戏人生，争强好胜，透支体力精力，伤及肝脾二脏却不至损及元阴元阳，是这一年龄阶段的主要心理生理特征。有虚不要滥补，有瘀不可乱化，有痰清肺莫如健脾。“实，郁，湿”其症或可杂见。

经常进行心理调摄的患者，其心绞痛的发作频率就低，而不注意心理调摄者的发作频率就高，且发作程度也呈加重趋势。同时发现，青年心绞痛不引起重视者，一旦发生心肌梗死，其程度就较凶险，有猝死可能；中年心绞痛发作周期长，心肌梗死的发病几率就低，心绞痛发作周期短，心肌梗死的发病几率就高。通过这些经验可以说明，冠心病的早期干预，一是心理健康干预，二是生活习惯干预。这对预防冠心病、减轻冠心病的发病程度，对提高中青年人的生活质量都有深远影响。对冠心病的治疗，应把握好“三分治心，七分治病”的玄机。

未病先防，初病治源，病重除症。遵循此原则，只要合理用药，辅以健康教育，心理辅导，体育运动，合理膳食，中青年冠心病的发病率将会减少，发病程度将会减轻。

十三、突发心脑血管病防治注意事项

1. 心脑血管病为什么常在夜间和清晨发病？

这是因为夜间和清晨人体中植物神经占优势，人的生物活动处于低点，呼吸和心跳速度减慢，心脑血管中血的流速很缓慢，血中的有形特质极易沉积管壁，使脑血栓形成。

2. 为什么冬季心脑血管病会增多？

这是由以下几个因素决定的：

（1）生活习惯因素。冬季新鲜蔬菜减少，体内毒素和垃圾增多，机体解毒功能降低。冬季为了御寒，北方饮食习惯中脂肪摄入量增多，加之户外活动减少，使体内脂肪有所增加，胆固醇含量不断升高，血液变得黏稠，加速了血管中过氧化脂质斑块的形成，很容易使血管堵塞。

（2）物理和神经因素。冬季由于气候寒冷，体表血管的弹性降低，并且由于气温的骤降，人体的交感神经因受刺激而兴奋，引起血管痉挛、收缩，外周阻力增加，使血压升高、心脏负担加重、脑供血不足而发病。

（3）血液生化因素。冬季寒冷可以使血液中纤维蛋白原的含量增加，从而使血液浓度增高，容易使血液中栓子形成，引起心脑血管病。

（4）呼吸道疾病因素。冬季是呼吸道疾病的高发期，由于北方气候干燥，呼吸道的抗病能力和清除能力都会下降，呼吸系统传染疾病就会增多，引起心脏负担加重，诱发心脑血管病。另外，感冒也可诱发心脑血管病。

3. 心脑血管病早期有哪些症状？

重视早期症状的出现是避免心脑血管疾病的关键，对于心脏病来讲，早期症状主要有心慌、气短、呼吸困难、胸憋闷，常有窒息感、胸痛或心绞痛，还可出现心率不齐、早搏、心动过速或过缓、睡觉不能平卧；或者出现胸骨后和左肩部的疼痛，左手臂内侧及无名小指有酸麻胀感，还可出现背困、牙痛、全身乏力、出虚汗、短暂的意识丧失等症状。脑血管病的早期症状有头痛、头晕、恶心呕吐、耳鸣；口眼歪斜、口角流涎、说话不清、吞咽困难、眼一过性黑蒙，一侧肢体麻木或活动受限；精神萎靡不振、嗜睡、行动迟缓、言语错乱甚至意识丧失等等。发生昏迷，如果短期内能够恢复，就是一过性脑缺血，如果是长时间昏迷几小时以上，就很可能是脑梗死了。

4. 突发心脑血管病早期如何实施急救？

心脏病发作要掌握“三个第一时间”的原则。

第一时间呼叫120或999：这是最快捷可靠的第一步，发病后要尽快送医院治疗，不可有侥幸心理在家中观察，以免延误病情。第一时间溶栓：对急性发作的心绞痛病人，只要意识清醒，可以先含服一片硝酸甘油，轻症一般两分钟即可缓解，同时吸氧。如不缓解每3分钟可以再含一片，3次仍不缓解，则可能为重症，要等急救中心来处理。第一时间复苏：对心跳骤停、听不到心跳的病人，要争分夺秒地抢救。

复苏第一步：平卧床板，仰头举颏使气道通畅。当胸一拳，激活心脏。

第二步：人工呼吸，捏鼻吹肺，口对口连吹两次。

第三步：心脏按压，按压心脏部胸骨下1/3处，用力下按3—5厘米，每分钟80—100次。

心脑血管病发作也要先拨120或999急救中心，尽快确诊，在没有搞清脑血管病是出血还是缺血时，用药要慎重。因为脑溢血和脑梗死用药是不同的，只有做CT后才能确定。脑血管病昏迷应尽快复苏，长时间的昏迷会造成脑组织缺氧坏死。在诊断不明确的情况下，可根据情况做简单处理。血压高、面红、意识丧失，多见脑溢血，可以用冰牛奶外敷头部，低温保护脑组织。还可掐人中、曲池、涌泉穴，复苏降压。尽快保暖、吸氧转送医院。对于心脑血管病预防应该越早越好。

十四、高原性心脏病的预防

青藏高原是世界上最高、最大的高原，人们称之为“世界屋脊”。由于高原的气压和氧分压降低，空气稀薄，气候寒冷、干燥，辐射强，日照时间长，冬季漫长的气候特点，对高原性心脏病具有很大的影响。其环境、年龄、民族、季节职业等情况的不同，发病的情况和轻重也不同。如：

（1）成人40—60岁以上发病率明显增多，男性高于女性，一般在海拔3 000米以下的柴达木盆地为主的平原地区，发病率较低，但也有少数儿童在海拔2 500米时就出现明显的自觉症状。据我们观察，对不适应高原而患高原心脏病的患儿，除与个体素质有关外，有家族性高原缺氧及遗传耐氧因素有一定关系。

（2）民族：汉族占90%，蒙、藏族及其他民族占10%。

（3）季节：一年四季均可以病，但比较而言，春、秋、冬较多，同时从患者病因看，呼吸道感染占60%。

根据相关不同海拔高度，不同劳动强度的心、肺阻抗血流图测定结果，说明高海拔地区对人体心脏功能的影响是明显的。主要表现为血管收缩、阻力增大、心肌收缩力下降、心排血量减少、心脏功能下降，且以影响右心功能为主，而左心功能在一定程度上也有受累表现。在高海拔地区从事重体力劳动者较从事轻体力劳动者心功能下降明显，可见高海拔地区胜任劳动强度的能力下降。造成心功下降的原因可能主要为高原低氧环境所致。

临床症状及表现：绝大多数患者与地区环境、气候以及每个人的体质不同而病情也不同。所以小儿与成人的表现有所不同，小儿发病比较早，大多数小儿在婴幼期就发病，而且病情发展快，成人则起病缓慢。小儿一般占住院的高原性心脏病患者的80%。由此可见，小儿的病患率比成人高。

1. 小儿主要症状

高原地区氧分压低、气候寒冷、温差大等因素使小儿或胎儿感受到很大的缺氧刺激，出生后很容易引起缺氧表现。如：烦躁不安、食欲不振、咳嗽、夜啼不眠、多汗、声音嘶哑，大多数小儿有合并肺部感染的症状。出现呼吸急促，鼻翼煽动，口唇、指端、鼻尖处紫绀；心率增快平均140—160次/分钟等体征。

2. 成人病状

发病较缓慢症状逐渐加重，主要出现劳力性呼吸困难、心悸、胸闷、头昏、疲乏无力等。在临床上，呼吸道黏膜长期干燥，加之寒冷的刺激容易引起呼吸道感染。如：咳嗽、咳痰、发烧、呼吸急促，偶尔痰中带血，声音嘶哑。体征上，有杵状指、心界扩大、心率增快，部分患者心尖区或三尖瓣区有柔弱的收缩期吹风样杂音，肺部可有干湿性罗音。

那么高原心脏病的发病诱因是什么呢？

古人很早就认识到，自然环境对疾病的发生和影响是有密切关系的。气候变化过于急剧，超过机体调节的限度，不能对外界变化做出适应性调节时就会发生各类疾病。

高原性心脏病也不例外。它的发生都有其致病的原因，即内外因素。其内因为，阴和阳在人体正常状态时处于相对平衡状态，它们之间存在着相互限制，相互对立、相互统一的辩证关系。当它们受到外界因素（包括饮食、起居、行为、季节、气候）等影响则失去相对平衡的状态，从而导致相应疾病。

高原性心脏病的诱因主要是，机体的阴阳因为其起居、气候等的影响而失去相对平衡，从而导致“气”不足，造成经常体内正气虚损，气血运行发生障碍，正气不能推动血液运行，心脏活动减弱，引起高原性心脏病。

高原性心脏病确诊时，心电图上出现相应的改变。如：肺型P波或尖峰形P波；电轴右偏；右心室肥厚；传导阻滞；心肌劳损表现。X光线：肺动脉段凸出或圆锥、膨隆，右心室增大或心脏呈球形扩大。

3. 高原性心脏病的预防

在高原地区，高原心脏病虽说比较常见，但只要积极采取预防措施，还是能够预防的。首先，必须树立战胜高原疾病的信心。预防高原心脏病的药物有麝香、阿魏、冰片、杜鹃散、黑云香、特沉香等。以上共研细粉，用酥油煮成膏剂擦鼻面部，可起到预防作用。也可用杜鹃叶、白木香、青稞面、沉香研细粉外熏。均收到较好的预防效果。

十五、冠心病的预防

冠心病（冠状动脉粥样硬化性心脏病）是严重威胁人类健康和生命的常见病。随着我国人口的老龄化，老年人逐渐增多，另一方面，社会物质的丰富、人们饮食结构的不均衡、生活节奏的紧张使冠心病患者日趋“年青化”，冠心病的患病率和病死率呈明显上升趋势。因此，对冠心病的预防、诊断与治疗是亟待解决的公共卫生问题。

冠心病心绞痛中医现多以“胸痹”“心痛”称之，其中不稳定型心绞痛和心肌梗死重者可属“真心痛”、“厥心痛”、“久心痛”、“卒心痛”等范畴。当冠状动脉管径狭窄达75%以上时，则心肌持久而严重的缺血使部分心肌坏死，可有剧烈的胸部憋闷疼痛，或胸痛彻背，或突然剧痛，面色苍白，四肢厥冷，大汗淋漓，脉微欲绝，并可伴发多种危重病症。其病位虽在心，但因心火、肝木母子之间相互促进，相互化生，共荣共养，及其与精神、情志、气血的密切关系，故若肝失疏泄，情志不展，则气血不调，心脉首受其害而患病，出现筋脉失养，心脉不通或心脉挛急而心痛。

冠心病预防的现状

冠心病是一种多危险因素所致的慢性疾病，其中最主要的致病性危险因素有：高血压、高脂血症、糖尿病、吸烟与肥胖。随着医学科学的不断进步，冠心病防治的观念在不断更新与加强。

冠心病的预防比治疗更为重要，这是加强冠心病防治必须确立的观点。冠心病患者往往年龄较大，所以人们认为冠心病是老年病。但是，罹患冠心病不是一朝一夕的事，而是冠状动脉慢性进行性病变的结果，这个过程可能长达数年、十余年、几十年。从这个意义上说，冠心病不是老年病，重视对冠心病的预防应该从儿童做起。

从小养成良好的生活方式，减少冠心病的诱发因素是预防该病的重要措施。对有高危因素的患者，采取强化的预防措施，可减少或延缓冠心病的发生，做好预防，可有效地减少国家及病人的经济负担。主要的措施包括：

（1）合理膳食：量和质两方面均要注意控制，膳食总热量不要过高，中年以上者尤应预防超重。膳食宜低脂、低胆固醇，多食富含维生素C的蔬菜和瓜果，正常体重可按以下公式计算：体重（公斤）＝身高（厘米）－105。

（2）戒烟、限酒：提倡不吸烟，不饮烈性酒，酒精摄人量少于25克/天。

（3）适量运动：参加一定的体力劳动和体育活动，对于预防肥胖、调节血脂代谢和改善心、肺功能均有益处；多做有氧运动，如散步、慢跑，打太极拳等，运动量应循序渐进，持之以恒，避免过度劳累。

（4）生活要有规律，学会自我调节，保持乐观、开朗的心态，避免情绪激动，保持心理平衡，克服心理障碍。

对于已经确诊的冠心病患者，预防的目标是减少冠心病的主要事件（包括心肌梗死）、冠状动脉再通手术、脑卒中及总病死率。尤其是对冠心病患者中特殊人群的强化预防更为重要（包括高血脂、高血压、高血糖的强化预防），对有“代谢综合征”患者的强化预防措施必须保证落实。

随着医学科学的进步，人们对冠心病的认识也不断更新、深化，因而诊断标准也有根本性的变化。心电图诊断心肌缺血（ST段压低和T波倒置）方便、简单，20年前，对冠心病的诊断有权威性的意义。虽然现在仍广泛使用心电图，但其权威性已大大降低，其诊断冠心病的可靠性仅为60%，精确度尚达不到20%。因为心电图ST段压低和T波倒置不仅仅表示为心肌缺血，像心肌炎、高血压性心脏病、心肌病、心包炎、电解质紊乱等等都有类似的表现，甚至心电图异常的正常人也为数不少，特别是中、青年女性。

另一方面，也有不少确诊为冠心病，甚至是很严重的冠心病病人，心电图却表现正常。有学者统计，三级甲等医院的心内科医生仅凭心电图诊断心肌缺血的准确度大约是80%，下级医院心内科医生的准确度不足40%。笔者经常见到被诊断为心肌缺血的患者根本就没有任何心脏病，这其中绝大多数是女性。

因此，提高冠心病诊断的准确度，不能满足于心电图的诊断。心电图发现有“心肌缺血”的病人，应进一步做心脏负荷运动试验和心功能检查，最好同时检查血糖、血脂，有条件者可做放射性核素心肌显像扫描。如果上述检查都有阳性改变，则有80%—90%的可能是冠心病，但仍会有10%—20%的误诊率。

更可靠的确诊方法需要做冠状动脉造影，目前冠状动脉造影仍被认为是诊断冠心病的“金标准”。冠状动脉造影诊断冠心病的准确度达到98%以上。目前国内冠状动脉造影的技术已有极大的提高，安全性已被公认，发生危险的可能性不到万分之一。只是由于成本比较高，还不能作为普及检查方法。冠状动脉造影加血管内超声检查，使冠心病的诊断水平更进一步提高，只是血管内超声的普及率国内尚不高。

冠心病的治疗目标是减少心血管事件的发生率和降低病死率。为达到此目标，对冠心病患者必须强化治疗措施。具体地说，是对患者的冠心病危险因素和危险程度进行评估，及时制订适当的治疗措施。冠心病的治疗原则是防止冠状动脉粥样硬化病变的加重，争取粥样斑块消退，促进冠状动脉侧支循环的建立，必要时进行冠状动脉重建术。在治疗方面，除了要求患者戒烟、减肥、改变生活方式外，还必须针对高血脂、高血压、糖尿病和血液黏稠度高进行治疗。

调脂治疗研究表明，血液中的胆固醇、甘油三酯、低密度脂蛋白的升高与高密度脂蛋白的降低都会加速动脉粥样硬化的进程。尤其是低密度脂蛋白的升高与高密度脂蛋白的降低对动脉粥样硬化的影响更为重要。

进入21世纪以来，循证医学方面的一系列大规模临床研究已有客观的证据显示调脂治疗对冠心病的益处。心脏保护研究结果表明，调脂治疗（如他汀类）可使低密度脂蛋白平均降低32%，并使冠心病事件降低24%，发生脑卒中的危险性降低25%，总病死率降低13%。

心脏保护研究的重要贡献在于拓宽了需要积极调脂治疗的人群：凡属心血管病高危者，都应该给予积极的调脂治疗。为了强化调脂治疗，对于冠心病患者及冠心病高危人群，低密度脂蛋白治疗的目标需降至259毫摩尔/升（100毫克/分升）或以下。他汀类药物有良好的调脂作用，且能降低冠状动脉缺血事件发生，已广泛用于冠心病的治疗。大规模临床试验证实，应用他汀类药物能显著降低冠心病发生率。他汀类药物能抑制肝内胆固醇的合成，使总胆固醇、低密度脂蛋白降低，减轻或消退动脉粥样斑块。他汀类药物也可不依赖其降血脂特性而直接参与影响动脉粥样硬化形成的重要环节，包括抑制平滑肌细胞增殖、迁移，保持斑块稳定以及预防血栓形成。

降压治疗。高血压对血管壁的损害最终会导致动脉粥样硬化、小血管栓塞或动脉夹层与破裂出血。前两者对冠状动脉损害的影响较密切，后两者的出现会引起严重的心血管事件。高血压患者患冠心病者比正常人高2倍以上。对成人高血压患者降压的目标为达到或低于140/90毫米汞柱，伴有糖尿病的冠心病患者，降压目标为低于130/80毫米汞柱。

美国国立卫生研究院组织的一项超大规模（42 000多例）降压治疗预防心脏病发作试验，此项是对高血压病患者予降压治疗以防止非致死性心肌梗死及冠心病死亡的研究。结果表明：

（1）降压达标是预防高血压病人出现冠心病事件的关键。

（2）收缩压升高常见，且较舒张压升高可引起更多的心、脑血管损害。

（3）长效钙拮抗药及血管紧张素转化酶抑制剂疗效有效而安全，不增加总病死率及冠心病患者心肌梗死的风险。

（4）高血压合并有高胆固醇血症者需要重点降低低密度脂蛋白。临床上控制血压能延缓动脉粥样硬化的进程，减少冠心病心肌梗死和心力衰竭的发生。

降血糖治疗。糖尿病病人冠心病的发生率是非糖尿病病人的6倍，糖尿病冠心病是糖尿病心脏病最普遍的形式。糖尿病不只是糖代谢异常，而是脂肪、蛋白质代谢都发生了紊乱，从而导致高血糖、高血脂和高脂蛋白“三高现象”。糖尿病早期此“三高现象”常常导致动脉粥样硬化和微循环障碍，是造成糖尿病冠心病的基础病因。因此，合并糖尿病的冠心病患者，降血糖治疗是治疗冠心病的重要一环。

扩张冠状动脉与降低血液的黏稠度。为了改善冠心病患者冠状动脉供血不足，必须及时应用冠状动脉扩张药（包括硝酸酯类药物及钙拮抗药），硝酸酯类药物除应急舌下含服或静脉滴注解除心绞痛症状外，平时口服对冠状动脉侧支循环的开放也有帮助。硝酸酯类的使用是治疗冠心病心绞痛的有效方法之一。

应用抗血小板聚集的药物。如阿司匹林、双嘧达莫等，及其他抗凝药物如噻氯匹定（力抗栓）、肝素等，以降低血液的黏稠度，加速冠状动脉循环以达到改善心肌缺血的目的，是治疗冠心病的一项不可缺少的措施。

溶栓治疗。冠心病并发急性心肌梗塞时，溶栓药（如尿激酶等）的应用是行之有效的方法。溶栓疗法是20世纪80年代以来冠心病急性心肌梗塞治疗的重大进展，对早期恢复冠状动脉血流，挽救濒死心肌、缩小梗死范围起到积极的治疗作用，对降低病死率及改善预后有肯定的疗效。常用溶栓药有尿激酶和链激酶，关键是溶栓治疗越早越好。

介入治疗与外科治疗。冠心病患者经冠状动脉造影证实冠状动脉狭窄明显者，需进行介入治疗，即冠状动脉成形术。冠心病介入治疗的发展很快，具有创伤性小、疗效确切、可重复进行等优点，现已广泛应用于临床。

核糖辅助治疗。核糖的最大优点是它通过影响代谢而起作用，又是天然物质。当人们关心心脏和循环系统的功能时可考虑使用核糖。核糖与其他治疗心血管疾病的药物联合用药，如钙通道阻滞剂维拉帕米（Verapamil），β受体阻滞剂莫普洛尔（Motoprolol），不会相互干扰。所以核糖也是治疗心血管疾病时的重要辅助药物。有研究发现，核糖与腺苷合用可达到最大保护心脏的功能。不过在临床使用核糖时，应该考虑其发挥作用较慢这个因素。

十六、睡眠养心

睡眠，本属“起居作息”范畴，由于人的一生约有三分之一的时间是在睡眠中度过的，故睡眠显得特别重要，而且睡眠养生的内容又十分丰富，故单立予以讨论。

睡眠养生就是根据宇宙与人体阴阳变化的规律，采用合理的睡眠方法和措施，以保证睡眠质量，恢复机体疲劳，养蓄精神，从而达到防病治病、强身益寿的目的。

睡眠是人体的生理需要，也是维持生命的重要手段。可以说睡眠与生存有着同等重要的意义。历代医家和养生家对睡眠养生都很重视，科学的摄生保健更需要全面掌握睡眠的规律及方法。

中医学认为人的寤寐变化与人体营卫气血的运行息息相关。由于睡眠是人体阴阳消长交替过程中的必然阶段，故睡眠时间必须法于四时，以及一日之阴阳消长。早在《素问·四气调神大论》中就对起居时间做了相应的规定，春天宜晚卧早起，起床后宜在室外悠然自得、无拘无束地散步，以顺应阳气升发、万物生机蓬勃的自然景象；夏季阳气旺盛，万物生长茂盛，应晚睡早起，以应夏日的阳长之气；秋季，阴气渐盛，阳气渐收，万物结实，应早睡早起，以应秋天收敛之气；冬季，阴气盛极，万物闭藏，应早睡晚起，以避寒就温，顺应冬天潜藏之气。《老老恒言》曰："每日时至午，阳气渐消，少息以养阳；时至子，阳气渐长，熟睡所以养阴。"古人认为夜间读书不应超过子时，明代《五杂俎》曰："读书不可过子时，盖人当是时，诸血归心，一不得睡，则血耗而生病矣。"可见，四时睡眠要注意春夏养阳，秋冬养阴，以使人体阴阳顺应四时阴阳的消长变化，维持人体阴阳平衡，保持身体健康。

中医强调睡眠姿势为"卧如弓"，其标准姿势为：身体右侧卧，屈右腿，左腿伸直；屈右肘，手掌托在头下；左上肢伸直，放在左侧大腿上。侧卧以左侧卧位还是右侧卧位为好呢？大多数养生家认为，右侧卧位较为合理。中医认为因以这种姿势入睡全身自然放松，不损心气，像猫一样蜷卧后大脑很快就能静下来，由兴奋转为抑制状态，很快就能进入梦乡。

卫气，一般认为与人体的卫外功能有关，现代医学认为与免疫功能有关。深入研究卫气的运行规律，发现其与睡眠—觉醒节律有密切关系。《灵枢·卫气》曰："阳主昼，阴主夜。故卫气之行，一日一夜五十周于身，昼日行于阳二十五周，夜行于阴二十五周，周于五脏。是故平旦阴尽，阳气出于目，目张则气上行于头，循项下足太阳……是故人之所以卧起之时有早晏者，奇分不尽故也。"

这里的"目张"是指觉醒，"卧起"是指睡觉和起床，完全指的是人的睡眠—觉醒节律。《灵枢·营卫生会》也有类似记载："卫气行于阴二十五度，行于阳二十五度，分为昼夜。故气至阳而起，至阴而止。"这里的"起"是指觉醒，"止"是指睡眠。《灵枢·大惑论》则更进一步指出了睡眠—觉醒异常与卫气的关系，曰："病而不得卧者，何气使然？岐伯曰："卫气不得入于阴，常留于阳。留于阳则阳气满，阳气满则阳骄盛，不得入于阴则阴气虚，故目不瞑矣。"说明人的失眠是卫气不能入于阴造成的。

其次，中医认为睡眠是阴阳交替和互根互生的结果，如《灵枢·口问》认为："阳气尽而阴气盛则目瞑，阴气尽而阳气盛则寤矣。"意思是，人们经过一天紧张的工作和学习后，阳气由盛转衰，阳入于阴，黑夜到来，阳衰阴盛，人们需要休息，从而进入睡眠阶段。待到黎明时，阴气尽，阳气开始旺盛，睁眼可见，于是觉醒。这就说明了人体阴阳之气也随昼夜而消变化，于是就有了寤和寐的交替，寤属阳，为阳气所主；寐属阴，为阴气所主。《老老恒言》中记有："寐有操纵二法：操者，如贯想头顶，默数鼻息，反观丹田之类，使心有所着，乃不至纷驰，庶可获寐。纵者，任其心游思于杳渺无联之区，亦可渐入朦胧之境。"可以说，自从有了人类，就有了人类睡眠活动的节律，它像有规律的潮水涨落一样，呈现周期性变化。

一天的生活当中，大致可分为三个时间区块，工作、生活与睡眠。其中，睡眠在人的生活中占了1/3的时间，好的睡眠品质可以帮助身体修复一天的疲劳。西医认为人类生物钟日节律有以下一般规律，具体到每个人的生物钟周期可能会有所差异。

午夜零点至1时：这段时间是睡眠最好的时间，可以得到真正的休息，醒后神清气爽，容光焕发。

2—3时：身体大部分功能处于最低潮，但听觉最灵敏，稍有声响就会惊醒。

3—4时：人体血压低，脉搏和呼吸次数少，夜班人员的操作最不灵巧，故称为出错时间。

4—5时：人体的血压最低，称之为疲劳时间。

早晨5—6时：人常处在不十分清醒的状态，若起床则思维也不太敏捷，需要活动后才能进入正常状态。6时后血压升高，心跳加快。

上午7时：体内肾上腺素分泌达到高潮，心律加快，体温上升，血液流动加快。此时人体的免疫功能极强，对病毒和致病菌抵抗力最强。

8时：周一上午8时面临的威胁最大。因周末多数人都会尽情放松自己，体内生物钟也一下子变得"懒惰"起来，所以在周一上午，注意力难以集中，工作效率也低。

9时：痛觉不敏感，因为此时大脑中产生的脑啡肽起着一定的抑制麻醉作用。这时给病人打针、做手术比较适宜。

10时：精力充沛、注意力和记忆力处于最佳状态，此时工作效率很高，最适宜工作。

中午11—12时：身体对酒精的敏感度最高，同时吸收力也强，所以此时不宜饮酒。

13时左右：胃酸分泌最丰富，称为消化时间；而肌肉能力也最强，故又称为体操时间。

13—14时：午饭后是一天中第二个最低点，反应迟钝，精神困顿，这是血液涌向消化系统以及正常激素变化的结果。

15—16时：人体器官最敏感，人的手指最灵巧，是手工制作时间。

16—18时：一天中较重要的工作和消耗精力的报告可在此时间完成。

17—19时：人体的体温最高，此时做些锻炼有助于你在6小时后，顺利入睡并可提高睡眠质量。

19—20时：血压升高，情绪最不稳定。

20—21时：孤独是最难忍耐的，晚间记忆力增强。

22—23时：身体的多种功能均处于最低潮，激素分泌最少，工作效率最低。

西医学对睡眠的研究已很深入，认为睡眠有两种类型，从脑电图观察：一种叫正相睡眠，又叫慢波睡眠；一种叫异相睡眠。

第一、正相睡眠（慢波睡眠）又可分为四期：

一期：人在清醒平静状态时，脑电图上出现的曲线是频率为8—13次/秒的快周波，称之为α波，一旦进入初睡阶段，脑电波的曲线频率便明显减慢为4—7次/秒（称为θ波），这时人会感到昏昏欲睡，处于朦胧状态，这个阶段称为慢波睡眠的第一期。

二期：如果慢波比率越来越多，人就慢慢睡着了，称为慢波睡眠的第二期，又称浅睡眠。此时，从脑电图上可以看到，在θ波的背景上，出现二种特殊的脑电波形：一种叫δ波，另一种叫“κ复合体”波。这种θ慢波群中出现δ波和“κ复合体”波的曲线，是浅睡期的标志。此时倘若稍有响动，便会惊醒。

三期和四期：再接下去，如果脑电波的慢波背景上出现振幅较大而频率很低（0.5—3次/秒）的δ波，则标志着人已进入深睡期。为了评定睡眠质量，又把深睡期分为深睡和沉睡两个期。前者θ波中的δ波约占20%—50%，称为慢波睡眠的第三期；后者的δ波超过50%，即多于θ波，称为慢波睡眠的第四期。

第二、异相睡眠。

在此期内，呼吸和心率不像慢波正相睡眠时那样减慢，而是加快；眼球不是慢转而是快转；正相睡眠时可以记录到的颈部肌电此时消失；血压不是下降，而是上升；脑血流量不是减少而是倍增；脸部及四肢肌肉也有些抽动等。由于此期眼球转动快速为其明显特征，所以又称此期为“快速动眼期”。此时若把睡者叫醒，大都诉说正在做梦，而且梦景离奇古怪。

上述两处睡眠是互相穿插进行的，一个正相睡眠的完整周期，共约80—120分钟，一个异相睡眠的完整周期则较短，一般只有10—30分钟。这两种睡眠周期在一夜之间，各约穿插进行4—5次。其时间的长短和次数的多少会因人而异，即使同一个人，也随其疲劳程度、健康情况或情绪的好坏而变化。

通常儿童（特别是婴儿）正相睡眠期长，其中慢波三、四两期占的时间特别长，睡眠质量就高。随着年龄的增长，三、四期时间会逐渐缩短，及至老年，慢波四期常常缺乏。不仅睡眠较浅，而且中间会多次醒来。一些健康不良、神经衰弱的人，正相睡眠周期明显缩短而异相睡眠周期明显加长，所以常常通宵恶梦不断，醒后精神恍惚。

西医也认为右侧卧位有益于健康，这种姿势使得心脏位置较高，有利于心脏排血，并减轻其负担；肝脏位于右侧最低处，可获得较多的供血；胃向十二指肠和小肠通向大肠的开口都向右侧，所以右侧卧位有利于食物在胃肠内运行。当然，身体右侧有疾患者除外。

还须说明一点的是，人的睡眠—觉醒节律是后天养成的。新生儿没有24小时睡眠一次的节律，而是交替重复周期长约40分钟的睡眠和活动。婴儿也无成人那样的睡眠节律，从其为了得到母乳哇哇而啼的活动来看，其周期约为3—4小时。由于生活方式的调节，昼夜变化的影响，人的逐渐成长，就形成了成年人的24小时睡眠一次的节律，所以说，人的睡眠—觉醒节律是可以从经验中学习而获得的。这一点对于预防和治疗因工作生活变化而形成的失眠非常重要。

在中世纪的阿拉伯，有一位著名的医家名叫阿维森纳（Avicenna，公元980—1037），其阿拉伯名为艾布·阿里·侯赛因·伊本·西拿（Abu Ali Husayn ibn Sina），阿维森纳是其拉丁文名。在他的著作中处处可见医学养生内容。阿维森纳一生历经几度兴衰。他生于中亚地区的布哈拉的阿芙深纳，当时这些地区属于阿巴斯王朝。他的父母亲都是塔吉克人，是虔诚的穆斯林，父亲是一名税吏。在他所居住的中亚，封建性的宗教统治开始得较晚，所以，对科学的发展具有一定的有利条件。他10岁便可记诵《古兰经》，后又学法律、数学、物理、哲学等等。16岁时学医，约在18岁，已开始在医学上崭露头角。由于他治愈了曼苏尔王子的病，被允许阅览皇家图书馆的许多珍贵本书和稿本。21岁时已编写他的第一部除数学以外的百科全书，后被任命哈马丹王的大臣。由于哈马丹和伊斯伐汗之间的战争，他曾被囚禁，几遭杀身，后因受到伊斯伐汗王子相识，被任命为文学和科学顾问，从此享受了十几年较为安定的岁月。他博学多才，著作很多，内容包括哲学、医学、物理学、化学、数学、天文学、地质学、文学和音乐等。在繁忙的活动中，除写出20部关于科学、哲学、天文学、文言诗歌的书籍以外，还写出与之等量的医学记述。医史学家列克莱称赞阿维森纳是“智慧的化身”，奥斯勒称他是“医学史上最伟大的人物之一”。哲学方面他在法拉比的影响下，主要汲取亚里士多德的哲学思想，研究的主要对象也是逻辑学、物理学、数学、医学和形而上学等，注重范畴、界定和证明。他之在阿拉伯世界，正如达·芬奇之在意大利，歌德之在德国。《医典》是他的主要医学著作，共五卷，成书于11世纪初，相当于我国的北宋初年。《医典》是他那个时代的医学知识的百科全书，包含了希波克拉底（Hippocrates）和盖仑（Galen）所传授医学的主要内容，并与他自己的医疗实践经验相结合，还包括其临近时代的医生所写的医学论题。阿维森纳曾经描述了气管插管术以及如何清除哮喘病人上呼吸道分泌物；他还推荐在手术前服用龙葵属植物、鸦片和莨菪以达到麻醉效果。有人认为，他的医学成就使伊斯兰医学达到了巅峰。

《医典》全面吸收和深刻继承了古希腊、古罗马的医学成就，医学理论主体建筑在希波克拉底和盖仑的体液学说基础之上，隶属于“古希腊—伊斯兰医学体系”（Graeco - Islamic Medicine）；同时它亦汲取了中国和印度的医学经验，是对阿拉伯医学，乃至西方传统医学从理论到实践的全面总结，并使这一时期的医学发展达到了空前的水平。此书12世纪时由杰拉德译成拉丁文，更经犹太学者对之注释，很快便流行于欧、亚两洲许多地区，被医家奉为经典。15世纪共出版161次，16世纪又再版20多次，并被阿拉伯语国家和欧洲医校采为教本达八百余年之久。例如15世纪的莱比锡大学、17世纪蒙培利埃大学和罗文大学等等，均把它列为必修课程。

《医典》全书约100万字，共分5部：第一部阐述了医学的定义与范围、解剖学、宇宙论和普通生理学，其中特别介绍了四行体液学说、健康失调与摄生等内容。四行体液学说与五行学说同属宏观医学范畴，在历史的同一断层，东西方各自建立了不同的医学体系，两者宏观整体论的框架相似，但中医强调五行的生克乘侮，即五行太过与不及能导致人体的不同生理病理变化。西方传统医学则强调体液的重要性，注重体液的太过与不及和四原性的合理配属；第二部是关于草药的药性、药理和药物治疗学的内容；第三部介绍了特殊病理学，讲述头痛、中风、偏瘫、癫痫等疾病及其治疗，还包括一些特殊身体部位的病理；第四部介绍了外科处理，包括外伤、神经损伤、骨折、脱臼、溃疡的治疗，还有关于发热的治疗；第五部记载的是药学处方，其中大部分是多种草药组成的复方，是一部较完整的方书。

《医典》中包括对生命、疾病和死亡的各种论述。治疗主要包括养生、药物、手术、水疗、日光疗、空气疗、尿道注药、阴道填塞、口服麻醉等等。书中许多论述至今仍有现实意义，诸如精神和生理状态、住房和饮水选择、饮食与年龄、气候环境与健康的关系等等，其中不少见解具有精湛深刻的洞察力。提出传染是源于肉眼不可见的病原体所致，记述了用疟疾治疗精神病；他对脑炎症状的记述，到近代也无需做更多的修正，并把脑炎同其他急性病中的虚性脑膜炎做了鉴别；他记述了两种不同类型的面瘫，一种源自中枢，一种源自周围神经。他记述了幽门狭窄、胃溃疡、三叉神经痛、乳癌、肿瘤、阴囊积水等

静脉曲张等疾病，治疗需要者则另当别论。

“卧讫勿留灯烛，令魂魄及六神不安，多愁怨；人头边勿安火炉，日久引火气，头重目赤，睛及鼻干；夜卧当耳勿有孔，吹人即耳聋；夏不用露面卧，令人面皮厚，喜成癣，或作面风；冬夜勿覆其头，得长寿。”“足冷人每见十步直墙，勿顺墙卧，风利吹人发癫及体重。”

孙思邈还指出夫妻同房后应注意分被，甚至分床而卧，“上士别床，中士异被。服药百裹，不如独卧。”同床睡眠时易受到对方翻身、起夜等干扰，影响持续而沉稳的夜间休息，所以提倡夫妻“分床而卧”，提高睡眠质量。

睡眠与清醒

在《医典》第337条中阿氏指出皮下、体内深层废弃物的排泄在清醒和睡眠时都会进行，不同的是，清醒时通过发散来实现，且强度更大，睡眠时通过排汗来实现，并指出如果某人无明显原因，在睡觉时大量出汗，就说明其营养过剩。假如是适合人体消化吸收的物质，睡眠会将其转变成血液，并使其温热，由此产生了天生热，在周身输布，温煦机体。

在第338条中，阿维森纳提出清醒状态与睡眠状态对人体的影响相反，如果保持清醒的时间过长，大脑的配属会趋向干性，理解能力下降，体液发生氧化反应，诱发急性病。另一方面，若睡眠时间过长，会产生相反的影响，令思维迟钝，头脑变得昏沉，配属趋寒性，这是由于睡眠时间过长，阻碍了分解反应所导致。

在第339条中，清醒状态：

（1）分解物质，从而增进食欲，产生饥饿感；

（2）消化力耗散，削弱消化功能。

他还指出失眠是介于睡眠和清醒之间的一种中间状态，对人有害无益。

阿维森纳认为频繁打瞌睡会使天生热被禁锢，体表手感冰凉。因此，睡眠时，四肢要覆盖足够毯子以保暖，而清醒状态则不需要。（第340条）

最后阿维森纳指出如果说清醒与睡眠之间彼此相互平衡，则表明这种气质（尤其是大脑的）是平静的。如果睡眠占据主导地位地住，则表明此为寒湿型气质（脑的）；反之，若清醒占据主导地位，则表明此为干热型体质（尤其指脑）。（第487条）这与第338条是相对应的。

清代初期著名养生学家石成金先生在《长生秘诀》中曾说：“凡睡下就要一心安慰思睡，不可又复想其他事务，只‘先睡心’三个字，即是极妙睡功。”

睡前摒除一切喜怒忧思、烦恼杂念，放松精神，做到恬淡虚静、内心安宁，静静地躺着，使大脑处于轻松状态，合上双眼，自然就会酣然入梦。

事实上，心不睡的人是无法安眠的。要想心睡，先要心静。达到心静的最简单的方法就是静坐。静坐是针对失眠者的脑神经“开关”不能在短时间内关上，即不能很快入睡的特点采用的一种过渡方法。

失眠者利用静坐达到入静状态，头脑中不再想任何事。这种状态能使脑神经各种开关分期、分批地关上，而且关上的神经开关短时间内不会打开。达到这种入静状态一般需要30—45分钟，这段时间又称为亚睡眠状态。

进入亚睡眠状态，睡意自然就产生了，而且睡意很浓，还伴随着呵欠不断、睁不开眼等现象。这时马上躺到床上去，不用几分钟，就会睡着了。

“先睡心，后睡眼”的“心”指的是大脑，如果你的脑神经细胞不能进入睡眠状态，尽管你的眼闭得严严的，还是睡不着。静坐的作用在于帮助你的脑细胞进入睡前准备阶段，达到入静状态，然后入睡。

希望这一招对众多失眠者有所帮助，让您的睡眠尽早达到正常良好的状态。

十七、居处环境与心脏病

中国古代著名医家孙思邈非常讲究居处环境，在人的养生与自然条件的关系问题上，孙思邈提出美好的自然环境是人养生的重要条件，认为“地势好”，则“居者安”。但他同时主张要把养生的社会条件与自然条件综合考虑。例如，在居住地点的选择问题上，他认为：“山林深远，固是佳境，独住则多阻，数人则喧杂，必在人野相近，心地偏远，背山临水，气候高爽，土地良沃，泉水清美。如此构得十亩平坦处便可构居。”而且，孙思邈还指出“问我居止处，大宅总邻村”。由此可见，孙思邈不主张脱离人群地到深山老林中去隐居，而主张在“大宅总邻村”的“人野相近”之处的风景优美的地方构居，这是对中国古代隐居养生理论的重大发展。他还主张在住宅四周广植树木花草，使整个房舍处于绿荫掩映之中。四时风光秀丽、景色迷人，无不令人赏心悦目。在孙思邈《千金翼方·退居》“缔创”一节中比较详细地介绍了房屋居室的建造，注意断风隙、避秽气、防烟气火烛甚至悦目怡神。生活在这样优美的环境中，自然有益于大家的健康。

《千金药方·养性》中列有“居处法”一节，提出：“凡人居住之室，必须固密，勿令有细隙，致有风气得入。小觉有风，勿强忍之，久坐必须急急避之；久居不觉，使人中风。古来忽得偏风，四肢不遂，或如角弓反张，或失音不语者，皆由忽此耳。身既中风，诸病总集，邪气得便，遭此致卒者，十中有九。是以大须周密，无得轻之。慎焉慎焉！所居之室，勿塞井及水渎，令人盲聋。

“凡在家及外行，卒逢大风暴雨、震电昏暗、大雾……宜入室闭户，烧香静坐，安心以避之，待过后乃出，不尔损人。或当时虽未苦，于后不佳矣。又阴雾中亦不可远行。”

美国哥伦比亚大学的安娜·迪耶鲁博士在密西西比州几个1 000人口居住区进行调查，发现居住条件最差地区的白人比居住条件最好地区的白人患心脏病的可能性要高出70%；居住在最差地区的黑人则比居住在最好地区的黑人患心脏病的可能性要高出40%。研究者在2001年7月10日出版的《新英格兰医学杂志》上发表的报告中说：“各居住区可能在烟草广告数量，以及健康食品的提供和价格方面存在着差异。”

公园和娱乐区可能会鼓励人们进行体育锻炼，而危险的居住区会使他们减少外出的可能性。条件恶劣地区的噪声、暴力和贫困对居民造成长期的压力，会增加他们患心脏病的可能性。迪耶鲁还指出，把胆固醇水平、体育锻炼以及其他医疗和行为风险因素考虑在内，并没有使得出的数据有明显变化。即使把个人在收入、受教育情况和职业等方面的差别考虑在内，亦是如此。

十八、“心”病患者天气变化要关心

每到季节变换的时候，各地医院的心脑血管急诊病人明显增多，统计资料显示，我国某大城市2003年9月到12月份，各医院住院的心脑血管疾病患者约7万人，死亡3万人，在所有疾病死亡率中居首位。

根据医学专家和气象局对上海33家大医院心肌梗死病人的发作与天气变化的观测，发现在寒流袭击的日子里，因心肌梗死而住院的病人增多。寒流低温刺激使人体交感神经兴奋，引起血压增高、心率加快，从而使心肌耗氧量增加。由于寒流刺激，体表微小血管发生痉挛性收缩，致使血液流速缓慢，血液黏稠度明显增高，加重心肌缺氧，增加心肌负担，容易发生心肌梗死。

冬末春初，春雨绵绵，气候冷热骤变，患有心血管疾病的病人难以适应，人体肾上腺素分泌量就会迅速增加，引起血管收缩、血流缓慢，血液黏稠度增加。老年人血管硬化，血液供应不畅，心跳加快，心肌耗氧增加，很容易发生心肌梗死。

立夏之后天气渐热，植物繁盛，中医认为此时人体的心脏机能处于旺盛时期。根据顺应四时的养生法则，专家提醒，人在整个夏季的养生中要注重对心脏的特别养护。

中医认为自然界的四时阴阳消长变化，与人体五脏功能活动是相互关联、相互通应的。心与夏气相通应，是说此时人体的心脏机能处于旺盛时期，功能最强。此季节有利于心脏的生理活动，根据顺应四时的养生法则，人在整个夏季的养生中要注重对心脏的特别养护。具体到膳食调养中，应以低脂、低盐、多维生素、清淡为主。

夏日炎热，胃肠功能受暑热刺激相对减弱。因此，保证胃肠功能正常，选用食物滋养补益，抵御暑热侵袭，是夏季养生的重要一环。古代医学家李时珍曾提出，食粥一大碗是夏季最佳饮食，如将绿豆、莲子、荷叶、芦根、扁豆等加入粳米中一并煮粥，并搁凉后食用，可起到健胃、驱暑的功效。夏季人体出汗多，需补充水分，保持机体阴阳平衡。

高温季节天气炎热，大量出汗使体液消耗，若不及时补充水分，会使血液浓稠，血流缓慢，易形成血栓堵塞血管，诱发心脑血管意外。还有一部分人因贪凉选择在空调房间避暑，由于空调房间房门密闭，室内空气质量极差，加上室内外温差极大，人们骤然从高温到低温，容易使心脑血管收缩缺血，引起心梗与中风。

因此，每当季节变换时都要关注心脑健康。注意天气变化，收听天气预报，随天气变化增减衣服。居室内的温度最好保持在冬春 12 摄氏度、夏天 20—22 摄氏度。

饮食要合理。吃得过少易引起营养不良，降低免疫力；吃得过饱则会增加胃肠血流而减少心脑血管血流量，造成心肌缺血引发心梗。因此，老人饮食以清淡为主，及时饮水补充消耗，防止血液过稠。

运动宜适量。运动强度、运动时间、运动频率要因人而异。老人运动要根据个人的身体状况，循序渐进，长期坚持。散步、慢跑、游泳较为适宜，值得提倡。

烟草对人体血管有损害作用，每吸一支烟都会使血压波动。红葡萄酒可以提高高密度脂蛋白，减少血小板聚集，对心脏有保护作用，但酗酒是心血管患者的主要危险之一，所以要少饮酒。

激动、失眠会使血压升高。精神、神经功能失调是心脑血管发病的主要因素。

预防性用药。平时经常服用标本兼治的药物，控制病情。专家建议在季节变换时，冠心病患者应该经常预防性地服用麝香保心丸，每天 1 次，每次 2 粒。治疗 3 个月，能够改善心肌缺血，保护心脑血管，降低血液黏稠度，保护血管内皮，抑制动脉粥样硬化的发展，避免心绞痛发作，让你平平安安、健康地度过天气变化之际。

十九、夏天，养心佳节

立夏，此时，“斗指东南，维为立夏，万物至此皆长大，故名立夏也。”在天文学上，立夏表示即将告别春天，是夏天的开始。人们习惯上都把立夏当做是温度明显升高、炎暑将临、雷雨增多、农作物进入旺季生长的一个重要节气。

立夏、小满在农历四月前后，称之为孟夏（夏之初），天气渐热，植物繁盛，此季节有利于心脏的生理活动，人在与节气相交之时，故应顺之。所以，在整个夏季的养生中要注重对心脏的特别养护。在中医文献中对心解释为血肉之心和神明之心。血肉之心即指实质性的心脏；神明之心，是指接受和反映外界事物，进行意识、思维、情志等活动的功能。

心的生理特性表现为：其一，心为阳脏而主阳气。也就是说心为阳中之太阳，心的阳气能推动血液循环，维持人的生命活动，使之生机不息，故喻之为人身之“日”。心脏的阳热之气，不但维持了本身的生理功能，而且对全身有温养作用。“心为火脏，烛照万物。”故凡脾胃之腐熟运化，审阳之温煦蒸腾，以及全身的水液代谢、汗液的调节等等，都与心阳的重要作用分不开。其二，心与夏气相通应。即人与自然界是一个统一的整体，自然界的四时阴阳消长变化，与人体五脏功能活动是相互关联、相互通应的。心通于夏气，是说心阳在夏季最为旺盛，功能最强。但是我们也要注意在这个季节心脏病是高发季节。

心血管病患者为何夏天容易发病呢？首先，夏天气温高，人体为了散热会扩张体表血管，血液集于体表，心脏、大脑血液供应减少，加重心脑血管患者的缺血缺氧，心脑细胞损伤和坏死增加，往往加重病情。其次，夏天出汗多，血液易黏稠，血黏度升高易形成血栓。第三，闷热的天气，患者容易急躁、植物神经紊乱，容易引发心律失常。夏季昼长夜短，睡眠质量大打折扣，缺乏休息的心脑血管患者容易发病。

人的心脏就像一只血泵，日夜不停地工作着，心脏自身重量仅半斤多，但它每天泵出的血量有7吨之多，可以装满2辆大油罐卡车。为了保证心肌正常工作，氧气和葡萄糖是必不可少的。心脏本身所需的氧气和营养物质，是通过左右两侧冠状动脉来供应的。若发生动脉粥样硬化病变，就会使动脉管腔变得狭窄，甚至会完全堵塞，导致心脏的血液供应量减少或停止，从而出现一系列表现，如胸闷、胸痛、憋气、心慌、气短、头晕、晕厥、早搏、心动过缓、心动过速，引起心绞痛、心肌梗死、心律失常、心功能不全，甚至可发生心跳骤停而猝死。因为心肌缺血主要是由冠状动脉粥样硬化引起的，心肌缺血缺氧是引发这些疾病的根本原因，所以又叫做“缺血性心脏病”。因此，在夏季我们要更加注意心脏的保养。

酷暑临近，热浪不断袭来，心脏病患者应加强防范。

避免烈日暴晒。应采取防暑降温措施，为心脏病患者营造一个荫凉舒适、空气清新的居室。不宜在阳光暴晒下劳作，烈日当头应尽量减少外出。

加强个人防护。盛夏期间应选择宽大、松软、透气性能好的衣服，外出旅游应戴宽边草帽，穿浅色衣服。出汗多时，湿衣汗衫应勤洗勤换。每天洗个温水澡，既可清洁皮肤，又可驱除疲劳。

保持良好情绪。夏日，心火旺盛，须要保持开阔胸襟，控制情绪，减少紧张。在精神和心理方面，应息事宁人，息怒静心，保持情绪稳定。尤其是减少思虑那些迟延不决、处理繁杂、涉及众多人际关系的烦心事。每天洗一次澡，既消暑又会带来好心情，以免心火气盛，诱发心脑疾病。要养成心平气和的性格，常有冰雪在心之感，“心静人自凉”。

科学补给营养。暑天饮食应以清淡温软为主，食物应有营养，易消化，少吃些油腻、荤腥、辛辣、质硬的饮食，多吃些新鲜果蔬、汤粥及鱼虾、瘦肉。B 族维生素有养护心肌的作用，可提高人体耐热能力，应予补充。夏天出汗多，应多喝水，如果正在活动，应适量、多次地补充水分。酒类及含咖啡因的饮料会加速水分的丢失，含糖饮料及果汁易使液体向消化道集中，不利于散热，白开水才是最佳选择。必要时也要喝上一杯淡盐水，以维持体内水盐代谢平衡。绿豆汤、莲子汤、菊花茶、荷叶茶既可补充水分，又有祛暑作用，心脏病患者可适量饮用。无心肾功能障碍时，夏天每日应饮用 8—10 杯温开水或茶水。中风和心脏病容易在清晨发生，有研究认为与夜间缺水有关。所以，半夜醒来时适量喝点凉白开，降低血液黏稠度，对预防血栓形成有益。日常饮食宜清淡，红黄绿白黑搭配进食。红指葡萄酒（每日 50—100 毫升），或红辣椒；黄指西红柿、胡萝卜，每日 1 小碟；绿指绿叶菜，每日适量；白指燕麦粉、脱脂奶粉等每日 50 克；黑指黑木耳、黑芝麻，每日 5—10 克。同时，增加含钾、钙丰富的新鲜蔬菜、水果及豆类制品。每天饮牛奶 250 克，吃鸡蛋每周不超过 4 个。限制饮酒或最好不饮白酒，每日饮酒量不超过 20 克。

起居要有节律。一天 24 小时中，70%—80% 的心脑血管病发病都在凌晨 4 时至上午 10 时之间，因而这一段时间被医学专家比喻为好发心脑血管病的“魔鬼时间”。这期间，服药、饮水要早（醒来时服一次药，喝一杯水），锻炼要少（避开这段时间），以免发生危险。午睡小憩，猝发危险可减少三成。30 分钟左右的午睡，就可使心肌梗死的发病和死亡危险减少 30%。不过，午睡应在餐后半小时进行。酷暑时节可根据具体情况，缩短工作持续时间，增加工间休息次数。夜间保证充足的睡眠，心脏病患者还应安排好午睡，以养精蓄锐，使机体处于最佳状态，以抵御热浪袭击。

服药要进医嘱。心血管患者必须严格按照医生的要求服用常规治疗用药，不能擅自增减或停止用药。晚上睡前服用小剂量阿司匹林，可以防止血小板的聚集，防止血栓形成。还可以服用心、脑细胞保护物质如果糖二磷酸钠，让心脑细胞在氧气供应不足的情况下也能通过“无氧代谢”的特殊方式获取能量，以免因缺氧而损伤和死亡。同时能提高红细胞的携氧能力，降低血黏度，减少血栓的形成，可有效缓解胸闷、心慌、气短、胸痛、头晕无力等现象。

定期进行体检。尽早发现心脏方面的不适感觉和异常体征，仔细检查，及时确诊，预防并纠正心力衰竭。对慢性心脏病患者，应随时监控并防范皮肤、气道、泌尿器官等部位的炎症感染，谨防加重心脏负担。原来服用药物的心脏病患者，应继续服药，当症状加重时，应及时到医院检查、治疗，以防意外。

下面列出一些夏季心脏病发作的高危人群。

风湿性心脏病患者

风湿性心脏病慢性期主要形成主动脉瓣、二尖瓣、三尖瓣瓣膜狭窄和关闭不全等。多数患者为女性，半数患者无风湿热史，但多有反复扁桃体炎或咽喉炎史。湿热的环境同样会加剧病情。

冠心病患者

由于高血脂、吸烟、肥胖等原因，可导致冠状动脉发生粥样硬化。粥样硬化斑块堆积在冠脉内膜上，久而久之，使冠状动脉管腔严重狭窄甚至阻塞，从而导致心肌所需的血液、氧气大大减少。闷热天气会加剧冠状动脉硬化患者的心肌缺血、缺氧，致使部分心肌细胞损伤或坏死。

高血压性心脏病患者

夏季高温、闷热天气使人心情烦躁、心率增快、动脉血压持久增高，将使心室压力负荷过重、心室舒张功能低下，从而导致高血压心脏病急性发作。

肺源性心脏病患者

肺源性心脏病为肺、肺血管或胸腔疾病引起肺循环阻力增高而导致的心脏病。闷热天气会导致呼吸不畅、心脏难受，加重病情。

高血糖、高血脂、高血压人群

高血压可引起多种并发症，对于心脏来说它是冠心病的主要致病因素之一。血压长期过高会使左心室负荷加重，长期的超负荷工作会导致心肌肥厚与扩大，病情进展可出现心衰。同时，持久的高血压有利于脂质在大、中动脉内膜的沉积，从而加速粥样硬化形成，导致冠心病的急性发作。另外，此类人群在夏季容易形成血栓，所以要做好特别防护。

可见，在夏天养护我们的心脏是非常重要的，下面介绍几种夏天服食的养心粥和茶。

桂圆粥

【配料】 桂圆25克，粳米100克，白糖少许。

【制法】 将桂圆同粳米共入锅中，加适量的水，熬煮成粥，调入白糖即成。

【功效】 补益心脾，养血安神。尤其适用于劳伤心脾，思虑过度，身体瘦弱，健忘失虑，月经不调等症。

【注意】 喝桂圆粥忌饮酒、浓茶、咖啡等物。

莲子粥

【配料】 莲子20克，粳米100克。

【制法】 将莲子用温水浸泡去皮、去心，磨成粉状，与淘净的粳米同煮成粥。

【功效】 此粥有祛热解烦、安神、养心、益肾固精、健脾敛肠之功效。

苦瓜粥

【配料】 苦瓜100克，大米100克。

【制法】 苦瓜洗净去瓤，切成小块，将大米100克淘净加水煮沸，再放入苦瓜、冰糖、精盐适量煮成粥。

【功效】 有消暑降热、清心明目、去烦解毒之功效。

麦冬粥

【配料】 麦冬30克，粳米100克。

【制法】 麦冬煎汤取汁，与粳米同煮粥。

【功效】 常食能养心滋阴安神，润肺祛暑降温。

柏子仁茶

【配料】 柏子仁15克。

【制法】 沸水冲泡。

【服法】 代茶频饮，每日1剂。

【功效】 安神养心，润肠通便。适用于心悸、失眠、多梦、健忘者。

宁神养心茶

【配料】 浮小麦50克，炙甘草25克，大枣5枚，麦米粒50克，花生100克。

【制法及服法】 用以煮粥，或者糖水，或煮鸡蛋茶饮用。

【功效】 养心宁神，润燥和中，可治女性失眠、出冷汗、神经衰弱、精神紧张或精神恍惚。

立夏是养心好时节，切不可错过。

二十、儒家养生之道——养心重于养身

孔子讲："天地之性人为贵。"（《孝经怪治章》）人的生命是非常珍贵的，

保养生命就是非常重要的，所谓“人命关天”。生命包括两个方面：身与心。养身需要科学，养心需要信仰。关于身心关系的问题，也包括养身与养心的关系，中国古人有很多论述。无论儒家、道家、医家以及其他各家的见解多么不同，深入研究，就会发现其中多有相通之处。这就是强调心重于身，养心重于养身。养身与养心是人生的最重要的生活内容。养身追求健康长寿，包括两个方面：养备、动时。

《荀子·沃论》中说：“养备而动时，则天不能病……养略而动罕，则天不能使之全。”在这里，养是指一切生活资料，包括衣食住行所需要的所有资料，如粮食、衣服、房屋、车辆等。备，齐备。生活资料齐备，是养身非常重要的内容，也是最基本的内容。动，指活动。时，指时常、适时。时常活动，是在保证生活资料之后最为重要的养身内容。吃饱喝足以后，没有活动，或者活动太少，身体就会失去活力，是养身之大忌。荀子的说法，对养身的复杂内容归纳为最重要的两条：养备和动时。养心，综合各家的说法，就是信仰。在儒家，养心可以归纳出最重要的三条：知道，寡欲，行义。这就是儒家的信仰。下面分别加以论述。

1. 养身：养备和动时

养身的第一方面就是“养备”，包括衣食住行各方面的生活资料齐全完备。民以食为天，不吃饭就会饿死，营养不足也不行，衣服不够也会冻死，或者着凉生病。住宿需要房屋，没有房屋，在寒暑、风雨、霜雪的侵蚀下，也会引起各种疾病。住宿条件，《吕氏春秋·道己篇》：“室大则多阴，台高则多阳，多阴则蹶，多阳则痿，此阴阳不适之患也。是故先王不处大室，不为高台……所以养性也。”董仲舒的说法：“高台多阳，广室多阴，远天地之和也。故圣人不为。适中而已矣。”（《春秋繁露·循天之道》）也就是说，住房不宜太高太大。由于时代不同，养备的内容也会有变化，在古代养身所需要的物质条件即生活资料可能比现在简单得多，生产力的提高，社会的进步，经济的发展，养身所需要的生活资料也有很大的提高。这一方面容易理解，不必多讲。

令人感到惊奇的是，在两千多年前，人们已经完全知道，为了健康，为了养身，必须经常活动。但是，中国古人对于活动的看法与西方所谓“生命在于运动”是不一样的。中国古人讲的是“动时”。时，有时常、适时的意思。时常运动，也包含适当运动的意思，而不是无限制地盲目地运动。这可以从华佗的说法中得到明确的说明。三国名医华佗对他的学生吴普说：“人体欲得劳动。但不当使极尔。动摇则谷气得消，血脉流通，病不得生，譬犹户枢不朽是也。”（《三国志·魏书·方技传》）

人体需要运动，但不应当运动到极限。运动身体，使胃里的食物能够消化，又能使血脉流通，不会生病，也像户枢不会腐朽那样。华佗发明五禽之戏，就是五套模仿动物动作的体操，他说：坐在那里，工作疲乏了，就站起来做一套体操，有一点小汗出来，身体就感觉轻松了，肚子也饿了，想吃东西。这是保养身体的好办法。吴普按照这种方法保养身体，到了90多岁，耳聪目明，牙齿完好。“不当使极尔”，说明运动不要追求极限，追求极限反而对健康不利。

正如司马迁所说：“神大用则竭，形大劳则敝。”（《史记·太史公自序》）适当运动，是中国人的追求。劳累过度所引起的疾病，一般人注意不够。动的劳累容易理解，静的劳累更可能被忽视。

《素问·宣明五气》载：“五劳：久视伤血，久卧伤气，久坐伤肉，久立伤骨，久行伤筋。是谓五劳所伤。”经常长时间看电视、用电脑，或者看书，就会伤血。伤血是与伤目、伤肝关联的，而伤肝又会引起其他疾病。当今的眼病、肝病与血病很多，是否与现代生活有关，值得研究。久卧伤气，经常躺着，或者睡懒觉，肺功能受到严重影响，血液供氧不足，会导致一系列疾病。这五劳，有四项是静止状态，有一项是运动状态。持续时间太长的任何静止状态，都会出现疲劳。这种疲劳，就会导致生病。无论动静，时间长了，都会疲劳，也都会引起疾病。因此要动静结合，或叫劳逸结合。

北京西山大觉寺，大雄宝殿前有一块匾上写着“动静等观”。这反映了中国阴阳平衡、动静结合的传统思想。印度练瑜伽功，佛教讲坐禅入静，是主静的；西方强调动，认为“生命在于运动”，是主动的。中国持中庸之道，介于二者之间，主阴阳平衡、动静结合。

养身所需要的生活资料即物质条件齐备，又有运动，是否就可以保证养身成功了呢？还不行。生活资料充足时，要懂得如何正确利用。否则，滥用、误用、乱用，都可能导致严重危害健康，甚至伤身害命。运动是应该的，如何正确运动，也有很多学问，如果完全不了解，盲目运动，也有可能造成损伤，不仅不能保健，反而损害健康。古今这一类教训很多，都是由于不了解保健的规律性，不知“道”。因此，要健身，首先就要知“道”。知“道”是养心的第一项内容。

2. 养心之一：知“道”

道家庄子认为如果真正重视养身，就要将身外之物看得轻一些。如果极端重视身外之物，看得比自己的身体还重要，那么，就不可能养好身。《庄子·吐王》：“能尊生者，虽富贵不以养伤身，虽贫贱不以利累形。今世之人居高官尊爵者，皆重失之。见利轻亡其身，岂不惑哉！”能够珍惜生命的人，即使富贵也不会因为保养而伤害身体，即使贫贱也不会因为财利而拖累形骸。现在身居高位尊爵的人都把爵位看得非常重要，见到利益就拼命去争，岂不太糊涂了！庄子认为自己的身体、生命，比任何官位和爵禄都更重要。古代，尧以天下让给许由，许由不接受，又让给子州支父，子州支父推说自己正在治病，没有空闲治理天下。舜也曾经让天下给别人，没有一个愿意接受的。越国的王子搜不想当国君，躲藏在山洞里，就是为了养生。

子华子跟韩昭侯的对话很有启发性。韩魏争夺一块土地，韩昭侯正发愁。子华子说："现在如果将天下版图放在你的面前，并且说：'左手去拿，就砍去右手，右手去拿，就砍去左手。拿了就可以得天下。'你能去拿吗?"韩昭侯说："我不拿。"子华子说："很好。由此可见，两臂比天下还重要。整个身体比两臂重要。韩国没有天下重要，所争的地也没有韩国重要。那么，你值得愁坏身体担心得不到那块地吗。"身体比胳膊重要，胳膊比天下重要，天下比韩国重要，韩国比所争的那块地重要。为了那块地而忧心，是不知轻重，譬如"以随侯之珠，弹千仞之雀"、"所用者重而所要者轻也"。总之，"帝王之功，圣人之余事也，非所以完身养生也。今世俗之君子，多危身弃生以殉物，岂不悲哉!"帝王的功业，都是身外之物，对养身没有好处。而现在有些人拼着生命去争比帝王功业小得多的事情，不是很可悲吗。

养身，"虽富贵不以养伤身"，这是一条非常重要的原则，也是对古今大量教训的总结。关于这一点，《吕氏春秋·本生》有很好的论述："贵富而不知道，适足以为患，不如贫贱。贫贱之致物也难，虽欲过之，奚由出则以车，入则以辇，务以自逸，命曰招蹶之机；肥肉厚酒，务以自强，命曰烂肠之食；靡曼皓齿，郑卫之音，务以自乐，命曰伐性之斧。三患者，贵富之所致也。故古之人有不肯贵富者矣，由重生故也，非夸以名也，为其实也。"

这段话的大意是：高贵富裕如果不知道客观规律，会成为人的祸患，还不如贫穷卑贱。贫穷卑贱的人要弄到享受的物质很困难，虽然也想高消费，却没有条件做到。出入都坐车，为了自己舒服，这叫做制造瘸子的机械；肥肉浓酒，为了增强体质，这叫做腐烂肠子的饮食。美女的美色与郑卫的音乐，为了娱乐，叫做损伤本性的斧头。三大祸患，是高贵富裕所造成的。

所以古代人有的人不愿意当高官发大财，是由于重视自己的生命，不是为了向别人夸耀自己清高的名声，是为了实际的好处。关于这些说法，西汉文学家枚乘《七发》，北齐刘昼《刘子舫欲》也有类似论述。富贵人家如果不懂"道"，有了充足的生活资料，乱用滥用，就会以养伤身，给健康带来严重危害。

白居易，堪称修性养心的楷模。他一生命运坎坷，青年时因家境贫困而长期流浪，步入仕途后又因得罪权贵而数度遭贬，但他始终都能保持淡泊名利与知足常乐的良好心态。他被贬降杭州后，寄情于灵山秀水，轻松吟出千古绝唱："闲心对定水，清静两无尘。手把青筇杖，头戴白纶巾。兴尽下山去，知我是何人。"

宋代大文豪苏东坡也是仕途坎坷，但他总是旷达乐观，淡然处之。他47岁时被贬到黄州后，登赤壁矶，一首气势磅礴的《大江东去》，使我们看到了苏东坡那豪放、达观、脱俗的胸襟。被贬到杭州任通判时，1073年夏季因病到松阴环绕的寺院去散心，僧人热情地让他在凉爽的禅房内歇息，用虎跑泉煮茶款待。诗人以《病中游祖塔院》诗感叹道："因病得闲殊不恶，安心是药更无方。"深谙养生之道的苏东坡将养生先养心概括为"养生治性，行义求志"八个字。

因此，我们应从古人养"心"之道中汲取营养，学会驾驭和调控好自已的情绪，为自己的"心"松绑。

历史上有许多人爱自己，结果害了自己。不懂得爱护自己的人很多。这都是指贵富人家，平民百姓想爱还没有条件。秦始皇、汉武帝、唐太宗都是强者，都因想长生而早逝。富贵者以养伤身，古今中外，比比皆是。同样道理，运动如果不掌握规律，也会给健康造成损害。

这里说的是"贵富而不知道"的危害，因此，"知道"是养身的一项非常重要的原则。

关于养生之"道"，司马迁的说法是："至于大道之要，去健羡，拙聪明，释此而任术，夫神大用则竭，形大劳则敝。形神骚动，欲与天地长久，非所闻也。"如淳曰："'知雄守雌'，是去健也。'不见可欲，使心不乱'，是去羡也。"拙聪明，如淳曰："'不尚贤'，'绝圣弃智'也。"去掉欲望与聪明，使形神都处于平静的状态，才能长寿。关于形神之道，司马迁阐释道："凡人所生者神也，所托者形也。神大用则竭，形大劳则敝，形神离则死。死者不可复生，离者不可复反，故圣人重之。由是观之，神者生之本也，形者生之具也。不先定其神，而曰'我有以治天下'，何由哉广。"（《史记·太史公自序》）这个道，就是道家所讲的清静无为，清心无欲。

3. 养心之二：寡欲

养心，要知"道"。但是，有的人知了"道"，却控制不住自已的强烈欲望，陷入灾难的深渊。因此在知"道"的基础上，还应该强调"寡欲"。《孟子·退心下》载："养心莫善于寡欲，其为人也寡欲，虽有不存焉者寡矣；其为人也多欲，虽有存焉者寡矣。"为了理解这段话的意思，可以参考上文，孟子说："说大人则藐之，勿视其巍巍然。堂高数仞，榱（cui）题数尺，我得志，弗为也；食前方丈，侍妾数百人，我得志，弗为也；般乐饮酒，驱骋田猎，后车千乘，我得志，弗为也。在彼者，皆我所不为也；在我者，皆古之制也。吾何畏彼哉！"

这里说当时许多得志者生活很讲排场，房屋高大，饮食讲究，侍者众多，音乐、酒宴、打猎、随从，都很奢侈。孟子说自己如果得志，就不这么做，都要按古代制度做。也就是说，没有那么高的欲望。

寡欲，不是无欲，而是少欲。道家提倡无欲，儒家提倡寡欲。朱熹注曰：“欲，如口鼻耳目四支之欲，虽人之所不能无，然多而不节，未有不失其本心者。学者所当深戒也。”程子曰：“所欲不必沈溺，只有所向便是欲。”朱熹的意思，人都有欲望，但是，如果不加节制，就会失去本心，学者应当深刻理解，引以为戒。程子的说法，所谓欲，不必整天迷在享受之中，只要一心想着享受，就是贪欲的表现。刘昼以“防欲”为题，来讲各种享受，“所以养生，亦以伤生”。这些能够满足物欲的美好东西都是双刃剑，可以养生，也可以伤生。孟子的话，就是说人要养心，最好的办法是寡欲。如果欲望少，不保存善性本心的会很少；如果多欲，能够保存善性本心的就会很少。寡欲，才能将所知的“道”贯彻于行动上。如果欲望很强烈，即使知“道”，也控制不住自己炽热的欲望，而陷入贪欲的深渊。

问过百岁老人钟敬文先生（1903 年 3 月 20 日—2002 年 1 月 10 日）长寿有什么秘诀，他告诉我，欲望不要太多，就是不要太贪。钟先生所讲的“欲望”和“贪”，不但指钱财、物质利益，而且也包括精神方面，如荣誉、地位等。20 世纪 80 年代中期，曾经有一些非常出色的学者，为了赶出成果而累死，其中有钟先生的学生，是很可惜的。因此，寡欲与知道是相辅相成的。真正知道的应该自觉寡欲。只有寡欲，才能遵循道而不违背。

中医学里还有许多关于保养身体的理论，最重要的恐怕就是关于平衡理论，阴阳平衡，五行协调。包括膳食、营养、内外、动静、情绪诸方面。膳食方面，不能过饥过饱，还要精粗结合，不偏食，不挑食。专挑精的吃，又吃得过饱，有害健康。肥肉厚酒，是烂肠之食。是药三分毒，无病乱吃药，追求长生、保健，而服各种补药，经常危害健康，这叫“以养伤身”。

西方讲“生命在于运动”，如果只注意运动，而不注意保养，也会出毛病。劳逸结合，充分休息，才有利于健康。懒于运动，当然对健康也不利。“动静等观”是对的，华佗发明的五禽戏就是针对知识分子运动少而创造的，以补其运动不足的缺陷。中医学非常重视情绪对健康的影响。《内经·五运行大论》有所谓“喜伤心，怒伤肝，思伤脾，忧伤肺，恐伤肾”，情绪过激会伤害脏腑，脏腑出了毛病，就会导致各种病症，影响健康。以上各种表现多与欲望有关，特别是情绪过激往往产生于多欲，真正寡欲的人，情绪都比较平和，就不容易过激。

总之，正如孟子所说：“养心莫善于寡欲。”寡欲是养心的一项重要原则。

4. 养心之三：行义

汉代董仲舒认为人天生的就有好义与欲利两种心理。他说：“天之生人也，使人生义与利，利以养其体，义以养其心。心不得义不能乐，体不得利不能安。义者心之养也，利者体之养也。体莫贵于心，故养莫重于义。”（《春秋繁露·身之养重于义》）义与利都是人所需要的。义可以养心，利可以养身。身与心比较，心更重要，因此养心的义也比养身的利更重要。例如，历史上如孔子的学生原宪、曾参、闵损等人都是很穷的人，生活不富裕，但他们都有高尚的道德，别人都羡慕他们。他们自己也都很乐观，精神很充实。正如《新语·体行篇》所说：“贱而好德者尊，贫而有义者荣。”另一些人，身居高位，享受荣华富贵，却不肯行义，甚至做伤天害理的亏心事。“大无义者，虽富不能自存。”“虽甚富且贵……莫能以乐生而终其身。”《新语·体行篇》他们虽然物质丰富，心里却不踏实，精神空虚。他们或者死于犯罪，或者死于忧愁。又如《新语·体行篇》所说：“尊于位而无德者黜，富于财而无义者刑。”总之，他们都不能安乐地生活一辈子。董仲舒经过论证以后，得出结论说：“义之养生人，大于利而厚于财也。”（《春秋繁露·身之养重于义》）义，对于养身比财利都更重要。实际上是说，人的精神需要超过物质需要。极端地说，人没有饭吃，就要饿死；没有衣穿，就要冻死。在这种特殊的情况下，物质对于生命来说比什么都重要。但在一般情况下，人的精神状态对于健康却是非常重要的。

《光明日报》1996 年 11 月 18 日刊登过一个消息：孙世贵在 1968 年冬的一天夜里，那是困难的岁月。他在洛阳火车站拉脚，忽然，火车站广场有一个妇女喊：“抓贼啊！他把我的钱包偷跑了！”一个家伙慌慌张张从孙世贵身边跑过去。后面一个解放军战士一边追一边喊：“抓住他！”战士跑到孙老汉跟前时，把一个包丢给他，说一声给他看着，就追小偷去。老孙在那里等了个把小时，不见战士回来，他就打开提包，里面有 90 斤粮票和 124 元钱，这在当时是很大的数字，贪心突然冒出，带着包拉着车跑 100 多里回家了。连吓带累就病了。从那往后，天天做恶梦，身子一天比一天瘦，吃药打针都管不住，一直拖了半年多。这患的是心病，药是没法治的。过了 28 年，孙世贵一家生活越来越好，大儿子买了汽车，要带他逛街，他坚决不去，怕见到解放军战士。在电视里看到解放军战士抢险救灾，就会难受好几天。有一天，解放军战士尚光远把孙老汉的迷失三天的孙子送回来，还给他买吃的、穿的。对孙老汉受到巨大震动。他再也睡不着了。他自己感觉做了一件老天爷不可饶恕的亏心事。孙世贵拿了自己不该拿的钱，伤天害理，做了不义的事，精神上一直不能安宁。这一事例充分证明了董仲舒关于义可以养心的问题。后来老汉在济南军区的操场包了一场电影给战士看，电影开映之前，老汉把这些话说出来，送电影算是赔罪，也摆脱了自己心上的多年抹不去的阴影。这是良心没有泯灭的表现，最终回头是岸，心灵得以解脱。

为此，董仲舒提倡：“正其谊不谋其利，明其道不计其功。”（《汉书·董仲舒传》）董仲舒从政治大局来考虑义与利的问题。他认为，现实是高贵的人贪得无厌，越富越贪利，越不肯为义，骄奢淫逸，违法害人。贫困的人越来越穷，没有“立锥之地”、“衣马牛之衣，而食犬彘之食”（《汉书·食货志上》）。过着悲惨的生活。这种两极分化，必然造成社会混乱。富者无恶不作，穷人只好落草为寇，社会秩序怎么能安定下来？富者利用自己所掌握的权力，与人民争利，人民怎么能争过他们呢？董仲舒反对当官的还搞什么副业赚钱，反对与民争利。他提倡以公仪休做榜样。

公仪休任鲁国相，他办完公事，回家，吃饭的时候，就问葵菜价钱，家里人说不要钱，是自己家种的。他听后很生气，说：“我们拿了俸禄，还要自己种菜，这不是夺了菜农的利益吗？”说完就到菜园里，把葵菜都拔掉。他有一次回家，看见夫人正在织布，他认为她夺了女工的利益，就把夫人休了。这是有名的“拔葵出妻”的故事。现在对于公仪休的看法有争议，认为能够参加劳动的国相夫人是多么好，不应该休掉。再说，即使犯了错误，也应该允许改正。而我们现在社会上一些干部夫人，劳动不参加，大家也没有要求她参加，但是，通过夫人贪污受贿的事，时有发生，一旦被揭发却说是夫人干的，不关首长的事。两相比较，不是也可以给人以启迪吗？公仪休任国相，有人投其所好，给他送鱼来，他不受。了解他的人说：“您不是很喜欢吃鱼吗？给您送鱼来，为什么不要呢？”公仪休说：“我收了鱼，以后当不成国相，就没有人给我送鱼，我就吃不上鱼了。我不收鱼，当着国相，可以用俸禄买鱼吃。一辈子有鱼吃。正因为我爱吃鱼，所以我不收别人送的鱼。”当时有人议论，认为公仪休真正会为自己打算，真正懂得珍爱自己。

董仲舒一辈子没有置自己的产业，只是研究社会问题和哲学理论问题，教学著述，终其一生。可以说是言行一致的人，实践自己信仰的人。关于“正其谊不谋其利，明其道不计其功”这句话，历代许多人有误解，以为董仲舒只讲道义，不讲功利。所有儒家没有不讲功利的。董仲舒也不例外。谊，就是义。“正其谊不谋其利”，就是说做事情，要考虑如何做才符合义的原则，不要谋自己的私利。或者说，做事情要考虑怎样才合理，不要考虑是否对自己有利。后来有些官员制订政策，不是从实际出发，而是从自己的个人利益出发，或者从自己所在的小团体的利益出发。那怎么能够做好工作呢？“明其道不计其功”，这个功，不是“立功不朽”的那个“功”，而是“贪天之功”，“急功近利”的那个“功”。做事情要按客观规律办，不要急于求成。现在有的官员，不是“为官一任，造福一方”，而是为官一任，造了一批纪念碑工程。为什么许多领导干部对教育不感兴趣，不想投资，也不去关心？因为抓教育不容易见效，是软工程。为什么有些人对建筑楼堂馆所特别感兴趣？因为那是看得见，摸得着的。可以夸耀于人前。至于当地人民生活提高了多少，对文化事业都做了些什么，全民的文化素质究竟提高了没有？没人提起。不重视教育的领导，不是远见卓识的领导。不抓教育而在那里抓纪念碑工程的干部，就是急功近利的干部。他们天天在那里“计”自己的“功”，至于“道”在何方，他们是不“明”白的。

义，就是适宜、合理的意思。当政者做合理的事才能得民心。按贾谊的说法：“民无不为本也……吏以为本。……吏以民为贵贱……吏以民为贤不肖。”（《新书·大政上》）官吏的评价应该以人民的意愿为准。为人民做了好事，心胸是坦然的。关于个人，实际上也有这样的问题，如果做了合理的事，自己心中认可的事，以后无论被误解，受迫害，遭冤屈，都问心无愧，无怨无悔。一生坦然自若，活得自在。如果做了不合理的事，勉强做了违心的事，一辈子心虚，不敢面对，怕人提起，或者被揭发，受处治、遭惩罚，后悔莫及。儒家的说法是：“仁者寿。”（《论语·雍也篇》）“多行不义，必自毙。”（《左传》鲁隐公元年）董仲舒的说法：“仁人之所以多寿者，外无贪而内清净，心和平而不失中正。”（《春秋繁露·循天之道》）夫妻都长寿的郭良玉在《人生杂谈》中写了一篇短文《仁者寿》，其中有一段话说：“试看那杀人越货的匪徒，贪赃受贿枉法的赃官，常有被捉住，被揭露而伏法死的，即便一时侥幸，没被捉住，没被揭露，也将寝食不安，不可终日，自然和多为善，不为恶，心怀坦荡，身心愉快的不可同日而语！”（《三论一谈》，新世界出版社，2001 年 9 月）长寿者的人生经验之谈，值得玩味！2005 年 95 岁的张岱年先生的长寿经验是：“任其自然，什么事都不勉强。”如何才能自然？一是有爱心，与人为善；二是不固执、偏激，因顺环境，入乡随俗，随遇而安。

这里所说的行义，也就是宗教家所说的行善。做好事，可以养心，养心有益于养身。总之，行义，行善，有益于健康，这比任何补药都更好。当今世界出现许多注重实力的霸道行为，不讲道义，正是“以强陵弱，以众暴寡，以智欺愚，以富制贫”的乱世。国内受大气候的影响，也流行急功近利的思潮，浮躁情绪不可遏制，伪劣之风上下劲吹。从官场、商界漫延到文化、教育界，危害当代，祸及子孙，此最为堪忧。束手无策，只好大呼，呼声软弱，无济于事，知其不可而为之，期望得到呼应，产生细微影响，亦可足慰平生。

二十一、长期服用速效救心丸，急救时是否还有效？

硝酸甘油属于硝酸酯类药物，用于临床已近一个半世纪，该类药物的主要药理作用是向血管内皮细胞提供外源性一氧化氮（NO），NO 具有提高细胞内 cGMP 水平和降低细胞内钙离子浓度的双重作用而使血管平滑肌舒张，它的主要治疗作用有：

（1）通过扩张冠状动脉缓解冠脉痉挛，增加整体心脏供血，改善心脏局部血流，减轻心肌缺血。

（2）该药常规剂量主要作用于静脉系统，大剂量时也可作用于动脉系统，通过血管扩张作用使回心血量减少及血管张力下降，进而周围血管阻力下降，心脏的前、后负荷减小，心肌顺应性增加，室壁张力降低，心脏总做功减少。因此心肌总耗氧量减少，左室功能改善尤其对收缩功能不全的充血性心力衰竭有良好的治疗作用。

（3）抗血小板作用：可以抑制血小板的聚集，从而起到抗凝血作用。

硝酸酯类药物，如硝酸甘油、消心痛等是治疗冠心病心绞痛的有效药物，但是长期服用可产生一定的耐药性，随着服用时间延长，耐药性也不断增加。所以，很多人担心长期服用速效救心丸也会产生耐药性，降低急救效果。

其实不然，速效救心丸是纯中药制剂，有效成分是从天然药材中提取的混合成分，而非西药的单一成分。经过20多年的临床应用，不仅未见有耐药性，而且随着服用时间延长，其心功能、血脂水平等会不断得到改善。据大量临床报道，服用消心痛第4周开始疗效下降，产生耐药性，而每日含服速效救心丸3次，每次6粒，第1周心电图即有明显改善，至第6周以后效果呈稳步上升趋势。故长期服用速效救心丸，急救时不会影响疗效。

那么，速效救心丸何时用于急救，何时用于长服？专家指出，秋冬、早春季节为冠心病的好发季节，从医学界研究报道来看，自每年的10月开始服用速效救心丸，至次年3月为止，每次4粒，每日3次含服，可大大减少心血管疾病的突发率，增加安全系数。一旦发生心绞痛、心律失常、胸闷、憋气等症状时，则含服15粒，必要时加量服用，则可迅速缓解症状，争取抢救时间。

二十二、国粹养心

我们知道，气是维持人体生命活动的根本，气足则血盛，无气则无力。演唱京剧最讲换气和用气，这本身就是对人体内精、气、神的培植，以增强真气运行，使阴阳调和，气力充足，身体健康。

另外还有一点很重要，就是演唱京剧的过程也就是气之运行中，紧与松、阴与阳相互调整的过程，它可以增强人体内血液循环，使体内组织细胞产生运动，体内新陈代谢率提高。

有道是气充沛则血行旺，气血通则百病除。在日常的练音中，唱腔中的吐字要求字音准确，急徐有致，抑扬顿挫，感情层次分明。行腔韵味要求“行如滚珠、托入云中”，使闻者清心悦耳，陶醉其中。除此以外，唱戏还可调整老人抑郁的心情。特别是京剧、评剧中的一些情节和唱段具有感染力，通过演唱可以解除压抑，提高斗志。

我国古代有不少以书画健身强体的名家名言，苏东坡云：“笔砚纸墨皆精良，亦自是人生一乐。”元代黄公望提倡“以画为寄，以书为乐”，陆游有诗言：“一笑玩笔砚，病体方知轻。”可见“书画延年”有一定的科学道理。

经常习书作画，能有真乐，能祛病延年。养生，首要之务在养心，心颐则体畅，体畅则身心俱安，而工于书画就能使人心态颐和，健康益寿。养心重在一个“静”字，写字作画，不“静”不能为，唯有“静”，方能怡情，方能养性。

书画艺术既是一种高雅的文化活动，又是静神安心、平衡身体新陈代谢的体育活动。人倾心于书画时，精神专注，不思声色得失，不想荣辱进退，烦恼远去，雅兴近前，身心极大放松，对人体起到很好的调节作用。此时肩臂、腕肘、腹背，甚至膝、臀、肌肉、关节等得到多方位锻炼。除此以外，还可调节呼吸功能，增大肺活量，使气血畅通，延缓脑和其他身体“零部件”的衰老，减少疾病。

从事书画，要在安静的环境下，以静谧的神情、愉悦的心境，构思作品的结构、立意以及运笔、用墨，在潜心静思中寻求艺术的灵感，孕育创作的激情。如心猿意马，心躁神乱，断然画不出好作品。

怡心养性之作画，莫若画“五君子”，“五君子”为梅、兰、竹、菊、松。用传统国画之法画“五君子”，如同中国传统医学上的五剂处方，可收到养心、安神、明目、理气、宽中、调理脾胃、增进饮食的效果。

早春来临，雪融冰消，春华初现，此时灵感忽至，提笔画梅，温暖处梅花清香四溢，沁透五脏六腑。画者往往解带松巾，在舒畅之中散去冬季心肝郁积之燥热，解瘀化闷，调理内脏机能，从而焕发生机。

兰花素雅，盛开期间满室香气袭人，花朵玲珑，长叶婆娑，令人心旷神怡。文雅风流入兰室，心平气和，精神抖擞，谓之“喜气画兰”。由喜而生乐，由乐而健体。

画界有“怒气画竹”的说法，遇烦心、不平之事，泼墨画竹。人怒，中气上逆，生火入肝。竹竿长叶茂，画者将怒气转于笔尖，纵横于宣纸之上，挥毫拉竿、顿节、扫叶，可于运笔生风之间发泄肝胆之火，排除胸中怒气，养肝护胆。故经常画竹之人，邪气不能侵其肝，脏腑和顺，身心自然无恙。

菊，华美灿烂，钢骨傲寒。秋深霜降，百卉留实，寸草结子。唯黄菊东篱被霜，繁花密蕊，使人看到一种不畏艰难，昂扬向上的气度和不屈不挠的精神。年事渐高之人，在画菊之中体会其风骨，不仅能得到一种特殊的美的享受，还能悟出一些世事哲理，平和心境。

松，壮而茂美，树龄长久，且不言松子食之延寿，松生茯苓食之润肺等，单说画松之人，其必须有凌高望远之气势、宽广无私之心灵感受，方能领会松之高洁品质、豪迈精神。在画松之中修得此种心性的大家，摒弃了狭隘心态，远离了利益纷争，与大自然融为一体，何愁不长寿哉！

“仙翁指下悠音清，乐友几上战乱兴，翻复观览详古今，青山白云远近明。”这首谜诗，各句打一物，谜底乃琴、棋、书、画。琴为“四艺”之首，古人的雅玩。

琴乐古悠，盛行于唐代。诗人对琴赋诗，雅兴无尽。摹写琴音，当为孙氏的《琴》诗最佳：“玉指朱弦轧复清，湘妃愁怨最难听。初疑飒飒凉风动，又似萧萧暮雨零。近若流泉来碧嶂，远如元鹤下青冥。夜深弹罢堪惆怅，露湿丛兰月满庭。”巧比妙喻，实为真切。

琴音雅赏，既可以怡情，亦可以养心。“琴者情也”。听琴而怡情，令人心驰神往。韦庄的《听琴》诗这样写道：“满匣冰泉咽双鸣，玉音闲淡人神清。巫山夜雨弦中起，湘水晴波指下生。蜂簇野花吟细韵，蝉移高柳迸残声。不须更奏幽兰曲，卓氏门前月正明。”这真是：琴音在耳边，画面浮眼前。

诗人以“声”现“景”，借“景”拟“声”，故有声情并茂之谓也。“琴者心也”。学琴而养心，使人心平气和。孟郊有《学琴》一诗为证：“学道三十年，未免忧死生。闲弹一夜中，会尽天地情。”妙哉！琴音道破天机，不学而自悟。还有白居易的《夜琴》诗日：“调慢弹且缓，夜深十数声。入耳淡无味，惬心潜有情。自弄还自罢，亦不要人听。”这就叫自在得意，琴声和心声乃融为一体。

伯牙抚琴，子期知音。谈古说琴，别有一番情趣。今人欣赏古琴，发怀古之幽思，以沟通古今人心，何其雅致也！

“一曲起于古，几人听到今。”琴音雅赏，使人们忙里偷闲，自得乐趣，乃精神养生之上乘也。

胸中乾坤大，脑里河山阔，无我忘我，专心致志，能以仁人之心拥抱生活，这正是许多琴棋书画爱好者耄耋之年，仍乐观健康的重要原因。

花香宜人，赏花益健康。中国民间早就流传许多谚语，如“花中自有健身药”、“种花长福，赏花长寿，爱花养性”、“常在花间走，活到九十九”等等，说明了以花为伴的人有益健康长寿。

“以花为伴寿自长”，长年置身于花的世界，这些地方空气清新，负离子积累也多，使人清幽高洁，使人感到温馨缠绵。花的各种色调，从视觉上给人以纯洁、高雅、愉悦的感觉；错落变化的花枝，给人一种视觉空间的活泼美感。幽幽花香，更能改善环境，调节生活，有益于身心健康长寿。栽培花卉，既有助于健身，又可陶冶性情，增添生活乐趣。

让鲜花常在你左右，有什么烦恼和忧愁，一旦步入花的世界，花香沁人心脾，你的忧愁就会烟消云散；当你怒火中烧时，来到鲜花丛中，得香气袭人，你会马上心平气和。现代科学证明，花卉是天然的“芳香制造机”。以下是几种常见花卉对健康的益处：

荷花和水仙花的香味使人感情温顺缠绵；紫罗兰和玫瑰的香味使人身心爽朗、愉快；天竺葵的香味能镇静神经和消除疲劳；康乃馨的幽香有“返老还童”之妙，唤醒老年人对自己孩提时代纯朴欢乐的回忆；柠檬香味可驱赶睡意，使人思路清晰；梨花的香味可使人潇洒丰神，沉静淡泊；栀子花的香味能激起人奋发向上的激情；茉莉和丁香的香味可以使人感觉轻松、文静；桂花的香味沁人心脾，使人疲劳顿消；金银花的香味有明显的降压作用。

花香能治病，中国古代就掌握了以花香治病的方法，秦汉时的《神农本草经》中就有用花卉治病的记载：东汉神医华佗曾用绸布制成小巧玲珑的香囊，里面装上香草、丁香、檀香等，悬挂室内，用于治疗肺痨、吐泻等疾病；明朝李时珍在《本草纲目》中记载了数百种花卉的功能，到了现代，花香疗法已经引起了世界各国的重视。人们在紧张的工作之余，常乐于徜徉花木之间，尽情欣赏花卉的色、香、韵、姿，以悦目怡神。研究园艺养生的学者专家认为，多种慢性疾病患者能够从种植花卉中得到不少益处。

二十三、太极拳与养心

《周易·系辞下》：“是故易有太极，是生两仪，两仪生四象，四象生八卦。”气运动而分阴阳、由阴阳而生四时，因而出现天、地、风、雷、水、火、山、泽八种自然现象，推衍为宇宙万事万物。以S形为运动轨迹所形成的太极阴阳符号，乃中国传统独特的时空宇宙观的象征，对比古埃及金字塔的封闭符号，古希腊巴底农神庙的神性和肃穆，可以看到中西思维模式有何等的差异。

太极，在汉民族的传统审美中，S形的演变代表了对于意象深层次，对艺术表现深层次的追求，其间蕴含了中国传统艺术那般不羁的自由精神，也才使中国传统艺术不断地突破儒家思想文化束缚而走向自然。

薛延平老先生首创太极医学，强调阴阳，没有了阴阳之理，就没有了中国人看待万事万物的参照系了。什么是阴阳，中医经典《素问·阴阳应象大论》中对此做了明确阐述：“阴阳者，天地之道也，万物之纲纪，变化之父母，生杀之本始，神明之府也，治病必求于本。”从中医的角度来看，把握了阴阳之道，不偏不倚，保持“中正安舒”，就能“治病必求于本”，就能“圣医治未病”。

太极拳、太极医学就是帮助我们实现这样目标的一种有效途径。太极拳是中华民族传统体育武术文化中特色鲜明的养生、健身之术，植根于中国传统文化的理论体系之中，它以独特的运动形式和丰富的文化内涵，深受世界人民的青睐。古人言：“人身有三宝，即精、气、神。”“精、气、神是人体之本。”

"善养身者，必宝其精，精盈则气盛，气盛则神全，神全则身健。"

太极拳运动对人体精、气、神有着良好的促进作用。太极拳运动有助于人体精的蓄备、气的滋养和神的调节，具有重要的养生健身、调节身心及保健功能。

练太极拳，练的主要不是拳脚功夫，而是头脑中、心灵中的功夫。如果说以智胜力，恐怕还是说得浅了，最高境界的太极拳，甚至不求发展头脑中的"智"，而是修养一种冲淡平和的人生境界，不是以柔克刚，而是根本不求"克"。脑中时时存着一个克敌对手的念头，恐怕练不到太极拳的上乘境界，甚至存着一个练到"上乘境界的念头"去练拳，也就不能达到这个境界吧。没有平和安静的心态练好太极拳是困难的，这是太极文化的特性。

太极的力量是巨大的、无限的。美国加州大学尔湾分校林欣教授是全美著名的生物研究专家兼生物研究院院长。在美期间，他进行了一系列以太极生命研究为课题的生物学实验，对陈式太极拳陈正雷老师的体能进行对比测试。一组为美国武术总会的受试者，另一组为陈老师自己，两组人员按照要求登自行车 5 分钟、练拳 5 分钟相对比，主要观察经络脉流变化清况，实践用的机器是全球最先进的测试仪器，据说全世界仅有三台，美国有两台，这台就是其中之一。数据显示，经过练拳意气运动的这一组经络脉流舒畅，数据值高，而另一组肢体运动者则经络变化不大。最后的测试结果表明，打太极拳不仅可以有效增强人体自身免疫力，而且，对人体健康和生命延续有很大的帮助。

太极拳是我国历史悠久的传统保健运动。它起源于明末清初，创编来源主要是结合古代的导引、吐纳气功之术和中国的阴阳五行及经络学说，吸取了明代武术名家及戚继光的三十二势长拳的一些特点，并以道教、太极八卦等理论为哲学基础。太极拳理论具有浓郁的中国传统文化内涵，它植根于传统哲学、中医学、兵法学、养生学、伦理学、美学等古典文化基础之上，并逐渐形成了以拳、哲、医三理为一体的文化理论体系。

太极拳是用中国古代的"太极"、"阴阳"和"天人合一"等哲学理论来解释拳理的拳术，它以掤、捋、挤、按、采、挒、肘、靠、进、退、顾、盼、定为基本十三势，其动作柔和、缓慢、轻灵、沉稳。太极拳的流派甚多，风格各异，但基本技法是一致的："虚灵顶劲；气沉丹田；松腰敛臀；圆档松胯；沉肩坠肘；坐腕舒指；尾间正中；运动如抽丝，迈步如猫行；动静有常，势势均匀，前后贯穿；绵绵不断。"这是太极入门的基本要求。

王宗岳在《太极拳论》中指出：太极拳是以"动静之机，阴阳之母，动之则分，静之则合"的变化为基础的，太极拳的关键在于阴阳、动静、开合等变化。太极拳在整个运动过程中自始自终都贯穿着"阴阳"和"虚实"，其主要表现在太极拳动作的每个拳式上都具有"开与和"、"圆与方"、"卷与放”、“虚与实”、“轻与沉”、“柔与刚”和“慢与快”，并在动作中有左右、上下、里外、大小和进退等对立统一的独特形式，这是构成太极拳的基本原则。

太极拳不仅在外在上有独特的运动形式，即：眼随手走，动作圆活，上下相随，处处带有弧形，人体重心在水平线运动。同时在内功上也有其特殊的要求，练太极拳时，首先要求精神若一，百虑俱消，物我两忘，人天相应，行云流水，要用意不拙力，意领身随，以气摧力，意识、呼吸、动作必须内外合一。为此，太极拳在内是意气运动，而在外则是神气鼓荡运动，也就是说太极拳既要练意，又要练气，这种意气内外兼修的运动特点就是太极拳的精华所在。

此外，练太极拳时，在全身放长和顺逆缠丝相互变换之下，动作要求表现出能柔能刚，富有弹性；动态要求有快有慢，快慢相间；力量要求有柔有刚，刚柔相济；立身与动作要求以腰为轴，尾闾中正，虚中有实、实中有虚，开中寓合、合中寓开，只有具备上述条件，太极拳才能充分发挥它的特殊作用。

太极拳在技击上具有独特的功能，它以“静如山岳，动如江河，蓄劲如开弓，发劲如放箭、极柔软然后极坚刚”（王宗岳《太极拳论》）、“四两拨千斤”之势和虚实相间、动静分明、刚柔相济之道，能以轻制重、以慢制快、克服自然，还制别人之身，达到知己知彼、知机知势、后发制人的劲力最高境界。综上所述，太极拳以它独特的心静体松、呼吸自然、轻灵沉着、圆活连贯、上下相随、虚实分明、柔中寓刚、以意导动、内外合一、神形兼备的运动特色以及柔和、缓慢的运动方式，对人体不仅具有良好的强身健体、防病祛病、延年益寿的健身功效，而且还具有陶冶性情、修身养性和独具特色的技击功能。

掤劲是母劲，这个比喻用得好。母与子是分不开的。它强调了掤劲在技击中的地位高于一切。事实证明，子劲都是从掤的母劲演变出来的。学者若掌握了掤劲，并能巧用之，既可以防守周密，又能进攻得机。

因此，评价太极功夫的优劣，必须看他运用掤劲如何。搭手巧用掤劲相接圆转，接换圈，劲不丢，能顺其势而走化，顺其势而击发。不管对方使用抓拿按推等方法进攻，都能随心所欲，顺其自然，此功夫为上层。

拳论日：“浑身上下处处有掤劲。”总结了掤劲尤为重要。何为掤劲呢？“掤”顾名思义如双手掤物，下按上掤。它是利用离心力随外力相合、不丢不抗的粘贴之内劲。其动作为似松非松，柔中寓刚，灵活而又沉重，运用富于弹性和韧性的特殊内劲。

要知掤劲，应比较而求之。正确与错误各具特点。常见之病就是“丢”与力的内劲不能与彼劲始终相合。无意脱离为丢，有意脱离为内空引化。

"顶"指的是顶抗，拙劲滞猛，出太极阴阳图的轨为冲撞。盲目为顶抗，有意取中，为逼引。"掤"是巧用离心力与彼合拍的一种中庸之劲。能粘走相生，圆转自如，技击取胜，巧妙全在一圈之中。

怎样求掤呢？学者应辩证求之。要用太极阴阳之理去理解太极掤劲之奥妙。理论要与实践相结合，主观要符合客观。先以形求意，再以意导形。演练者要确定求掤之序，然后循序渐进求掤劲，这样才能事半功倍。

做到自我养成求掤的习惯。要有信念坚持不懈地刻意求掤。应懂掤含意，知掤的表现。同时，要增强掤的思维想象能力。

太极拳强调"以心行气"。心，意也。这是符合人体生命活动规律的。人的任何活动都离不开意念，无论是外部的造型，还是内部气流的调遣都必须受意识支配。若要演练太极拳，必须知道太极阴阳图。太极图既可表示无限的宇宙，又能表示人体的运行规律。太极图外面的形迹和里面所包含的精意，形象地体现在拳之上。也就是说，太极拳既有成形可见的套路，又有无形意会的拳理。这两者若不能有机地结合在一块，演练者就不会明白拳理是如何发于拳势，更不会懂得拳势的运动。实质上是运气和养先天自然之气的结合，求练太极掤劲。

演练者先练心，要平心静气，清除一切私心杂念，专心一意求掤劲。这样久练求掤，一定会达到高层次境界。

太极拳对人体精的蓄备主要表现在对"先天之精"的充实和"后天之精"的蓄养。从中医的角度来说，"先天之精"是享受于父母的生殖和遗传之精，"后天之精"是指人出生后，来源于饮食，通过脾胃运化功能而生成的水谷之精以及脏腑生理活动中化生的精气，经过代谢后的积蓄产物。"先天之精"和"后天之精"均藏于肾，又称肾精。

肾精对人体的生长发育、生殖、调节体内精液和排泄以及维持人体内精水代谢的平衡起着重要的作用。它是人体的基本物质，是人赖以生存的物质基础，因为太极拳运动要求上下肢动作要协调配合，以腰带动四肢躯干而使动作连贯圆活，腰是身躯运动的总枢纽，要"时刻留心在腰间"。如"云手"动作在手法上，如果没有腰的拧转，就不可能把"云手"的提才、掤、转、按等动作做好。同时在侧移换步时，如果没有松沉腰胯，就不可能使实腿更加稳定，虚腿更加轻灵，以实腿送虚腿。

因此，要使动作做到上下相随，绵绵不断，协调配合，其关键在于"活腰"。太极拳以"活腰"为主的运动形式，能不断地牵动着附在腰部两侧的肾脏，使肾动脉的血流量增大，肾血管正常生理供血机能得到改善，提高肾上腺、前列腺和胰腺等体内分泌腺的功能，促进新陈代谢的转换机制，有利于"先天之精"的蓄备。

“后天之精”有赖于饮食和脾胃的化生运输水谷精微。脾的生理功能主要表现在对水谷、水液的运化、吸收、转输和散布上，为化生精、气、血和津液提供足够的养料。故脾是人体“后天之本、气血生化之源”。由于太极拳动作的开合、起落、顺逆和直横等都是由不同的弧形路线构成，以迂为直的圆弧运动，柔缓均匀的速度和深缓细长的呼吸方式，对脾胃起到轻微缓和的按摩作用，帮助消化、吸收和流通。如变换步中的拗步、转腰、合胯、领膝和迈步等步法，可带动太阴经（脾）和阳阴经（胃）脉气上升，使三焦之气机通畅，促进中土运化水谷精微，为“先天之精”的蓄备提供养料，水谷精气的增加既充实了“先天之精”，同时又促进了津液的生成。

我们在太极拳的练习中，口中常体验到一种清甜稀薄的津液（唾液），唾既为肾精所化，咽而不吐，有滋养肾中精气的作用。所以拳家养生很注重唾咽之道。实践证明：练太极拳能提高唾液溶菌酶的含量和唾液中的免疫球蛋白的含量，人体溶菌酶含量的提高，有助于消化吸收，增强饮食，而免疫球蛋白含量的增加，有利于排除入侵的微生物的感染，有助于提高人体的免疫机能。

拳谚道：“外练筋骨皮，内练一口气。”太极拳运动对人体气的滋养，主要是后天之气（外气）的调纳和先天之气的摄取。中医理论认为，气在人体中占有极度其重要的地位，因为气遍布全身，既可用以催血，又可用以养血。如果血不足尚可暂生，而气不足则立陷险境。

太极拳有别于其他项目的特点是采用腹式呼吸，它要求动作与呼吸协调配合，动作的开为吸，合为呼，升为吸，降为呼；变换姿势为吸，定势为呼；讲究动作的柔缓、均匀、连贯、圆活和深、缓、细、长的呼吸自然配合。这种动作与呼吸自然配合的运动方式，有利于胸部舒展宽松，使肺活量增大，纳取自然界更多的清气“后天之气”。人气足也，有助于肺部的吐故纳新，加快血液循环，提高人体新陈代谢的转换机制。

太极拳运动对人体内气的摄取是通过调整人体的自然形态和改变呼吸方式来完成的。太极拳运动对身形有着具体的要求，“虚灵顶劲，尾间正中，气沉丹田”。虚灵顶劲，尾间正中即虚顶如悬，轻提百会，尾间正中不偏，百会穴与阴会穴一条直线，使任督二脉气机畅通，加快血液循环，以营养五脏六腑和四肢，而提起百会则保持身体中正，有利于气沉丹田。“丹田”即关元穴，是先天之气和后天之气汇聚处及全身经络的枢纽。气沉丹田，就能加快人体血液循环，保持气血流通，正如《太极拳使用法》中所说：“气能如丹田，丹田为气总机关，由此分运四肢百骸，以周全身。”

太极拳运动中腹式呼吸分为两层，即上层为胸式呼吸，下层为腹式呼吸。当上层外气由鼻呼出，下层的内气则反降入丹田；而当外气由鼻吸入，内气则反由丹田逼上，形成小腹一张一弛、一鼓一荡的虚胸实腹状态。由于腹式呼吸，膈肌的上下活动幅度加大，不仅改变胸腔与腹腔的容积，加大肺活量，使体内气体交换能力加强，而且同时也对胸腔与腹腔的脏腑起到按摩作用。从运动生理的机制来看，当膈肌从吸气开始即收缩直到呼吸完全放松时，缓慢细长的深吸气使膈肌收缩占据了呼吸周期的大部分时间，使组织内线粒体的 ATP 分解为 ADP，产生大量的能量，这些能量一部分作为机械能消耗，而另一部分转化为能的特殊形式，成为经络和脏腑之气（内气）随血脉运动全身。实践证明，长期采用腹式呼吸，对于消除肝脏瘀血、改善内脏器官功能、保持气血畅通、提高人体新陈代谢的转换机制具有良好的促进作用。

神，从传统医学的角度来说，有狭义和广义之分。狭义的神是指心所主的神志，即人的精神和思维活动。而广义的神是指整个人体生命活动的外在表现，如精神焕发、目光炯炯有神等等。太极拳运动对人体神的调节主要表现在心理和生理两个方面：一是在心理上对精神意志的自我调节，避免情感过分刺激，修心养性，达到保健强身的目的；二是在生理上通过意识活动来调节中枢神经系统以达到健脑和延脑的目的。

从心理上来说，太极拳是通过以“意”为基础的心志活动来带动形体动作，达到精神意志的自我控制。

一般来讲，太极拳要求在练功前要洗心涤虑，排除杂念，以人的意志来抵御外界环境的不良诱惑和克服内部情感的刺激，使注意力高度集中，心静如水，达到万事皆空的境界。在运动过程中同样要求用意志来驱除各种干扰，把注意力集中在意念之中，同时去感知和校正人体四肢在完成动作中的时空位置，以保证动作的规范性。太极拳运动中的这种意识心理活动，使人体在知觉和记忆中对新旧信息进行比较、选择和加工，一方面保证了对新的信息做出反应，出现愉快的心境，而另一方面则抑制和改变了原有不良信息的传入冲动刺激，从而改善人体紧张、忧郁和烦闷的心理，使紧张的情绪趋于稳定。

中国科学院武术协会科研组的研究结果表明，长期练太极拳的人，当人的大脑进入以 α 波为导的同步化有序状态时，α 波功率增加几培，使人达到一种高度宁静的觉醒状态，神态清晰，注意力集中，记忆力增强，精力旺盛。

在生理上，太极拳强调的松、静和自然要求，正是对人体不良情绪引起生理反应的良好自我调节。在当今社会，“文明病”的产生主要是大脑过度紧张疲劳，肢体过于闲懒所致。在市场经济体制下，由于竞争给人们带来了诸多的压力。现代生活节奏的加快和工作效率的提高，常常使人的心理处于紧张状态，人体大脑皮层的高度兴奋，容易导致交感神经的过度兴奋，肾上腺素分泌增多，副交感神经兴奋性相对减弱，大脑神经系统兴奋与抑制交替功能的失调，不利于正常的生理要求而影响健康。

太极拳强调的松、静和自然的运动特点，能把人的有机体引入一种“轻松”自然的反应状态。这种状态，不仅能为中枢神经对机体的机能进行自动调整创造有利条件，而且能向高级中枢神经系统传递良好的信息冲动，抑制原先发出兴奋的神经元和其他神经元的活性，减弱或中止其反射活动。太极拳的内外结合、上下相随、势势均匀、全身协调和绵绵不断的运动特点，有助于中枢神经系统兴奋性的广泛扩散，促使胰岛素的分泌递质，抑制了下丘脑情绪中枢的兴奋性和交感收缩血管中枢的紧张活动，中止脑垂体不断发出的电化信号和脑垂体分泌肾上腺素及去甲肾上腺素等递质进入血液，从而加速推动血液循环。

中国科学院对长期坚持太极拳运动的科技人员进行心电图普查，从心电图普查的各项参数分析表明，太极拳的健身功能具有明显的优势，其表现在改善心律不齐、传导阻滞等症状，以特有的方式促进血液循环和刺激心肌传导，预防心脏的各种疾病发生，有效地调节人体内脏的自律活动及提高肺活量等方面较为显著。

太极拳是中华民族传统的养生健身之术，它植根于中国传统文化的理论体系之中，具有浓郁的中国传统文化内涵。太极拳以它独特的运动特色及柔和、缓慢的运动方式和“以心行气，以气运身”的锻炼方法，对人体不仅具有良好的强身健体、防病祛病、延年益寿的健身功效，而且还具有陶冶性情、修身养性和独具特色的技击功能。

太极拳之所以能健康，在于它有内外兼修、身心俱练之功。在内者有稳静安舒的养心性之灵。在外者有呼吸深长以助气血之行。以性灵则能觉察事务，气血行则少生疾病，且其运动和缓可壮筋骨，举动稳静可养脑筋，如持之以恒而身不健康者未之有也。太极拳运动通过对人体精的蓄备、气的滋养和神的调节的不断生化，能使人练精化气、气化成神、神能聚气、气能生精，从而加速人体的新陈代谢，增强人体抵御疾病的能力，延缓人体衰老进程，提高人体生命力。

练太极拳要改变思维、改变观念。以常人的思维，以常人的观念很难领悟到太极拳的特性，通俗说，要逆向思维，才能练好太极拳。

太极二字引申到拳种，就是要最大限量地在人的肢体上体现出一种极致性的相反相成状态——一种既冲突到极致又调和到极致的状态。它实际是对习拳者的严酷限定，是对人的身体宏观调控及自组织能力的一种高标——一种无情衡量和考验。

太极拳与其他所有拳种的区别，它的高精尖难处，就在于它的名称上，它的“立名定义”的哲学背景上。用现象界无所不包的宇宙法则“太极”来命名拳种，表面在最基础处、最低层面，拥有最广义的普适性、群众性，实质在最高层次、最极限处又制约着人的终极能力。固然一切拳种欲精都难，但太极拳似乎尤其难。其他拳种也讲矛盾统一劲、十字争劲，但唯有太极拳要求得更彻底全面；其他内家拳也讲内外双修的重要，但只有太极拳更强调“十年太极不出门”。

具体说来，它要求太极拳练习者在一种动态平衡的运动状态下，竭力体现出四肢与躯体整体性的身手反称、斜正互参的二律背反：既能体会到行拳时身体各个部位细腻微妙的冲突转化劲，又能保持住在走架时身体重心点的平衡、拳势在极限处的稳定。它所要求的对称性程度之高，确实为其他拳种所罕见。按物理学对称性更高的事物更美、更平衡和谐的原则，真正修练有成的太极拳家，理应在健身、技击、表演三个层面上较之其他拳种更能显示出整体的优势。

太极拳有其自身的运动规律和运行轨迹，人类有人类的运动规律和运行轨迹。因为人类的主观、主动随时表露出来，这种主观和主动是人类习惯性的生活规律。人类活动跟太极拳活动是不相容的。

要习练太极拳，人类要放弃人类的运动规律和运行轨迹，服从于太极拳的运动规律和运行轨迹，不能主观、主动。练拳应用减法练拳，应被动练拳。减法被动练拳并不复杂，操作并不麻烦。练拳中，手的动作越少、越小，方可体验到太极拳的真谛。因为太极拳有“太极不用手，手到不要走”、“太极无手”之说。

主动、主观永远练不好太极拳。减法被动习练太极拳是太极文化之特性。太极拳的平衡是美的，美是和谐的、魅人的。但太极拳中的矛盾、冲突，更是奇异之美，高阶之美。我们评价衡量一个太极高手的高下轩轾，不在他的自我标榜、自我确证，也不全在他外化出来的协调性、灵敏性、爆炸劲、螺旋劲……而在他是否在现实生活中，做到了“人拳统一”。自觉将“太极精神”——太极拳在高度矛盾中体现出的超然化境贯穿到自我的全人格，引领自我的全人格。真正的太极大师永远只属于那些旷世奇才。那些超越了个体生命、世俗名利，对生与死，爱与恨，善与恶，美与丑最富敏感的人；那些对万有的差别和矛盾，以及神秘临界最具穿透力并高蹈于两极巅峰的人。

二十四、笑与心脏

据说清代有一个县官，整日愁眉不展，郁郁寡欢，寝食不安，曰趋消瘦，多方求医服药均未见效。后打听到一位名医医术高超，便前去诊治。名医经四诊检查后，严肃地说：“你患的是月经不调。”县官闻之，大笑一场，拂袖而归。以后每逢人提及此事，总要捧腹大笑一次，病就在不知不觉之中痊愈了。这时他才恍然大悟，再次登门拜访名医。名医曰：“你患的是郁心病，要治此病，没有比笑更好的药了。”

莎士比亚说："如果你一天中没有笑一笑，那你这一天就算白活了！"

著名生理学家巴甫洛夫说："乐观是养生的唯一秘诀。"

法国一位名叫亨利·路班斯坦的博士劝告人们说："从自己的健康考虑，不应当放弃开怀大笑的任何机会。"

著名作家冰心说："对我来说，保持健康的方法，不是讲营养、吃补药，而是一句话：在微笑中写作。我写了一辈子，虽然年纪大了，但从未停笔，心情总是乐观的，写作使我增加了旺盛的活力。"

百岁艺术大师刘海粟也有自己的亲身感受。他说："我没有什么特别的养生之道，最重要的是做人要宽宏大量，豁达乐观，宠辱不惊。只有这样，自然就会随遇而安，心旷神怡了。"

名人们的这些话是耐人寻味的！

笑有益健康，笑能陶冶情操，笑能延年益寿。我国古代医学文献《黄帝内经》说："百病生于气……喜则气馁。"唐代医学家孙思邈在《摄生咏》中也说："安神宜悦乐，惜气保和纯。"清代名医叶天士说得更明白："心胸常开阔，年岁活一百。"

据研究人员发现，每天放声大笑可能对心脏有好处，因为像运动一样，大笑能使血管更有效地工作。另一项研究发现，抑郁会增加心力衰竭病人死亡的风险。这两项研究证明了心理因素对健康的影响。马里兰大学医学院的迈克尔·米勒说："我们不是建议人们大笑而不运动，我们建议大家经常放声大笑一下，1 周 3 次，每次运动 30 分钟，每天大笑 15 分钟可能对心血管系统有好处。"

米勒和他的同事们对 20 名健康的志愿者放了两段电影，一段搞笑，一段压抑，然后测试他们血管的功能，研究人员特别检查了血管内壁，发现在看完压抑的电影片段之后，20 名志愿者中有 14 人血流减少；但在看搞笑的电影片段并放声大笑时，20 名志愿者中有 19 人血流更通畅了。

研究人员在会上说，在大笑时志愿者的血流平均增加 22%，在压抑的血流平均减少 35%。米勒说："我们在血管内壁看到的重要变化与有氧运动的好处相似，且没有运动带来的疼痛、肌肉紧张等现象。"

心理学家们指出，在 20 世纪 50 年代，当时的人们平均一天大笑 18 分钟；90 年代的人们平均一天大笑的时间只有 6 分钟；现代人开怀大笑的时间还不到 50 年前的 1/3。追逐功利使得人们愈来愈缺乏幽默感。在充满着矛盾的生活中，人人都会遇到不顺心的事。

俗话说："笑一笑，十年少。"这句话是经过我们的先人们长期的生活实践而得出的结论。一个常带笑容的人能保持青春和健康；一个常常愁眉苦脸的人容易变得衰老和疾病丛生。

笑能消除烦恼、沮丧、紧张和不安，驱散各种忧愁情绪，从而减轻精神上的压力，减少心脏病和中风的发生。

现代医学家还认为，笑能够防病治病，因为笑是一种运动。欢笑时，人的呼吸运动加深、肺腑扩张，呼吸系统通过震动把废物清出体外。笑声中，胃的体积缩小，胃壁的张力加大，位置升高，消化液分泌增多，食欲旺盛，消化功能增强。在笑声中，人的心跳加快，血流速度也加快，面部及眼球得到格外充分的血液供应，因此面颊红润、眼睛明亮，容光焕发。更重要的是笑使烦恼顿时消除，内疚、抑郁等心情会随之得到调节，紧张疲劳烟消云散。

笑还能助长寿。日本学者冲正弘氏在印度调查长寿人时发现，这些老人都有一个共同的特点——爱笑。他说：笑是长寿人的性格，所以我国老寿星塑像一直笑容可掬。

他说："我见到那些长寿人都是开朗爱笑，热爱生活的。长寿人当有苦恼时便主动想办法发笑。"

在另一项研究中，杜克大学的杰维及其同事跟踪了 1 005 个心力衰竭病人，研究了抑郁对他们的影响。杰维说，有轻度抑郁的病人死亡的风险会增加 44%。他还说："抑郁的不利影响和长期死亡率的增加是独立于其他因素之外的，这些因素包括年龄、婚姻状况、心脏功能和心力衰竭的起因。约一半的心力衰竭病人会在确诊后的五年内死亡。我们相信，我们的研究发现了一部分死亡风险更高的病人。"

笑对肌肉、骨、关节都有很好的作用。德国一位生物学家说："笑一下需要牵动 13 块肌肉。"笑使面部肌肉、颈部及平时不大运动的腹肌增加运动量。"笑弯了腰"、"笑破了肚皮"，也是腹肌大运动量的锻炼。一次哈哈大笑，可以使膈肌、胸腔、心脏、肝和肺等运动器官受到锻炼。

笑可以加强心血管的肌肉运动，使血循环得到改善，脉搏加快，血输出量增加，满足机体氧气和营养的需要，使人面色红润、神采奕奕。笑声的一次突然迸发，可以使一个人的脉搏跳动从每分钟 60 次增加到 120 次。一旦笑声停止，人体的肌肉就会比开始笑时放松得多，心脏跳动和血压也会低于正常水平。

现代医学还证明，笑能使肺部扩张，肺活量增大，并可清除呼吸道里的异物。人们在笑声中常不由自主地做一些深呼吸运动，犹如做呼吸体操，同时帮助呼吸道分泌物排出，因而可以调节呼吸功能。

笑可使腹肌收缩舒张、增加胃肠蠕动并促进胃肠液分泌增多，增加食欲，帮助消化，促进新陈代谢。放声大笑是一种吸氧的过程，氧进入血液，促进了血液循环，同时净化了血液。

所以说，笑，实际上是神经系统、呼吸器官、胸部、面部及其他很多部位的肌肉在做运动。

日本《东洋经济周刊》2002年1月19日报道：笑甚至可以提高癌症治疗的效果。据说有两个癌症病人因爱开玩笑而经常开怀大笑，而大笑竟能激活患者体内攻击癌细胞的天然杀手——淋巴细胞。试验证实在听了相声大笑一番后，在血液检查中可发现淋巴细胞被激活、免疫细胞增殖。

挪威一个医学小组经过一系列的科学实验证明：3分钟的笑能抵得上15分钟的体操运动。法国的一位医生指出，人在笑时，嘴角和颧骨部位的肌肉将嘴和两眼向上提拉，这实际上是一种面部按摩，可以阻止面部线条下坠，保持青春面容。人开始笑时，有些部位的肌肉收缩，另一些部位的肌肉放松，脖子和背部不再弯缩，头痛和腰痛的症状很快就会减轻。亨利·路班斯坦博士还用形象的比喻说："笑是一种类似于原地跑步的良好锻炼方法。它可以使肌肉强壮起来，加强心脏的律动，可使血压增高和脉搏加快，支气管扩张，肺部换气加速。"这位医生还说，笑不仅等于给内脏按摩，而且也等于给小腹肌和胸大肌推拿。

现代医学、心理学研究表明，笑可以通过神经系统的作用给机体各部分以良好的刺激，使原来处于抑制状态的神经细胞重新活跃起来。还有一位法国医生说，人的笑由右脑额叶前部皮质控制，它同时也主管人的情绪。每一次笑，它就因受到刺激而使具有多种功能的激素产生，这对人体健康十分重要。

笑可以把消极情绪转变为积极情绪，良性情绪可增加脑中的内啡肽（与镇痛有关的内源性吗啡样物质），减轻疼痛，增进人际交往，交流思想，排除孤独，战胜病魔。

正如生物学家达尔文所说：笑是神经兴奋引起的情绪紧张得以释放的方法之一，它可以使精神上的刺激得到彻底的松弛，使精神心理平衡。所以，在生病或者是情感遭遇创痛时，听听相声，看看喜剧，讲讲笑话，经常保持乐观情绪，对早日恢复心身健康是非常有益的。

一副灿烂的笑容，一个看似简单的面部运动，除了可以提高大脑所需的氧气和营养素，还能够改变情绪。当我们感受压力时，我们体内自主神经系统的交感神经部分便会活动。这时，肾上腺素会被释放，心跳增加，血压上升，呼吸急促，血液再被分流至脑、心脏与肌肉。当皮质醇被分解出来，便会使血管容易梗塞，胃酸分泌增多，则消化功能减慢，令血糖急升。

心理学家肯·鲍威尔就曾在其专著中分析压力对人体所造成的影响。他指出，只要笑声一出，身体便会瞬间松弛下来，因它能抑制皮质醇与肾上腺素，化解压力所带来的祸害。

笑容，给人一种阳光的感觉，又可以解愁绪，无疑多多益笑在人们的生活中占有重要位置，因而笑活动和笑的事业也蓬勃发展起来。

国外有的医生以笑作为治疗手段。在英国伯明翰成立了世界上第一个笑之诊所，伦敦米埃特大街设有一家笑俱乐部，俱乐部拥有许多知名的笑话表演者，听众可以买票进场。德国还有一家笑咨询公司，它可以帮助人们产生“理想的笑”。

据报道，英国伦敦有一个13岁男孩患了小儿麻痹症，由于他的心肌麻痹，呼吸受到抑制，不得不靠一种特制的金属背心帮助呼吸。一天，医生把这位小病人带到剧院看演出，滑稽演员的演技使得小病人笑得前仰后合。在大笑中，他的胸肌竟然又恢复了功能。虽然呼吸器的电流被切断了，他却在不知不觉中进行了20多分钟的自主呼吸。后来他在另一次观看戏剧表演中保持了40多分钟的自主呼吸。

美国心理学家卡津斯用笑起死回生闻名于世。他曾患了胶原病，而且曾经没有康复的希望，在病魔肆虐的时候，他强迫自己笑口常开，终于不仅恢复了健康，甚至还恢复了工作。

巴西电话局设有一个专门播放笑话的电话，人们在工作之余，只要拨一下专用电话号码，便可听到令人捧腹大笑的笑话，使人顿觉疲劳尽消。

保加利亚的卡尔洛市有一幢笑展览馆，馆内陈列着两万多部世界著名画家幽默及讽刺作品，还有许多奇形怪状的假面具，展览厅内有各国幽默名家的照片、作品手稿及其雕塑等。参观者进馆参观会笑口常开。

加拿大还为老年人设有“笑节”，将进入夏季的第一天，即6月21日夏至日定为“笑节”。在笑节期间，滑稽明星到老人院义演，书店里摆上幽默书刊专供老年人选购，子女们放下工作，回到年迈双亲的身边，电视上播放的全是令人捧腹而笑的节目。

日本有的地方也定有笑节。期间，人们举行盛大的节日游行和欢乐的游艺表演，尽兴狂欢，直至深夜。

德国每年定期举行笑比赛。这是一项很奇特而有趣的比赛，其项目有微笑、苦笑、含笑、开怀大笑、冷笑、讥笑，还有间歇笑、特异笑、自选笑等。参赛者的成绩以“哈”为单位来计算。

近年来，美国医疗界兴办了一些笑医院、笑诊所，对病人进行笑护理，医务人员采用各种幽默和滑稽手法来刺激病人发笑。美国一家医院还规定每个病员每天必须大笑6分钟，以达到使病人早日康复的目的。

印度一位名叫丹·卡塔里亚的医生创立并在全印度开设了150余家“欢笑诊所”。他把笑当药来卖，专治心情压抑等心理疾病。他鼓励人们每天开怀大笑一次。他还在美国、法国和德国设立了“欢笑俱乐部”。瑞士国会也同意他在瑞士开设“欢笑诊所”。

此外，研究亦显示，精神性神经免疫学与笑本身也有莫大关系。原来，当被压抑着的愤怒影响免疫系统的自然运作时，笑声和喜悦能发挥支援之作用。加利福尼亚大学医学院李伯嘉博士发现，笑能刺激免疫系统制造白色T细胞，对抗感染，减低皮质醇、肾上腺素和荷尔蒙的增长。

若这个学说的讲法得以充分的证实，笑便是一个防御疾病（如痛症）的最佳途径之一。美国心理学权威约翰·莫泰尔博士指出，当大脑接收到压力警报，部分神经网络即会面临负荷过量之危机。大脑可发出讯息令我们产生有形的行为举动。或传送讯号至发声部分把愤怒宣之于口。然而，如无上述反应，压力讯号便会自中枢神经系统转至免疫系统。因此，部分医生指出，若此等情况重复发生，很可能会引发癌症，破解关键在于一笑。

用笑来治病！许多国家的医生在这方面已做了许多工作，英国著名化学家法拉第年轻时，由于长期从事繁忙的科研工作，经常头痛失眠，多方医治也没有效果。有一次，一位著名医生给他检查后，开了一张处方，上面写的不是药名，却是一句英国谚语“一个小丑进城，胜过一打医生”。法拉第拿到处方后，细细琢磨，悟出其中奥妙。从此，他常利用业余时间去看喜剧、滑稽剧和马戏表演，每次都是大笑而归。久而久之，他的病好了，健康地活到77岁，在化学等领域为人类做出了杰出贡献。

当然，对老年人来说，笑应当掌握适度，情绪激动，过度大笑，除可增加胸腔压力，影响心脏正常活动外，还可使血液中儿茶酚胺等物质增加，引起心跳加快，血压突然升高，诱发心绞痛、心肌梗塞或脑溢血等甚至猝死，这是应当引起注意和重视的！

第二节　病后康复

十多年来，我国各地多次人群抽样调查证明血清高胆固醇、低HDL－C是冠心病发病的主要危险因素；我国膳食总脂肪（21%—30%）和饱和脂肪（6%—8%）虽明显低于美国，但人群膳食饱和脂肪酸及脂质分值对血清胆固醇的作用强度不低于美国；我国男性吸烟率（61.01%）与西方人相似或更高，说明膳食高脂肪，特别是高饱和脂肪酸，吸烟是冠心病的主要危险因素。

我国二次大规模成年人高血压抽样调查显示：高血压发病率北方高于南方；钠盐摄入过多可能是我国最重要的血压增高因素；大量饮酒是高血压病的另一危险因素。有调查结果显示：脑力劳动、精神紧张、肥胖、吸烟、饮酒（白酒1两/日）、高盐摄入、高胆固醇血症、高甘油三酯血症、有高血压家族史者，高血压发病率显著增高。

大量的证据提示，通过运动、饮食控制和药物治疗改善血浆脂质和脂蛋白构成的措施对冠心病患者十分有益。这些措施的效果通过临床症状再次发作的减少以及动脉造影所示冠状动脉狭窄进度的减慢而得到证实。治疗效果通常依赖其实际降低脂质的能力。限制饱和脂肪酸和胆固醇但同时也可维持正常体重的饮食是脂质处理方案的主要组成。规律的耐力运动有助于控制体重、降低血浆甘油三酯水平以及提高高密度脂蛋白胆固醇含量。

营养方面的控制最好有注册营养师来加以指导。肥胖患者的减肥或糖尿病患者控制血糖则需要有特殊的营养措施。高血压和心衰患者建议采用限钠饮食。

吸烟可增加冠心病患者的发病率和死亡率，增加无痛性缺血、心律失常，提高血浆纤维蛋白原和促使冠状动脉的痉挛。心梗后患者如果能停止吸烟，其再次梗塞和猝死及死亡率的危险低于那些仍然吸烟的患者。

戒烟并保持戒烟是涉及心理和生理依赖的复杂现象。目前有许多戒烟方法，这些方法的效果各不相同，决定于烟民的性格。许多研究都得出下列几点重要的结论：

（1）绝大多数戒烟患者都是靠其自身的毅力获得成功的；

（2）综合性措施比单项措施更易获得成功；

（3）起初戒烟成功的患者又开始吸烟的人数很多，因此应该努力保持戒烟；

（4）医务人员是促进吸烟行为改变的强有力因素；

（5）应用含尼古丁的口香糖或药物贴敷剂的戒烟方法与行为咨询结合运用更加有效。

一系列对照性试验显示，尼古丁贴敷剂戒烟的成功率高于其他对照性的治疗方法。由于过量的尼古丁可造成不良心血管反应，特别是冠心病患者，应该使用低剂量的贴敷剂，并告诫患者在运用尼古丁贴敷剂治疗期间必须严格戒烟。由于绝大多数治疗中起初参加戒烟的患者1年后中止治疗的人占10%—40%，预防复发仍是一个值得重视的问题。只有坚持随访并向患者提供合理化的建议才是取得长期疗效的最佳措施。

参与心脏康复方案的患者通常具有心理问题。心梗后10%—20%的患者具有中度至重度的抑郁感，约50%—10%的患者表现出焦虑。心梗后大约有1/4的患者不愿恢复性生活，一半的患者的性生活减少。家庭和婚姻问题以及社会孤独感很常见。健康教育和咨询、心理治疗以及应激的处理可成功地改善冠心病患者的生活质量并减少他们的心理社会痛苦，尤其在恢复的早期。

在与心脏病做斗争的时候需要有一个健康的心理，才能使病人向好的方向发展，有利于恢复健康。由于心脏病病人病情反复，不定时住院，多会产生疑虑，或失去自信心，这就需要病人家属和医务工作者将治疗好转情况反馈给病人，尽量多地引导病人多想高兴的事，避免恶性刺激，影响病人的情绪。

在住院期间，不要将话题总是局限在病上，而让病人更多地了解他所关心的院外的事，满足病人获取信息的需求，减少病人的疑虑和焦虑心情。对于长期处于“病人”这一角色的病人应尽量为病人创造舒适、安静、安全的休养环境，稳定病人的心态。同时鼓励病人进行适当的运动，也可以安排一些适合于病人病情的活动，从而摆脱心理依赖，减弱或消除病人的“病人角色”的习惯性。

凡事得靠自己，不论家属或医务人员做得多么好，都必须自己来调整心情，正确对待疾病，了解疾病，遵从医师的安排，积极配合治疗，在思想上重视治疗，情绪上保持乐观的态度，树立治愈的信心，并且做好长期与心脏病斗争的心理准备，从而对健康的恢复起到积极的作用，把心情放轻松。真正地做到笑口常开，快乐常在，才能够更好地提高生活质量。

最后，还应该对参与心脏康复的患者进行抑郁或焦虑、性功能障碍、过度痛苦、压力和愤怒、与工作有关的问题、酗酒或药品滥用及依赖性以及缺乏社会支持等方面的关怀帮助。

一、玉屏风散加减在心脏病康复期的应用

玉屏风散出自《究原方》，录自《医方类聚》，药物组成仅三味：黄芪、白术和防风。主治表虚自汗，虚人腠理不固，易感风邪者。本方证由肺卫气虚、腠理失固而致，治当以益气实卫，固表止汗为法。

方中黄芪甘温，归脾、肺二经，“入肺补气，入表实卫、为补气诸药之最”，本方用之，取其善补脾肺之气，“待脾气旺则土能生金，肺气足则表固卫实”，用为君药。白术甘苦而温，专入脾胃之经，为益气健脾要药，助黄芪培土生金，固表止汗，用为臣药。芪、术合用，补中焦以资气血之源，既可补脾胃而助运化，使气血生化有源；又能补肺气而实肌表，使营阴循其常道，如此则汗不致外泄，邪亦不易内侵。风邪袭表，理当祛之，然腠理疏松之人，发汗又虑其伤表，故本方佐以少量甘温不燥，药性缓和之防风走表而祛风邪，因其乃“风药之润剂”，且与擅长补气固表之黄芪相伍，黄芪得防风，则固表而不留邪；防风得黄芪，则祛邪不伤正，二药配伍相使相畏，使风邪祛而又不伤表，腠理密固又不留邪。

上述诸药合用，补中兼疏，散中寓收，表虚自汗之人服之，能益气固表以止汗泄；体虚易感风邪之人服之，能益气固表以御外邪。

实验表明，提前灌服玉屏风散，可以预防风寒刺激介导的小鼠胸腺萎缩，防止胸腺组织 cAMP 含量及 cAMP/cGMP 含量比值的升高和外周 T 淋巴细胞阳性率的下降，提示本方有良好的免疫调节作用，这为临床上运用玉屏风散调节体质虚弱患者的免疫功能、预防风寒感冒提供了依据。

病毒性心肌炎、心肌病、风湿性心脏病风湿活动一类病人，机体免疫力低，易受病毒侵犯导致病情反复而逐渐加重。故本方配用调和气血、清热解毒、清利湿热之品，有预防感冒、控制风湿活动、降血沉、改善体质、减少病情反复、促进康复的作用。本方有益气健脾、扶正固表的特点，近年来，该方被广泛地运用于治疗以体虚易感病人及免疫功能紊乱为主的多种病症。加减用于治疗因体虚易感导致病情反复加重为特点的一类心脏病，取得明显的效果，现选取焦某用本方治疗心脏病的案例。

病毒性心肌炎

倪某，女，25岁。1年前，诊断为病毒性心肌炎。1年来，反复感冒至心悸、气短、胸痛、迁延不愈，咽痛、低热、多汗等症状，时轻时重，反复出现。平常心率在80次/分左右，动则喘憋，心率在90次/分以上，不能坚持正常工作。心电图示：广泛ST段改变，频发室性早搏。来诊时：咽痛、低热、多汗、心悸、气短，动则尤甚，夜眠差，脉沉细，舌红少苔。

治宜滋补气阴和血，兼以清解余热。

方药：

生黄芪20克，白术10克，防风9克，太子参15克，麦冬10克，丹参15克，蒲公英30克，连翘15克，黄芩20克，龙骨、牡蛎各30克。

服药2周后，低热退，咽疼、心悸、气短轻。复诊时，上方减蒲公英，继服3周，诸证明显减轻。治疗在上方基础上减黄芩，加仙灵脾15克。连服3个月后，平时心率在74次/分钟左右，查心电图，室性早搏消失，诸证已不明显，一直未感冒，体力明显增强，并恢复正常工作。

风湿性心脏病，风湿活动期

赵某，女，38岁，风湿性心脏病，联合瓣膜病。半年来，反复感冒至心衰加重，心悸气短，动则尤甚，心率在90次/分钟左右，血沉居高不降，畏风、怕冷明显，无论白、昼皆头巾紧裹，厚衣在身，仍稍不慎则感冒。经强心、利尿、抗感染治疗效果欠佳，血沉仍波动在60—112毫米/小时。就诊时：患者头痛、多汗、畏风、气短、乏力、咳嗽清痰，并有夜间阵发性呼吸困难，舌红苔腻，脉细数。

益气固表兼以宣肺：

生黄芪20克，白术10克，防风9克，桑白皮30克，杏仁10克，葶苈子30克，茯苓30克，槟榔15克。

14帖药后，感冒症状好转，咳嗽消失，但患者血沉仍在78毫米/小时。治疗在原处方基础上，去桑白皮、杏仁，加当归15克、茵陈20克、薏苡仁20克、赤芍15克、生地30克、益母草30克、丹参30克。连服20帖，畏风、怕冷症状消失，体力明显改善，血沉开始下降为50毫米/小时。上方连服40

天，未再出现感冒，血沉恢复正常，心悸、气短减轻，心衰得到控制，并转外科行瓣膜替换术。

心脏手术后发热

王某，女，风心病瓣膜置换术后，低热3周（37.6—38℃），经西药抗菌、消炎等治疗发热不退。症见：倦怠，畏寒，自汗，怕风欲盖衣被，纳呆。脉沉数，舌淡暗。

治以益气固表兼调营卫。方药：生黄芪20克，白术10克，防风9克，黄芩15克，连翘15克，桂枝6克，白芍15克，生、炙甘草各9克，生龙骨24克，生牡蛎24克。

三副药后，热退，自汗、怕风好转。继服上方三副，精神、体力、纳食改善，出院。

心脏手术后病人以虚损为主，术后发热因素体阳虚，感受外邪；或治疗不当，卫气受损，营卫不和者，本方加桂枝龙骨牡蛎汤，取其益气甘温除热，亦收良效。

二、心脏手术前后的健康教育对患者早期康复的影响

心脏手术后3—7天是身体康复的关键时期，早期康复的目标是改善患者心肺功能和提高体能，恢复正常生活，重新参加社会活动。医院如果以系统的围手术期健康教育为手段，对心外科患者进行护理干预，将促进患者术后康复。华中科技大学同济医学院附属协和医院胡汉宇曾对实施心脏手术的患者60例进行分组比较研究。在手术前，根据患者的年龄、职业、文化程度、手术期望值、心理状况等情况制订护理方案，提供所需信息；请以前做完类似手术或出院复查患者讲述手术前后及配合治疗的感受；指导患者术前后进食易消化，富含蛋白质、糖、维生素、矿物质的食物；训练床上排尿及正确咳嗽方式，便秘患者多饮水和添加蔬菜水果或给予缓泻药物。

手术后，加强呼吸道及生活护理，预防并发症；鼓励术后或24小时顺利拔除气管插管的患者，于拔管后3—6小时进水，并给予饮食及营养指导。

1. 第一阶段（术后4周内）

持重：出院后6周以内病人应该避免持超过5公斤的重物。在6周以后可以逐渐增加持重量，最终达到个人所需要的程度。

开车：出院后4周内避免开车。避免上肢大范围的抗阻活动。

购物：可以，但应该有人帮助提物。如果没有人陪同帮助，购物应该在手术后8周以后进行。

其他活动：出院后可以用缓慢的节奏上楼、烹饪、使用洗衣机、整理衣物。可以进行轻度娱乐活动。作为乘客可以进行短距离旅行。步行从每次5分

钟开始，逐渐延长活动时间。出院后3周时，病人应该可以每次步行2 500米（约30分钟），每天2次。

2. 第二阶段（术后4—6周）

步行：继续保持。

家务：可以拖地，坐位熨衣、掸衣、铺床。

娱乐：可以恢复一定的园艺活动或类似强度的活动。

3. 第三阶段（术后6—8周）

可以恢复高尔夫球（从3—4孔开始），乒乓球、游泳、骑车、钓鱼等。注意活动量要循序渐进。

4. 第四阶段（术后8—12周）

家务：开始恢复吸尘之类的活动。

工作：可以恢复没有强烈情绪应激的办公室工作。

娱乐：可以恢复有挖掘活动的家庭园艺工作。

5. 第五阶段（术后3个月）

家务：吸尘，擦洗窗户、浴缸等，提重物。

娱乐：可以恢复较重的活动，例如种花、挖掘、除草等。

工作：可以恢复一定的体力劳动，但应该经过适应。

由于大多数心外科患者除要承受疾病本身的痛苦之外，还要承担巨大的经济和心理压力，术前会有恐惧感或各种顾虑，紧张的心理情绪直接影响机体的免疫功能，降低机体抵抗力。术前健康教育具有前瞻性，患者能在术前了解术中、术后可能出现的问题并掌握如何预防及应对，减轻心理压力。心脏病患者对健康知识的接受程度是与实施健康教育的方式直接相关的。对患者进行量化教育，内容全面，由浅入深，循序渐进，不易遗漏，经过这样教育的患者气管插管拔除快，下床活动时间早，说明系统化的健康教育能够帮助患者提高自理及自我护理实践的能力，主动咨询健康知识，积极配合治疗，有利于术后早期康复。

三、放松疗法辅助心脏病康复

人与自然的高度和谐状态，中国养生学称之为“天人合一”状态。因人体的内环境与其外环境均处于一种不断变化过程，故要达到此种状态，势必依赖于人体本身对内外环境（包括心理环境）刺激的调节能力，使人体能够主动地与环境保持平衡和协调。从功能而言，此种调节能力必须是双向的，既能使亢进而偏离正常的生理机能得以平抑，又能使低落者得以提高。中国古代心理学中所指的意念（ideal）类同于现代心理学的自我暗示。因为心脏受植物性神经调节一般情况下，自我暗示（或意念）对心脏功能虽然有一定的影响，但作用非常有限。如何从心理学和中国养生学的角度提高自我暗示（或意念）对心功能的调节，是一个具有重要意义和应用价值的。

松静是舞台，意念是导演，角色的性质则由意念的性质决定。放松包括的方法视觉—意象形象或视觉—意象抽象、呼吸运动、音乐、瑜伽、气功、太极、催眠术等。

治疗一般每次20分钟，选择安静、无干扰的地方。病人要求取舒适的坐位或卧位，宽松衣服，去除眼镜，全身放松，肢体对称。

基本步骤为：

（1）示意病人闭上眼睛，注意呼吸，于呼气时放松，并默念“放松”。

（2）逐渐将注意力集中于身体的不同部位，并逐渐放松全身的肌肉。一般从头开始，然后由颈至肩、臂、手、躯干、臀、腿和足。

（3）在病人呼气时可以重复单字、短语或声音以帮助病人排除杂念。可以集中注意力于某一颜色、场地或物体（如烛光）。病人也可以默念从10至1，反复进行。应该注意从多种方式中选择最适于该病人的放松方式。

（4）在治疗结束时，让病人缓慢睁开眼睛，休息数分钟，然后缓慢起身。

松静状态下默念心跳减慢倾向心率减慢，如果实验前心率比较快，则减慢效应更为显著，而且有伴随放松入静的时间进程呈现逐步降低的特点。松静前心率109次/分，放松入静下默念心跳减慢（历时1分钟），心率可下降至83次/分，1.5分钟后降至79次/分，此时，如再指导被试默念加快，30秒后，心率可增至100次/分，比前次心率升高21次/分。一般而言，人体从动态步入静态，由于副交感神经呈现优势，心率本能倾向减慢。

常年累月地进行这种锻炼，有医疗意义的良性意念会“固化”或“内化”到神经网络中，借此可长期发挥对心脏的调节作用。

松静中不仅通过肌肉（身）和精神（心）的放松，也通过了意念的专注（心）的作用以达到对心脏功能的调节。松静包括身心两个方面，一个杂念充斥的脑袋很难想象能有所放松和入静，因此排除杂念是松静的共同要求。另外，占体重约60%的运动系统的放松在这方面的意义是不可低估的，特别是人类。肌肉的放松不单纯是一个“身”的问题，也是一个“心”的问题，有人发现，当人处于全身肌肉松弛之下，可降低焦虑反应。因此，不可小看肌肉的放松。参与调控运动的神经结构涉及中枢神经的广泛区域，包括大脑皮层、基底神经节、小脑、脑干和脊髓。另外，自主神经中枢对躯体随意运动亦有一定的影响。因此，运动系统的放松必然导致这些脑结构的部分暂时“失业”，进入一种相对的静态。松静时可采用比站式和坐式更易放松肌肉及关节的卧式，以“一念”代“万念”。即使从没有进行松静方面锻炼的人，刚开始练习也会呈现不同程度的松静效果，保证了实验的顺利进行。值得注意的是，虽然松静本身对某些内脏疾病就具有一定的调理意义，但仅局限于这种状态，其疗效是有限的。松静状态只有加上科学的“意念”或自我语言暗示才能使疗效得到进一步提高。

四、急性心肌梗塞出院后注意事项

1. 第一阶段

在家可以进行坐位活动。可以缓慢上下楼，但要避免任何疲劳。尽可能避免客人来访。

个人卫生：没有特殊限制，但要避免洗澡水过热，也要避免处于气温过冷过热的环境。

家务活动：可以洗碗筷、蔬菜，铺床，提两公斤左右的重物，短时间园艺工作。

娱乐活动：可以打扑克、下棋、看电视、阅读、针织缝纫、短时间乘车。

需要避免的活动：提举超过两公斤的重物，过度弯腰、情绪沮丧、过度兴奋、应激。

2. 第二阶段

个人卫生：可以外出理发。

家务活动：可以洗小件衣服或使用洗衣机（但不可洗大件衣物），晾衣服，坐位熨小件衣物，使用缝纫机，掸尘，擦桌子，梳头，简单烹饪，提4公斤左右的重物。

娱乐活动：可以进行轻微的台上活动。

性生活：在病人可以上下两层楼或可以步行1公里而无任何不适时，病人可以恢复性生活。但是要注意采取相对比较放松的方式。在性生活之前可以服用或备用硝酸甘油类药物。在必要时可以先向有关医生咨询。国际上已公认适当的性生活对恢复病人的心理状态有重要作用。

步行活动：步行是目前国际上在心脏病康复中应用最广泛的内容。在这一阶段步行的水平为连续步行1公里，每天1次，时间为10—15分钟。

需要避免的活动：长时间活动，烫发之类的高温环境，提举超过4公斤的重物，参与涉及经济或法律问题的活动。

3. 第三阶段

家务活动：可以长时间熨烫衣物，铺床，提4.5公斤左右的重物。

娱乐活动：轻度园艺工作，在家练习打高尔夫球、桌球，室内游泳（放松性），短距离公共交通，短距离开车，探亲访友。

步行活动：连续步行1公里，每次15—20分钟，每天1—2次。

需要避免的活动：提举过重的物体，活动时间过长。

4. 第四阶段

家务活动：可以与他人一起外出购物，正常烹饪，提5公斤左右的重物。

娱乐活动：小型油画制作或木工制作，家庭小修理，室外打扫。

步行活动：连续步行每次20—25分钟，每天2次。需要避免的活动：提举过重的物体，使用电动工具，如电钻、电锯等。

5. 第五阶段

家务活动：可以独立外出购物（使用手推车搬运重物），短时间吸尘或拖地，提5.5公斤左右的重物。

娱乐活动：家庭修理性活动，钓鱼，保龄球类活动。

步行活动：连续步行每次25—30分钟，每天2次。

需要避免的活动：提举过重的物体，过强的等长收缩运动。

6. 第六阶段

家务活动：清洗浴缸、窗户，可以提9公斤左右的重物（如果没有任何不适）。

娱乐活动：打高尔夫球（带车），从3孔开始，逐渐加量；平静地跳舞；外出野餐，去影院和剧场。

步行活动：列为日常生活活动，每次30分钟，每天2次。

需要避免的活动：剧烈运动，如回力球、举重、锯木、开大卡车、攀高、挖掘等，以及竞技性活动，如各种比赛。

五、性生活与心脏病康复

在生活中，处在心脏病恢复期欲过性生活的夫妻屡见不鲜。一方面，他们渴望同健康的夫妻一样有正常的性生活；另一方面，他们又担心万一把握不好性生活的度而酿成心脏病复发甚至猝死的悲剧发生。

那么哪些因素可以导致恢复期的心脏病病人发生猝死呢?

近年来，在各种媒体上经常可以见到中年、老年甚至年轻人猝死的报道，特别是性生活中猝死及偷情者猝死的报道更是引起人们的警觉。猝死，就是意料不到的、突然发生的死亡，这种死亡可以发生在平时不知自己有病的中老年人，更多的是发生在已知有心脏病的病人。

过度的紧张、惧怕等不良情绪会使神经内分泌功能失调、交感神经过度兴奋、体内肾上腺素和去甲肾上腺素分泌增加，从而使心跳加快、血压上升。如本人患有高血压冠心病、脑血管硬化等最易诱发心律失常、颅内出血而导致猝死。

由此可知高血压、吸烟、饮酒、精神过度兴奋或紧张都可能与猝死发生有关因此。除了要戒烟、戒酒外，心脏病人还要避免过度兴奋、紧张。积极治疗可能引起猝死的心脏病。从而达到预防猝死的目的。

另外临床上许多有类似情况的人也关心同样一个问题：恢复期的心脏病人能否拥有完美的性生活？又该如何处理好健康与性爱的关系呢？

古人说得好，食色，性也。自从人类对性有了一定的认识性，便伴随着人的一生。夫妻间积极有益、适度适当令人满意的性爱，不仅能增进夫妻情感，对患过心脏病的人来说更可促进心理健康，增强乐观情绪，给生活带来幸福。

但首先需要指出的是，性活动时能量的消耗差异很大，如果只是夫妻间进行一次平平常常的性生活，它对于心肌梗死恢复后半年的患者来说，是丝毫不成问题的。而如果是婚外性关系，这种非夫妻间性交的新鲜感和对婚内性生活不满而造成的饥饿感，可使当事人产生过度的兴奋，并使性反应程度大大加强，因而对身体的危害要远远超过性交本身的危害。据日本的一项统计显示：心脏病猝死者中，死于正常夫妻性交的仅占6‰，而绝大多数（几近全部）都是死于非夫妻间的性交。因此医学专家认为心脏病不是性生活的禁区，即使是严重的心脏病通常也不必停止性生活。不过最好避免过分紧张或剧烈的性生活。为了安全起见，心脏病人康复后开始恢复性生活时，最好在医生的指导下，注意随时体检或自我检查与评价。下面介绍几种简单测试方法。朋友们不妨一试。

一是能登1—2层楼梯，步态轻健无不适感，则可恢复性生活；二是进行适当活动使心跳数每分钟达到120次上下，如不出现不适症状，血压和心电图无改变，也可以恢复性生活；三是在心功能测定的平板上以每分钟3公里的速度蹬车3分钟，如无不适症状，血压和心电图无改变，同样可以恢复性生活。此外为了更保险，还可在性生活前半小时预防性口服一片长效硝酸甘油。

性交体位的选择也很重要，恢复期的心脏病病人半坐位、侧位及健康一方取上位，都是值得推荐的姿势。

如果发生下列情况，应立即暂停性生活。

（1）性生活后心悸，心率显著加快、气喘、气促，甚至有心力衰竭时，要暂停性生活，直到症状消失一段时间后再循序渐进。

（2）性生活时若发生胸痛，应立即终止性生活并及时服药。若事后发生胸痛，也要暂缓一段时间。

（3）性生活后失眠或第二天极度疲劳。

（4）伴有发热或其他传染病。

恢复正常性生活后要保持警惕，遇到连日劳累、饱餐、饮酒后，剧烈运动后，气温过高或过低，精神紧张、情绪低落时，宜暂缓性生活。

总之，只要合理安排性生活，不但不会引起心脏病复发，相反，还将有助于改善病人的精神负担，从而增强战胜疾病的自信心。不少得过心脏病的患者，出院后常常觉得自己仍是半个病人，一旦他们发现自己能过性生活，其健康状况便会很快得到改善。

六、低温按摩与心脏病康复

外施中度低温（0—30℃）可以迅速止痛、消炎，增加毛细血管血流，消除肌痉挛，并有抗缺氧、止血及加速修复的作用。有人曾用腹部低温按摩法治疗胃十二指肠溃疡病人时，发现伴有Ⅰ到Ⅱ级心功能的心绞痛和缺血性心脏病患者疗后，心绞痛发作频率减少，心电图也得到改善。

在一般药物治疗基础上进行低温理疗按摩：患者持300—560毫升，2—23℃的冷敷袋按顺时钟方向在腹部慢慢滑动5—7分钟，间歇2—3分钟再进行5—7分钟。每次治疗共12—17分钟，每日1次，10次为一疗程。

所有患者均耐受良好，在治疗后感到舒服，紧张感减轻，睡眠也得到改善。一个疗程后97%的患者心绞痛发作的次数和强度降低。原来合并高血压的也比较稳定，平均降低1.33千帕，心率减少5—8次/分钟；治疗前有期外收缩的病人，疗后也显著减少，其中以肥厚型者变化最显著；扩张型者（特别是伴有左室壁肥厚者）也有类似改变，但程度较轻，几乎所有患者心肌状态均有改善，局部和整体心肌松弛指数增大，左室收缩效率增高，心肌舒张期张力降低。疗程结束后体力负荷耐力也有增高倾向［增至（415±12）公斤/分钟］，疗程后大多数患者对冷刺激的体温变化减小，复原时间缩短。末梢血管对冷刺激的加压反应比疗前明显减弱。腹部低温按摩对患者脂质代谢也有良性影响。全组平均总胆固醇、脂蛋白和粥样化系数均有显著降低。低温按摩可作为非药物疗法用于缺血性心脏病患者的综合治疗与康复，这对心脏病康复手段多样化有重要意义。

七、心脏舒张功能衰竭早期护理预防

心脏病患者随着年龄增长其心脏收缩和舒张功能日趋减退。实施针对性的预防措施是控制和改善心脏舒张功能衰竭的老年患者早期症状的有效护理方法。

改善生活方式：做进一步的危险因素评测，加强教育，使危险因素得到控制和改变，如戒烟、减轻体重、以静为主的方式；平衡膳食，营养充分，饮食宜清淡，饮水量每日控制在1 500毫升以内，同时减少夜间入睡前的饮水量及食物，以免加重心脏负担；控制钠盐在3—5克/日，每日称体重以早期发现液体潴留。

运动疗法：病情稳定时鼓励患者做动态运动，每日1—2次步行，在护士的监护下进行症状限制性有氧运动，每次20—30分钟，注意掌握患者适宜的运动强度。

中医认为心主血脉，心气有推动血脉运行作用。心衰病人表现为血脉运行障碍，其共同症状为心悸、气促、乏力、多属心气虚，气阴两虚。生脉饮中人参大补元气，得麦门冬则生脉，得五味子则敛气。三药配伍有增强心肌收缩力，改善心肌供血。

促进夜间睡眠：睡眠时给予适当高枕以减少回心血量，保持良好体位，上半身抬高15°—25°，减轻循环、呼吸两方面的压力。患者难以入睡时，适时播放轻音乐，使病人心情趋于平静，保证充足的睡眠，家人脚步轻盈，尤其要特别注意观察患者呼吸的频率及深度。

控制早期症状：夜间出现咳嗽、胸闷、轻度呼吸困难时，及时予以低流量吸氧1—2升/分钟，指导患者通过鼻部做比正常呼吸频率慢的呼吸2分钟，以减轻精神紧张状态，缓解患者的濒死感。

心理疏导：指导患者保持良好的心理状态，避免情绪激动。鼓励病人掌握自我稳定情绪的技巧，学会肌肉放松术，减少睡前活动量，避免过度疲劳。同时予患者的膳食，适宜有氧运动，实施个体护理等手段可明显改善老年患者病情的发生和发展，保证了治疗效果。

还应该使患者能准确地采取自我护理措施和适时寻求恰当的治疗护理援助，有效控制夜间阵发性呼吸困难的发生，延缓了病情的发展，提高了临床治愈率。

第三节　食养护心

一、饮食养生概述

我国的食疗，源远流长，距今至少已有3 000的历史。它是我国劳动人民在长期的实践过程中逐步积累形成的。

食疗本身就是以既能入药，又可食用的品种为主体，边食边治，药食同源，含有养和疗两方面的内容。食养，指的是获取食物中的各种营养来摄生保健，防止疾病的发生；食疗，就是利用食物来预防和治疗疾病。中华传统食疗学历史悠久。“医”古字写作“醫”，“酉”通“酒”，酒为百药之长，正所谓“药食同源”。原始社会，先人为了生存，在寻找食物的过程中逐渐学会区分食物、药物。从某种程度上说，药物起源于先人寻找食物，鉴别食物是否有毒，是否可食的过程之中。《淮南子·修务》篇说：“古者民茹草饮水，采树之食……时多疾病之毒伤寒。神农尝百草之滋味，察水泉之甘苦，令百姓知所避就，当此之时，一日而遇七十毒。”东汉末年的医圣张仲景在《伤寒杂病论》中采用了不少食物，书中提到的用于治疗心腹血虚寒痛的“当归生姜羊肉汤”就是一副典型的食疗处方；世界各地有很多地方都在提高对食疗食养的重视，药膳餐厅如雨后春笋，美食节也不再仅仅关注色、香、味，还越来越强调其营养特色。

2002年3月5日中华人民共和国卫生部公布《关于进一步规范保健食品原料管理的通知》中，对药食同源物品、可用于保健食品的物品做出具体规定。物品名单如下：

既是食品又是药品的物品名单（按笔画顺序排列）：

丁香、八角茴香、刀豆、小茴香、小蓟、山药、山楂、马齿苋、乌梢蛇、乌梅、木瓜、火麻仁、代代花、玉竹、甘草、白芷、白果、白扁豆、白扁豆花、龙眼肉（桂圆）、决明子、百合、肉豆蔻、肉桂、余甘子、佛手、杏仁（甜、苦）、沙棘、牡蛎、芡实、花椒、赤小豆、阿胶、鸡内金、麦芽、昆布、枣（大枣、酸枣、黑枣）、罗汉果、郁李仁、金银花、青果、鱼腥草、姜（生姜、干姜）、枳椇子、枸杞子、栀子、砂仁、胖大海、茯苓、香橼、香薷、桃仁、桑叶、桑椹、桔梗、益智仁、荷叶、莱菔子、莲子、高良姜、淡竹叶、淡豆豉、菊花、菊苣、黄芥子、黄精、紫苏、紫苏籽、葛根、黑芝麻、黑胡椒、槐米、槐花、蒲公英、蜂蜜、榧子、酸枣仁、鲜白茅根、鲜芦根、蝮蛇、橘皮、橘红、薄荷、薏苡仁、薤白、覆盆子、藿香。

可用于保健食品的物品名单（按笔画顺序排列）：

人参、人参叶、人参果、三七、土茯苓、大蓟、女贞子、山茱萸、川牛膝、川贝母、川芎、马鹿胎、马鹿茸、马鹿骨、丹参、五加皮、五味子、升麻、天门冬、天麻、太子参、巴戟天、木香、木贼、牛蒡子、牛蒡根、车前子、车前草、北沙参、平贝母、玄参、生地黄、生何首乌、白及、白术、白芍、白豆蔻、石决明、石斛（需提供可使用证明）、地骨皮、当归、竹茹、红花、红景天、西洋参、吴茱萸、怀牛膝、杜仲、杜仲叶、沙苑子、牡丹皮、芦荟、苍术、补骨脂、诃子、赤芍、远志、麦门冬、龟甲、佩兰、侧柏叶、制大黄、制何首乌、刺五加、刺玫果、泽兰、泽泻、玫瑰花、玫瑰茄、知母、罗布麻、苦丁茶、金荞麦、金樱子、青皮、厚朴、厚朴花、姜黄、枳壳、枳实、柏子仁、珍珠、绞股蓝、胡芦巴、茜草、荜茇、韭菜子、首乌藤、香附、骨碎补、党参、桑白皮、桑枝、浙贝母、益母草、积雪草、淫羊藿、菟丝子、野菊花、银杏叶、黄芪、湖北贝母、番泻叶、蛤蚧、越橘、槐实、蒲黄、蒺藜、蜂胶、酸角、墨旱莲、熟大黄、熟地黄、鳖甲。

可以看出，有许多我们平时仅仅当作药用的物品其实亦可作为日常的食物。实践证明，中国的传统膳食有利于保持机体的健康。早在两千多年前，《黄帝内经》中就指出："五谷为养，五果为助，五畜为益，五菜为充，气味合而服之，以补益精气。"孙思邈在《千金要方》卷二十六"食治序论"中说："仲景曰：人体平和，惟须好将养，勿妄服药，药势偏有所助，令脏气不平，易受外患。"又指出"安身之本，必资于食；救疾之速，必凭于药。不知食宜者，不足以存生也；不明药忌者，不能以除病也"。由此可见中医学对药物偏性与药食关系的一些理解。

近一段时间，有人提出：人体的酸性化是百病之源，当酸素在体内不断堆积，量变引起质变，疾病就会产生。

正常人血液 pH 值在 7.35—7.45 之间，但这种碱性体质者只占少数，大多数人为酸性体质，处于亚健康状态。

与碱性体质者相比，酸性体质者常会感到身体疲乏、记忆力衰退、注意力不集中、腰酸腿痛，到医院检查又查不出什么毛病。如不注意改善，就会继续发展成疾病。当人的体病 pH 值低于中性 7 时，就会产生疾病，下降到 6.9 时，就可能成为植物人，如果只有 6.8—6.7 时，人就会死亡。

医学证明，如果人体倾向酸性，人体细胞的作用就会变差，废物不易排出，肾脏、肝脏的负担就会加重，新陈代谢缓慢，各种器官的功能减弱，容易得病。癌症患者几乎都是酸性体质。

由酸性过多而引起的疾病大致分为四类：

（1）强酸与钙、镁等碱性矿物质结合为盐类，即固体酸性物，从而导致骨质疏松症等疾病。

（2）强酸或酸性盐堆积在关节或器官内引起相应炎症，导致动脉硬化、肾结石、关节炎、痛风等疾病。

（3）酸性废弃物堆积，使附近的毛细血管被堵，血液循环不畅，导致糖血尿、肾炎及各种癌症。

（4）胃肠道酸性过多引起便秘、慢性腹泻、尿酸、四肢酸痛，胃酸过多导致烧心、反酸、胃溃疡等。另外，酸性体质会影响儿童的智力。

酸性体质缘于过食高脂食品，即人体大量摄入高脂肪、高蛋白、高热量食物的结果。当酸性物质超过了人体自身的调节能力，或人体对酸碱平衡的调节能力受到影响时，人体环境的平衡被打破，就产生了酸性体质。

食品按其元素成分，可以分为碱性食品、中性食品和酸性食品三大类。含磷、氯、硫黄等元素的食品一般为酸性食品，如面粉、肉类、谷物、油脂、酒类、白糖等。含钾、钠、钙、镁等元素多的食品一般为碱性食品，如水果、蔬菜、豆制品、海带、碱性饮料等。

这里需要指出的是，具有酸味的食品不一定是酸性食品，而且也不能因为多食酸性食品不好，就不吃酸性食品。中医讲究平衡，走极端对身体总是有害的。

食疗在我们的日常保健与疾病治疗中都发挥着重要的作用，它既可补益身体，又免药石之苦，还可以避免因轻易用药、大剂量用药所带来的毒副作用。东汉末年的医圣张仲景在《伤寒杂病论》中采用了不少食物，书中提到的用于治疗心腹血虚寒痛的“当归生姜羊肉汤”就是一首典型的食疗处方；而唐代药王孙思邈则在《千金方》中列食疗专篇，首用猪肝治疗夜盲，建立了“以脏补脏”的原则。他还引用扁鹊语“为医者当须先洞晓病源，知其所犯，以食治之，食疗不愈，然后命药”借以说明食疗的重要性。

当前，随着生活水平的改善，人们对生活质量的要求也逐步提高。然而，全社会范围内的饮食状况并不太乐观：就拿“白领”来说吧，这批拥有较高学历、高智商和高综合素质的20世纪90年代新兴阶层，一直都是优越工作环境、高薪、具有高雅气质的代名词，而据最新一项抽样调查，仅全国就有32%的年轻“白领”患高血脂、脂肪肝、动脉硬化、冠心病、脑梗塞、糖尿病。这与他们平时不良的生活和饮食习惯密切相关：工作节奏快，压力大，紧张度高；长期的脑力劳动，平时少锻炼；对饮食营养无暇顾及，时常吃快餐，以节省时间；有时候又为了应酬而大吃大喝。饮食上倾向与高热量与高脂肪，膳食纤维摄入不足。饮食结构的不平衡，导致了一系列“现代文明病”的产生。更令人担忧的是，这种并不乐观的状况也正威胁着我们的下一代。上海市儿童医院最新研究表明，上海市6—11岁男童的平均身高体重已明显高于世界卫生组织同龄儿童指标。小学生单纯性肥胖发生率高达15.6%，超重14.4%，两部分儿童人数接近总调查儿童人数的1/3。肥胖儿童血管硬化情况严重，甚至等同于60岁的老人家和吸烟10年以上的成年人，他们日后患上心血管病和中风的机会将比一般儿童高4倍。如何普及饮食知识，科学引导大众消费，将成为目前急待解决的问题。

实践证明，中国的传统膳食更有利于保持机体的健康。早在两千多年前，《黄帝内经》中就指出：“五谷为养，五果为助，五畜为益，五菜为充，气味合而服之，以补益精气。”其中，以谷类为主食，肉类为副食，用蔬菜来充实，以水果来辅助。人们根据需要，合理调配饮食，使之五味和谐，则有助于机体消化吸收，滋养脏腑、筋骨、气血，因而有利于健康长寿。将传统的食疗与现代的营养学结合起来，运用与现代生活，将会发挥出它更大的效益。

首先，我们需要注意的是饮食勿偏。现代人所偏爱的“三高一低”的饮食结构（高热量、高脂肪、高蛋白质和低纤维素）实在给我们带来了沉重的负担。肥胖的笨拙的身躯且不谈，仅由这类食品所带来的沉积在血管壁上的胆固醇，就已成为人类的“头号杀手”。由它所导致的心血管疾病，每年夺走世界上近 1/4 人口的性命，严重影响着人类的期望寿命和生存质量。我们运用中医食疗，就是要从根本上纠正这种不平衡的膳食结构。适当减低热量的摄入，提倡在一定程度上以植物蛋白代替动物蛋白，多食豆类及豆制品。主食以米麦为主，多食杂粮、粗粮，它们往往含有丰富的维生素 B_2、维生素 E 和多种的氨基酸等营养物质。有些食品如玉米，还能起到利尿排石、降脂、降压、降血糖的特殊功效。还应多食蔬菜、水果这些富含维生素的粗纤维食物。膳食纤维可以促进胃肠蠕动，预防便秘，降低血液中的血糖和胆固醇，减少冠心病和中风的发作几率。对于某些嗜食辛辣或寒凉的人来说，也应注意，长此下去，容易损伤后天之本——脾胃，还是少吃为佳。

其次，要做到饮食有节，在进食的量和时间上都要有一个合理的把握。进食饥饱适中，则消化、吸收功能正常。“饮食自倍，脾胃乃伤”，这对于现代人来说，是很有借鉴价值的。每逢节假日或出外应酬，总免不了要大吃大喝，食物停滞于肠胃，不能及时消化，加重胃肠的负担，就影响营养的吸收和输布，损伤了脾胃的功能。所以，我们应严格按照《千金药方》中指出的“不欲极饥而食，食不可过饱；不欲极渴而饮，饮不可过多”来规划日常的饮食。在节假日，除了餐桌上的鸡鸭鱼肉，也别忘了添加能帮助消化的水果和蔬菜。出外应酬时，也应适可而止，控制食量。饮食有节的另一方面，就是指进食要有较为固定的时间。只有这样，才能保证消化、吸收机能有节奏地进行活动，脾胃协调配合，有张有弛。“胃不和则卧不安”，晚饭提倡进食少。过饱的饮食，会引起消化不良，影响睡眠。

还有一点，食宜清淡。《内经》中说：“味过于咸，大骨，气劳，短肌，心气抑。”饮食过咸，摄入盐量过多，可产生高血压病，影响心肾功能。据报道，每日食盐量超过 15 克以上者，高血压发病率约为 10%，正常人每天摄入盐量要控制在 10 克以下。生活中还得注意一些看不见的盐：控制咸菜、腌菜、咸鸭蛋等腌渍食品；控制酱油、辣椒酱、番茄酱、味精等调味品；控制香肠、午餐肉、烧鸡等既含有盐又含有亚硝酸盐的熟食品等。如果患有高血压、冠心病，或动脉硬化者，则必须控制在 3—5 克内。盛夏季节，人体因大量的出汗，盐分丢失，则因注意及时补充。

对于长期从事脑力劳动的人群，在饮食上有针对性地选用健脑食品，是相当有必要的。当大幅度的用脑，造成髓海不充时，就需要用水谷精微来充养脑髓。我们的中医食疗学，经常使用的是以脏补脏的方法。当感到头部空痛、精神疲惫、记忆力减退时，可用猪、牛、羊、鱼等动物的脑髓来补充，多具有一定的疗效。此外，我们生活中常见的一些食物，也有益智健脑的功用。如：粳米、荞麦、核桃、荔枝、大枣、百合、山药、黑芝麻、黑木耳、菠萝、松子、花生、大豆及豆制品等等，它们大都能益精养血，补肾健脾。脾肾健旺，气血充足，髓海便得到了充养。现代得营养学也证实了上述食物确实能提供大脑所需得蛋白质、糖类、氨基酸和多种维生素。经常服用这些食品，能有效地改善疲劳，帮助睡眠，增强记忆。

中医食疗学是一座极其丰富宝库，值得我们在全社会来推广。如今，不少大城市已建立了传统的保健餐馆、御膳餐厅、药膳饭店，并受到了极大的欢迎。然而，仅仅做到这些是不够的。有这么一天，家家户户都能运用科学的食疗方法，在自家的厨房里烹饪出色、香、味俱全而又营养丰富的健康食品来，而不再会因为疾病而烦恼。

简单举几个例子。鸡蛋蛋黄固然含有较多脂肪，但蛋黄中的脂肪主要为卵磷脂，能使血液中的胆固醇和脂肪颗粒变小，并保持悬浮状态，不在血管壁上沉积，每天限吃鸡蛋1—2个，对心脏有益。

黄豆的脂肪中含有较丰富的亚麻酸及亚麻油烯酸等不饱和脂肪酸，有降低胆固醇的作用，从而可在一定程度上保护心脏。

分析表明，与猪油等比较，鹅、鸭等禽类所含的脂肪更近于橄榄油，故能起到保护心脏的功效。

绿茶中的有效成分能够减少冠状动脉壁上硬化斑块的形成，可以使血管壁松弛，保持足够弹性，增加血管腔径，从而保障血液向心脏的正常流动。此外，还可降低胆固醇。

牛肝含铜元素较多，铜是促进胶原蛋白、弹性蛋白合成的必需物质，而胶原蛋白作用是使血管壁细胞牢固地连接起来，弹性蛋白可保持血管弹性，故常吃一些牛肝，可保护心脏。

二、饮茶可以改善心脏功能

茶的品种较多，按制作工艺不同，分为绿茶、红茶、乌龙茶、紧压茶、白茶和花茶。绿茶中当首推西湖龙井，有“色绿，香郁，味醇，形美”之佳誉。其他如黄山毛峰、洞庭碧螺春、太平猴魁、六安瓜片等亦是绿茶中之上品。红茶则是经过深发酵加工的茶，其中祁门功夫茶当算佼佼者，色泽乌黑泛光，俗称“宝光”。香气浓郁，回味隽永。乌龙茶是经过半发酵的茶叶，大红袍、铁观音鼎鼎大名。铁观音“七泡有余香”，大红袍更是九冲而桂花香尤存。紧压茶中以普洱茶闻名天下；白茶不炒不揉，故凉性更强；白毫银针为其中的极品。花茶中以茉莉花茶最为著名，而且飘香海内外，为世人共品赏。

当前，世界范围内越来越多的人注意到茶的保健功效，愈来越愈的人研究茶、饮用茶、嗜好茶。其实，中国古代医家早就注意到了茶的益处：据李时珍《本草纲目》记载：“茶苦而寒，阴中之阴，最能降火……若少壮胃健之人，心肺脾胃之火多盛，故与茶相宜，温饮则火因寒气而下降，热饮则火借茶气而升散，又兼解酒食之毒。”茶还能“去人脂，使人不睡”，“止渴，有力悦志”……

据一项研究指出，饮茶可能对心脏有益。波士顿大学的研究人员指出，虽然目前尚未能提升茶叶作为一种健康食品，但当一个人患有心脏病时，饮茶或能有助改善动脉的功能。过去已有多项研究发现，经常饮茶能降低心脏病发病的几率。不过，始终未有确实的科学证据证明饮茶有效和饮茶究竟如何改善心脏的功能。医生在最新的研究中，仔细观察经常饮茶对身体所带来的影响。维达医生表示，饮茶可扭转与心脏病、中风有关的一种重要血管功能的反常情况。患心脏病的人士，血管通常在遇压力时，都不能迅速放松，以便让更多血液运行。接受研究的50名男女，血管都存在这种毛病。研究人员要求男女在一个月内，每日都饮四杯八盎司的茶，随后则每日饮四杯清水。研究人员发现，在这些人饮茶的一个月，他们的心管对血压所做的反应变得正常，但当他们饮水时，却没有出现这种改变。

茶叶若与其他中药配伍，功效较单用茶叶更佳。如古医方中有治疗外感头痛鼻塞的“川芎茶调散”，民间还有姜茶止泻、葱茶通便、白僵蚕入茶治痰嗽喘息的用法。现代人用天冬与茶叶配合饮用，以防治肺癌和乳腺癌。早在1679年，德国布登堡的侍医 Cornelins Bentehae 在《茶、咖啡、可可功效》一书中，推荐茶为不害胃的药。1883年 W. Gordon Stables 在伦敦出版的《茶，健康饮料》中说：“在午前或炎热时，饮一杯茶比饮酒更使人凉快、安静及添加活力，其作用颇持久。”比较而言，咖啡，其性温热，兴奋性强，未必人人适合。而茶，性味甘润，品种繁多非且可随四季选用，炮制方法各异又还能适应不同人群的特点。

现代生物医学与技术发现和证明了茶的更多功效。如在防治肿瘤方面，绿茶效果最好，乌龙茶次之，红茶较差。有实验表明：5%—15%浓度的茶汤有明显延长果蝇寿命的作用，其中又以红茶效果最好。在免疫调节方面，茶可明显提高 NK cell（自然杀伤细胞）的活力。另外，茶叶还有抗血栓、降脂、降低毛细血管脆性以及抗菌防龋的作用。

三、蜂蜜治疗心悸

高血压、高血糖、高血脂、高黏血症，能引起高血压病、糖尿病、心脑血管病，蜂产品能控制进而治疗这些疾病。一方面蜂产品是滋补身体、调节生理功能的作用，另一方面是它的药理作用。蜂胶和蜂花粉能够净化血液、软化血管、改善微循环、降低胆固醇和血黏度，阻止脂质过氧化，防治老年人动脉硬化、血栓等病。药典《中华本草》中写到：蜂胶能增强心肌收缩力，扩张血管，降低甘油三酯，防治心脑血管疾病。蜂王浆能治疗糖尿病及其控制并发症的发生；蜂毒及其组分组织胺、MCD肽、磷酯酶 A_2 和蜂胶内的黄酮类有降低血压作用。

兰福森、兰玺彬曾报道用蜂蜜配药治疗心悸。有一位36岁女性，已婚，工人。病起3年多，经常感到心中灼热，消化不良，失眠，易疲倦，工作乏力。曾经西医诊为神经衰弱，并用西药治疗，自觉时好时差。检查体温37℃，脉象虚数，唇红，面色苍白，身体较衰弱，精神萎靡。

取鲜养心草70克，蜂蜜70克，猪心一个。用干净的布，擦净猪心表面血液，保留里面血液，猪心外面的油脂去除。把猪心直立磁罐内（不能剖削），用养心草团团围住猪心，不得倒置，加入蜂蜜70克，再冲入开水浸没猪心为度，放锅内炖至熟，去养心草，吃猪心和饮汤，分2次食完。每次1剂。用此药治疗4次，心悸渐减轻，睡眠稍安，继续治疗4周，计服药16次，心悸亢进现象消失，精神渐佳。经调养一段时间，健康情况良好，3年追踪观察，未见复发。

本案中的心悸亢进，系指神经官能症，对器质有病变而引起的心悸亢进者，治疗效果较逊。方中养心草又叫"土三七"，味甘，微酸，性平。有平肝宁心、凉血止血之效。蜂蜜有补中益气、解毒之效。猪心有补心、补血脉、解邪热、镇静安神、解毒之效，常作治疗精神分裂、惊恐不安等食疗物之一。

四、红葡萄酒与心脏病预防

科学家们长时期以来一直试图解释法国人尽管饮食中摄入脂肪含量相当高，然而他们患心脏病的却不多。这其中与他们常饮红葡萄酒有关。美国威斯康辛大学的研究人员证实，每天喝1—2杯葡萄酒有助于预防心脏病。他们认为，每天喝180毫升的红葡萄酒，对心脏有很好的保护作用。葡萄酒中所含黄酮类化合物可以降低血小板的活跃程度，防止血凝块的形成，减少心脏病的猝发风险。这种黄酮类化合物存在于葡萄的茎、皮和籽中。葡萄酒或葡萄汁的颜色越深，所含黄酮类化合物就越多。

也有研究表明，葡萄皮中含有一种天然化学物质——白藜芦醇，该物质有助于防止因血小板造成的血液凝结，并可以减少炎症发生。目前，美国芝加哥西北大学医学院的Barry Gehm认为，白藜芦醇的化学结构非常像一种合成的雌激素——乙烯雌酚。许多实验室的研究也进一步证实了Gehm的想法：白藜芦醇可起到激素作用。例如，把白藜芦醇和同位素标记的雌激素加到有雌激素受体的细胞系上，然后发现在增加白藜芦醇的浓度时，结合到受体上的雌激素量则减少，这表明两种化合物正在竞争雌激素受体的空间。白藜芦醇不仅结合到雌激素受体上，而且使雌激素更加活跃。由于雌激素影响胆固醇量和血管壁衬，因此专家们认为，这个发现可以证实为什么适当饮用红葡萄酒有助于防止心脏病的发生。但他们强调，目前还不知道来自红葡萄酒中的白藜芦醇在人体内的实际作用。

至于白葡萄酒，过去一直认为保健作用是因为它所含的少量酒精可以软化血管，现在看来白葡萄酒的保健功能或许是酒精与白葡萄中所含的聚苯酚共同起作用的结果。聚苯酚是葡萄中的一种物质，它可以保护葡萄藤免受寄生物和菌类的侵害。现在不少科学家认为，这种物质对人体也可以起到防癌和延缓衰老的作用。

五、苹果养心

中医认为，苹果味甘、酸，性凉，有生津润肺、除烦解暑、开胃醒酒、除湿止泻之功，适用于热病伤津、咽干口渴或肺燥干咳、热病心烦、暑热外感、慢性泄泻患者。

可生食，捣汁饮，煎汤或熬膏服食等。但不宜多食，多食令人腹胀。苹果主要含脂肪、碳水化合物、苹果酸、枸橼酸、鞣酸等，可解除忧郁、减轻压抑、滋润皮肤、保护血管。苹果所含的果胶，能降低血液中胆固醇浓度。每天吃1—2个苹果，血液中的胆固醇含量可降低11%以上。

俗话说早上吃苹果是金，中午吃苹果是银，晚上吃苹果是铜。因为早上吃苹果不仅能补充晚上机体自我修复时所消耗的维生素C，还大量补充糖分，是人体消化吸收苹果最佳时间。苹果中的维生素C，可以使皮肤保持光润和弹性，能增强人体的抵抗力，保护微血管，预防坏血病，促进伤口愈合。苹果中所含的钾，能与体内过剩的钠结合，并使之排出体外，有防治高血压的作用。日本科学家研究发现，苹果能减少肠内的不良细菌繁殖，改善人体的消化功能。

现介绍几则苹果养心食疗方：

拔丝苹果：苹果、白糖各适量。将苹果去皮，洗净，切块；白糖放锅中，文火熔化后，下苹果即成。可生津润肺、除烦解暑、开胃醒酒，适用于热病伤津、咽干口渴或肺燥干咳、热病心烦、暑热外感及病后胃纳不振、脘腹胀满或醉酒。

苹果汁饮：苹果、蜂蜜各适量。将苹果洗净，去皮、榨汁；将苹果汁与蜂蜜混合均匀饮服，每日1—2次。可生津润肺、除烦解暑、开胃醒酒、适用于热病伤津、咽干口渴或肺燥干咳、热病心烦、暑热外感及病后胃纳不振、脘腹胀满等。

苹果粥：苹果250克，红枣12枚，糯米120克，红糖适量。将苹果去皮核、洗净，切碎；大枣去核；取糯米淘净，与大枣同入锅中，加清水适量，煮至粥熟时，调入苹果、红糖，再煮沸即成，每日1剂。可健脾开胃、宁心安神，适用于心脾两虚所致的心悸、失眠、虚弱、纳食不香、肢软乏力等。

苹果羹：苹果500克，莲子60克，红糖、藕粉各适量。将苹果去皮、核，切为一寸见方的丁；莲子用水泡发；将苹果、莲子同放锅中，加清水适量，大火煮沸后，改文火煮至莲米稀烂时，下藕粉、红糖调匀，再煮沸即成，分两次服食。可补益心脾、宁心益智。

六、药粥养心益智

人到中老年，脑、心、肾功能开始退化，记忆力下降，智能减退，易出现失眠多梦、健忘、心悸、头昏、注意力不集中、眼目干涩等症。若能常食一些养心益智药粥，可改善记忆，增强智能，消除疲劳，改善精神状态，延缓衰老。下面介绍几则养心益智药粥，供中老年朋友们选用。

枣仁粥

【原料】 将酸枣仁炒熟，放入铝锅内，加水适量，煎熬，取其药液备用。粳米洗净，放入锅内，倒入药液煎煮，待米熟烂时即成。

【服法】 日服3次。每次1小碗。

【功效】 养阴，补心，安神。

【应用】 适用于心脾两虚之心烦、不眠等症。

龙眼肉粥

【原料】 龙眼肉6枚，红枣10枚，大米100克。

【制法】 将龙眼肉与大米、红枣同煮为稀粥，早晚服食。若喜好甜食者，亦可加白糖少许。

【功效】 养心，安神，健脾，补血。

【应用】 适用于心血不足之心悸、心慌、失眠、健忘、头目眩晕、耳鸣眼花、自汗盗汗等。龙眼即桂圆，有良好的养心补脾作用，为中医“养心益智”要药，对贫血、神经衰弱、失眠健忘、年老体衰、病后产后气血不足、脑力减退等，颇多裨益。红枣可养心安神、健脾益胃。三者煮粥服食，相得益彰。正如《老老恒言》云：“龙眼肉粥开胃悦脾，养心益智，通神明，安五脏，其效甚大。”

柏子仁炖猪心

【原料】 柏子仁15克，猪心1具。

【制法】 将猪心洗净，用竹片剖开，将柏子仁放入猪心内，入砂锅，加水适量，隔水煎熟，以猪心透烂为度。

【服法】 食猪心，喝汤。

【功效】 养心安神，补血润肠。

【应用】 适用于心血虚、心阴虚引起的心悸怔忡、失眠多梦、记忆力减退，以及老人血虚便秘等。

柏子仁粥

【原料】 柏子仁15克，大米100克，蜂蜜适量。

【制法】 先将柏子仁去皮壳，稍捣烂，与大米煮粥，待熟时，调入蜂蜜，再煮一二沸即可。

【功效】 养心安神，润肠通便。

【应用】 适用于中老年人心血不足、心悸、失眠、健忘、便秘者。在《神农本草经》中，也将柏子仁列为上品药材，认为其可“主惊悸、安五脏、益气、除湿痹、久服令人润泽、美色、耳目聪明、不饥不老、轻身延年”。《药品化义》言其“香气透心，体润滋血”，煮粥服食，诚如《粥谱》所言“柏子粥养心悦脾舒肝”，是一剂理想的滋补强壮、养心安神、益智聪脑良方。

人参粥

【原料】 人参3克或党参15克，大米50或100克，冰糖少许。

【制法】 将人参切片，大米淘净，同放锅中加清水适量，武火烧沸后，文火炖至粥熟，待熟时调入冰糖，溶化即可服食。或将人参研末待熟时调入粥中服食，早晚餐空腹服食。

【功效】 可补五脏，益元气，健脾胃。

【应用】 适用于中老年人五脏亏虚、气血不足、失眠健忘、心慌气短、自汗盗汗等。人参，为比较珍贵的补气药，《本经》言其“主补五脏，明目益智，久服轻身延年”。由于人参价格昂贵，货源紧俏，故多用党参替之。党参作用类似人参，但药效较弱，但据我国科研人员的动物实验证实，其对小鼠记忆获得、记忆巩固及记忆再现障碍均具有改善作用，对正常小鼠记忆巩固有增强作用。对人记忆能力作用的观察表明，其对人的回忆及再认均有改善作用，并能增强青年人及中老年人学习记忆能力。大米有健脾胃、益气血作用，同煮为粥，不仅起协同作用，还有助于人参的吸收而发挥益智作用。

山楂粥

【原料】 山楂30克（如果是新鲜的，取60克），大米100克，砂糖适量。

【制法】　将山楂水煎取汁，加大米、砂糖煮为稀粥服食。

【功效】　活血化瘀，消食散积。

【应用】　适用于高血压、冠心病、心绞痛、高血脂等。山楂为健胃消食化积常用药，药理研究表明其可扩张冠脉，舒张血管，增加冠脉血流量，兴奋中枢神经系统，降低血压、血脂。煮粥服食，对高血压、动脉硬化性精神病、老年性痴呆、智力缺损、记忆力下降等，有显著疗效。

葱枣汤

【原料】　大红枣20枚，葱白7根。

【制法】　大红枣洗净，用水泡发，葱白（连须）洗净备用。红枣放入铝锅内，加水适量，武火烧沸，约20分钟后再入葱白，继续用文火煎熬10分钟即成。

【服法】　吃枣喝汤，早晚各服1次。

【功效】　安心神，益心气。

【应用】　用于心气虚的神经衰弱、失眠多梦、记忆力减退等。

丹参粥

【原料】　丹参10克，大米100克，白糖适量。

【制法】　将丹参择净，放入锅内，加清水适量，浸泡5—10分钟后，水煎取汁，加大米煮粥，待粥熟后，白糖调味服食，每日1剂，连续3—5天。

【功效】　活血化瘀止痛。

【应用】　适用于冠心病心绞痛、疼痛固定不移等。

丹参益母草粥

【原料】　丹参、益母草各10克，大米100克，白糖适量。

【制法】　将二药择净，放入锅内，加清水适量，浸泡5—10分钟后，水煎取汁，加大米煮粥，待粥熟后，白糖调味服食，每日1剂，连续3—5天。

【功效】　活血止痛。

【应用】　适用于女子痛经、产后腹痛及恶露不净。

丹参茯苓粥

【原料】　丹参、茯苓各10克，大米100克，白糖适量。

【制法】　将二药择净，放入锅内，加清水适量，浸泡5—10分钟后，水煎取汁，加大米煮粥，待粥熟后，白糖调味服食，每日1剂，连续3—5天。

【功效】 活血通络，利湿消肿。

【应用】 适用于老年性心力衰竭、水肿胀满、小便不利等。丹参，又名紫丹参，为唇形科多年生草本植物丹参的根，我国大部分地区均有分布。中医认为，丹参性味苦、微寒，有活血化瘀、凉血消痈、养血安神之功，本品味苦降泄，入肝经血分而善活血通经，为妇科要药，适用于月经不调、血滞经闭、产后淤滞腹痛及肢体疼痛等。本品既以活血凉血见长，又能养心安神，对温热病热入营血而见高热、怔忡、时或谵语、失眠及痈肿疼痛等也有明显效果。

除妇科疾病外，临床观察发现，丹参对心脏疾患颇多效验。

山药粥

【原料】 山药粉、白面粉各100—150克，葱、姜适量，红糖少许。

【制法】 将山药粉、白面粉调入冷水中煮为粥糊，待熟时调入葱、姜、红糖，再煮一二沸即可，随意服食。

【功效】 养心气，益脾胃。

【应用】 适用于心气不足、心慌气促、自汗盗汗、脾胃虚弱、虚劳消渴、食欲不振、消化不良、肠鸣泄泻等。中医认为，心者君主之官，主神明，而白面有养心、益肾、和血、健脾之功，《本草拾遗》言其“补虚、实人肤体、厚肠胃、强气力”。山药，既是日常菜蔬，又为补益性中药，早在《神农本草经》中即被列为“上品”药材，认为其可补中益气、长肌肉，久服耳聪目明、轻身、延年。两者煮粥服食，可谓益智、养心、健脾、补肾之食疗良方。

桑椹粥

【原料】 桑椹30克（如果是新鲜的，取60克），糯米60—100克，冰糖少许。

【制法】 先将桑椹浸泡片刻，洗净后与大米同煮为粥，待熟时调入冰糖，稍煮即可。

【功效】 补肝养血，明目益精。

【应用】 适用于肝肾亏虚引起的头目眩晕、心悸健忘、失眠多梦、耳鸣腰酸、须发早白等。桑椹药食俱佳，为滋补强壮、养心益智佳果。《本草纲目》言其可“止产渴、利五脏、通血气、令人聪明生精神”，《滇南本草》言其“益肾脏而固精，久服黑发明目”，《随息居饮食谱》言其“滋肝肾、充血液、祛风湿、健步履、息虚风、清虚火、聪耳明目、安魂镇魄”。煮粥服食，香甜润口，增进食欲，有良好的宁心益智作用。

七、莲子养心安神功效著

相传古时一妇人失眠，求治于道姑，道姑手指水中荷花称那是睡莲，必治不睡之症。于是失眠者在荷花中找到莲蓬，剥出莲子食之，终得安睡。

莲子是莲的成熟种仁，归脾、肾、心经。有养心安神、健脾止泻、益肾固精作用。如虚烦惊悸、失眠不寐、脾虚泻泄、食欲不振、肾虚遗精等症，均应提倡多吃莲子。《本经》称“主补中，养神，益气力”，《本草拾遗》称“令发黑，不老”，《本草纲目》称：“固精气，强筋骨，补虚损……”莲子的生命力极强，据说数百年后莲子仍能萌发胚芽。

现代研究莲子除含有多种维生素、微量元素外，还含有荷叶碱、金丝草苷等物质，对治疗神经衰弱、慢性胃炎、消化不良、高血压等有效。动物试验发现莲子可使大鼠胸腺皮质T淋巴细胞活性增高，莲子多糖可改善化疗药环磷酰胺对小鼠的免疫抑制作用，又可提高某些酶的活力，显示一定的抗衰老作用。

莲子的吃法简单、方便，一般用大米或小米加莲子煮粥，便可达到治疗目的。

莲子涩肠止泻，大便燥结者勿用，特别是年老体弱者因阴虚内热，肠枯血燥引起的大便燥结，不应使用收涩伤阴之品。莲子心苦寒，不宜空腹使用，胃寒怕冷者不喝莲子心茶。莲子入药或入膳可先冷水浸泡，然后去皮去心，称莲子肉。加工莲子以砂锅最好，少用生铁锅，以免影响莲子色泽。

莲子养心能安眠，手握莲蓬入梦甜；清心怡神健脾肾，慢煮莲粥度百年。

莲荷的历史文化

市售的莲子，因产地不同而名各异。产于福建省称建莲子；产于湖南省称湘莲子；产于暹罗（今泰国）称暹莲子（质同湘莲子）；产于洞庭湖、鄱阳湖、洪湖、太湖的称湖莲子。多处湖泊野生莲子常因无人适时采摘而随莲蓬沉埋于泥土，多年后呈黑色坚硬皮莲子称石莲子。还有一种是豆科苏木属植物南蛇簕（又名青蛇子、老鸦枕头）称苦莲子（拉丁学名为 Caesaepinia Minax Hamce），多产于广东、广西故又称广莲子。因与石莲子外形相像，故常相混淆，正品石莲子味不苦，而广莲子味极苦且辛，并有刺舌麻喉感，甚至令人作呕。两广地区将广莲子作为地方草药用以清热解毒治疗感冒咽痛，功效与甜石莲和普通莲子不同，又不是同科属植物，不可混用，应严格辨认区别开来。

《中华人民共和国药典》只收载一种，即睡莲科植物（Nelumbonucifera Gaertn）的干燥成熟莲子。性味与归经：甘、涩、平，归脾、肾、心经。功能与主治：补脾止泻、益肾涩精、养心安神，用于脾虚久泻、遗精带下、心悸失眠。用法与用量：日服6—15克。水浸、润透、切开、去心、干燥，即为莲肉。如治疗心经有热，带心用效果好。

莲子心为莲子的胚芽与莲肉分离而得，取莲心晒干、入药，其形呈细棒状，长1—1.4厘米，直径约0.2厘米，淡绿色，由两叶片中间夹有小胚芽，胚根呈圆柱状，长约3毫米，黄白色。性味与归经：苦、寒，归心、脾经。功能：清心安神、交通心肾、涩精止血。适用于热入心包、神昏谵语、心肾不交、失眠遗精、咯血吐血。用量：口服1.5—3g。临床应用莲子心加少许朱砂面拌均，称朱莲心，可增强安神功效。

莲须：为莲花的雄蕊（包括花丝），又称莲须，又名金缨草、莲蕊、莲旺。性平，味甘、涩，入心、肾经。功能：益肾固精。主治：遗精、白带、白浊。

莲房：为莲子外壳，俗称“莲蓬”，呈倒圆椎漏斗状。鲜时为绿色，干燥后为棕褐色，顶面有取出莲子后的孔洞。性平，味苦、涩，入心、肝经。功能：化瘀止血。主治：肠风下血、崩漏带下。入止血药要经煅炭存性炮制。

荷梗：莲叶的柄称荷梗，鲜时为绿色，干燥后为淡黄褐色。梗面生有细小毛刺，断面内由薄壁纵隔成多数上下贯通的孔道。性凉，味苦、咸。功效与荷叶类同，并有舒气宽中作用。

荷花：莲荷的花，采含苞待放的花蕾及半开放花朵，白色、红色两种均入药。李时珍还称其为水华。性温，味苦、甘。功能：祛湿止血。主治：跌损呕血、天疱疮。用量：3—4.5克。鲜花捣烂外敷治天疱疮有效。

荷叶：莲荷的叶片，入药又名莲叶，呈圆形，面绿色，背面灰绿色，正中有叶柄，可鲜叶入药，干燥的叶片有韧性，可折叠打捆。性凉、味苦，入肝、胃、脾经。功能：去暑清热、利水。主治：暑湿泄泻、心烦口渴。煅炭（存性）具有止血、凉血功效。

藕节：莲的地下根茎藕的节，干燥后表面灰棕色，两端断面呈灰色或淡棕色。性平、味涩，入肝、肺、胃经。功能：清热、凉血、化瘀。炒炭可消瘀、收敛、止血。主治：肺热咳血、吐血、血淋、血痢、血崩等。

莲子有许多临床应用方剂，如：

清心莲子饮治疗儿童脾湿气虚、湿热伤中等证；荷叶丸主治热伤肺络所致咳嗽吐血、咯血、痰中带血、鼻衄、便血、尿血、崩漏等症；参苓白术丸主治由脾胃虚弱引起的食欲不振、脘腹胀满、大便溏泄、四肢乏力、精神倦怠等症；人参健脾丸健脾养胃、消食除胀。主治脾胃虚弱、消化不良引起的不思饮食、食后胀满、嘈杂、呕吐酸水、大便泄泻、面黄肌瘦、精神疲倦等症；金锁固精丸固肾涩精，主治肾虚遗精滑泄、神疲乏力、四肢瘫软、腰酸耳鸣等症；石莲子汤滋阴、利尿、止血。主治血尿、乳糜尿等症。

食疗药膳

食疗药膳是指在中医药学理论指导下，应用有益于保健功效、食药共用的动植物制成各种食品菜肴，从一定意义上讲“食疗胜于药疗”，或以药膳具有辅助治疗作用。

莲子粥：莲子（去心）、粳米、红枣、冰糖。制法：将莲子、粳米、红枣用清水洗净，加入凉水于锅内，煮沸后随时搅动，至熬烂成粥，早晚均可食用。功能：补肾健脾、养心安神，老年人食用更宜。

莲茸包：莲子肉、面粉、白糖（患有糖尿病者可用木糖醇或不用）、猪肉、发酵粉。制法：莲子肉置屉中蒸30分钟取出压成泥状，加白糖、猪油拌匀成馅，面粉、白糖、发酵粉加适量温水和揉均匀，做成包子皮，将馅纳入捏成包子或压成饼状即可，置凉水蒸笼屉中加热，沸后约10分钟，食用，功效与莲子粥相同。

莲花茶：鲜荷花6克、绿茶3克，用开水沏泡，代茶饮，可加糖或甜味剂，随时饮用，可再续开水，冲水3—4次。功能：活血化瘀、生津止渴，夏季作为清暑饮料。

莲蓬茶：莲蓬20克、红糖适量。先将莲蓬壳置铁锅内，上覆一口小型铁锅，两锅交接处用黄泥封严，贴上小条白纸，置火上煅，至上贴白纸呈焦黄色停火，待冷取出，压成粗米，用纱布袋包扎与红糖共放入茶壶中，加入开水，可代茶频饮。适用于妇女月经过多、经血崩漏。

莲须芡实粥：莲须5克、芡实15克、粳米50克，先将莲须、芡实加水煮3次，每次20分钟，3次汁合并，留汁去渣，再加入洗净粳米煮成粥，早晚空腹服，连吃1周可见功效。功能：补肾固涩，见效后可连食。

莲藕驻颜粉：莲花7份、藕8份、莲子9份，烘干研细粉，过罗混均，置于瓷瓶中，早晚空腹用温黄酒或开水冲服3克。功能：驻颜健身、益肾减肥。

荷叶粥：鲜荷叶一张，好粳米、红枣适量，加水煮成粥，趁热将洗净的鲜荷叶盖在粥面上，加锅盖严，放凉。去荷叶，只喝粥，味清香，可加糖或甜味剂，还可加少许桂花蜜搅均食用，适用于夏季消暑利湿。

荷蒂汤：鲜荷蒂（荷叶中心部位）5个（约30克），洗净、剪碎加水煮60分钟，可加水或甜味剂，还可以加糯米煮成粥状服用。功能：安胎止血。

荷叶藕节茶：鲜荷叶1张（干荷叶也可），藕节或炒成炭黑状，同煮30分钟以上，可加红糖也可不加，不拘时，频频饮。适用于血虚血热、流鼻血、大小便下血等失血症。

莲子，鲜品可生食，也可供作鲜莲等菜色，或配炒荤料，清利爽口。干品含糖62%，蛋白质16.6%，其他养分也很丰富，素为高级滋补品，民间常与桂圆等炖服。有养心益肾、补脾涩肠及收敛镇静的功用，对脾虚泄泻、慢性肠炎、神经衰弱及遗精、多梦等症有良好的疗效。日常以莲子为食疗的方有：

莲子藕粉羹：取去心干莲子100克，藕粉60克，白糖适量。先将莲子用温水洗净，浸泡发好，放入锅中，加清水适量，煮至熟透，再将藕粉放入碗中，用冷水浸和，慢慢地下入锅中，边下边搅，再加白糖调味，即成。补中益气，养心安神。用于抗衰老。

莲子枸杞汤：取莲子400克、枸杞子25克、白糖适量。先将枸杞子用冷水淘洗干净，莲子用开水浸泡后剥去外皮，取出莲心。汤锅加清水，放入莲子煮透，加入适量白糖溶化，放入枸杞子稍煮，出锅装碗，即可。日常食用可嫩肤护肤，美容乌发，明目安神，防老抗衰，滋阴养颜，乌发明目，健身延年。

莲子猪肚：取猪肚1具，莲子40粒，精盐、葱花、生姜末、蒜泥、麻油各适量。先将猪肚搓洗干净，莲子泡发去心，将莲子塞入猪肚内，用线缝合，放入锅内，加清水适量，用旺火烧开后，转小火慢炖3小时左右，待猪肚熟烂后离火，放凉后取出莲子，将猪肚切成丝，一并放入盘中，加入葱花、生姜末、蒜泥、麻油、精盐调好味即成。健脾养胃，补虚益气，乌发养颜。日常食可美发护发，补益强身，防老抗衰。并可用于脾胃虚弱引起的消瘦乏力，水肿，久泻，食欲不振等症的辅助食疗。

莲子鸡蛋：取莲子150克，冰糖适量，鸡蛋2个。先将鸡蛋煮熟去壳，莲子用热水浸过，去衣及心，加水煮烂，再加入冰糖和鸡蛋，继续煮10分钟即成。每日食用1次。可健脑益智，用于心肾不交所引起的失眠、心悸、脾虚泄泻、赤白浊、白带、血崩等病症的辅助食疗。

莲子茯苓糕：取莲子肉、茯苓、麦冬各等份，面粉、白糖、桂花各适量。先将莲子肉、茯苓、麦冬共研成细粉，与面粉、白糖、桂花拌匀，加水适量，制作成糕，上笼蒸熟，即成。每日早晨食用50—100克。可健脑益智、健脾宁心、安神益智。用于心阴不足、脾气虚弱、神疲乏力、食欲不振、心悸怔忡、眩晕健忘等症。

莲子桂圆炖猪脑：取莲子50克、桂圆肉30克、猪脑2个、陈皮1块、精盐适量。先将莲子肉、桂圆肉和陈皮分别用清水洗净，莲子去心。猪脑浸于清水中，撕去表面薄膜，用牙签挑去红筋，用清水洗净，放入沸水锅中稍焯一下，与莲子肉、桂圆肉和陈皮一同放入炖盅中隔水炖4小时左右，加入少许盐调味即成。可健脾开胃，养心安神，健脑益智，强壮身体。用于身体虚弱、记忆力减退、思考能力差、心悸、失眠、食欲不振等症的辅助食疗。

糖醋拌藕：将洗净的藕除去节等杂质，刮净外皮，洗净，切成片，在沸水中焯煮片刻，捞出，放凉，加适当白糖、米醋（或白醋）拌匀即可食用，为一道凉菜，吃起来爽口。具有健脾、生津、开胃功效。

桂花糯米藕：将洗净的藕，刮净外皮，切去藕节成段状，另将洗净浸透的糯米灌入藕孔中，置盘于蒸笼中蒸30分钟，放凉，切成片，洒上白糖、桂花，即可食用，也是一道凉菜。具有健脾、养胃、止泄等功效。

炒藕：将洗、刮净外皮的藕，切成片，用肉粒、葱、姜、蒜、味精、盐等与藕片煸炒即为一道热炒菜。藕块、藕节等均可与肉、鸡、鸭一起炖食。

藕梨汁：取洗净去皮、节的鲜藕与去净皮、核的鸭梨各半，用压榨机加少量水榨取藕梨汁，加适量糖饮用。功能：消暑清热、益肺止咳化痰。

现代医药科学研究对莲荷的实验工作做得不多，资料较少。据谢宗万主编《全国中草药汇编》中说：莲子的化学成分为棉子糖（rafinose）、β-谷甾醇、淀粉。几个版本的生药学称含淀粉、蛋白质、脂肪、维生素B和钙、磷、铁等微量元素。

古今医药书刊均认为莲荷的不同部位均具有较好的疗病与保健功效，无毒性，食药共用，又是绿化、美化环境，具有社会效益与经济效益的植物。

八、心脑血管病患者吃啥好

膳食不均衡是导致心脑血管病的重要原因。保持膳食营养均衡是心脑血管病患者保健的一项重要内容。要戒烟、限酒，提倡低盐低脂饮食，饮食宜清淡、多样。米面杂粮都要吃，宜多食鱼类、豆类、鸡蛋、牛奶、瘦肉等富含维生素和矿物质的食物，以及新鲜蔬菜水果。少吃动物油、糖、奶油及咖啡，不要喝凉水，吃冷的食物，切忌辛辣、油腻。晨练或晚上睡觉前最好喝一杯温蜜水（糖尿病人可喝温开水）。每天饮水不少于6杯。这样便于稀释血液，保证血管相对畅通，以减少疾病的发作。许多人已知道要多吃些蔬菜、水果，但是具体吃些什么好呢?

（1）多吃橘子和蔬菜能有效地保护心脏。专家指出多吃橘子、蔬菜（胡萝卜、洋葱、大蒜、圆白菜、紫菜、苔菜、花菜等）可减少患冠心病、中风及高血压的几率，并可起到预防这些疾病的效果。研究发现橘汁中富含的钾、维生素B和C，可在一定程度上防止心血管疾病。橘汁中还含有抗氧化、抗癌、抗过敏抗氧化成分，并能防止血凝。临床实验表明，每天喝3杯橘汁，可增加21%的好胆固醇（高密度脂蛋白胆固醇，简称HDL）量，并将坏胆固醇（低密度脂蛋白胆固醇，简称LDL）的量降低16%。

（2）哪些蔬菜能降低心梗和脑卒中的危险性。食用水果或蔬菜可对心梗和脑卒中具有保护作用，尤其是十字花科植物、绿叶蔬菜、柑橘类水果及其汁液。哈佛大学研究人员调查了女性（34—59岁）75 596人，14年；男性（40—75岁）38 683人，8年；结果发现蔬菜和水果摄取量多者比摄取量少者脑梗死发生率低31%。每日摄取蔬菜水果未满3种，脑梗发生率为1%；每日摄取3.0—3.8种，发生率为0.8%；4.0—4.9种为0.7%；而5种以上仅为

0.6%。一天中多食用一个品种蔬菜或水果，其脑梗发生危险性可减少6%左右。

（3）哪些蔬菜水果对减少脑血栓有益。血栓是引发心脏病和脑梗死的导火线，科学的饮食结构能预防血栓的凝聚。目前通过实验证实，有100多种蔬菜和水果有类似大蒜提取液的抑制血小板凝聚作用。用防血栓点数分别表示出它们作用的强弱，点数越高预防血栓效果越强。大蒜160点；青豌豆140点；菠菜120点；香瓜、萝卜、洋葱100点；草莓、橘子、芹菜、番茄、胡萝卜50点；其次是大白菜、西瓜、生菜、菠萝、藕、茄子、梨。专家建议每天一般要食用5种以上蔬菜和水果，其总量应在350克左右。最好多品种，经常更换。1日3餐中每次均添加一点蔬菜，因为蔬菜的抗血脂、抗血栓作用时间仅维持5—6小时。

九、心梗患者的饮食调护

心肌梗死往往在饱餐，特别是进食多量脂肪、安静睡眠或大便用力后发生。因此我们必须做好饮食护理，如果病人饮食不当，轻者出现上腹不适感、恶心、呕吐等，重者则加重病情，甚则死亡。

1. 心梗病机

中医认为由于饮食不当而使病情加重甚则导致死亡者，称之为食复。中医认为不合理饮食是导致胸痹发生的基本病因之一，又是使病情恶化的重要因素。饮食不节、恣食膏粱肥甘厚实或饥饱失常，日久损伤脾胃，运化失调，饮食不能生化气血，反聚湿生痰，上犯心胸清旷之区，清阳不展，气机不畅，心脉闭阻，遂致心痛。痰浊留恋日久，则可成痰瘀交阻之证，病情转成顽疾。《古今医鉴》曰：“心脾痛者，亦有顽痰死血。”“脉道不通，气不往来，而发心痛。”饮食偏嗜，尤其是咸食，易导致本病发。《素问》指出“多食咸，则脉凝泣而变色”，脉涩则气血不通，因致心痛。另外，烟酒、辛辣刺激之品对脏腑功能有不良影响，应予节制。

西医认为心梗的基本病因是冠状动脉粥样硬化，造成管腔严重狭窄和心肌供血不足，而侧支循环未充分建立。在此基础上，一旦血供进一步急剧减少或中断，使心肌严重而持久的急性缺血达一小时以上，即可发生心急梗死。

2. 心梗与饮食护理关系

合理饮食，是促进疾病恢复的主要环节。膳食总热量勿过高，以维持正常体重为度，饮食不当，过饱过于油腻均可导致疾病。40岁以后，即使血脂无异常，也应该避免经常食用过多的动物性脂肪和含胆固醇较高的食物，如：肥肉、肝、脑、肾、肺等内脏，鱿鱼、墨鱼、鳗鱼、骨髓、猪油、蛋黄、蟹黄、鱼子、奶油、可可油等。可食用河鱼肉、鸡肉、各种瘦肉、蛋白、豆制品等。严禁暴饮暴食。起病后1—3天，以禁食或流质饮食为主，补液总量约1 000—1 500毫升/天，分5—6次喂服，每天热量500—800千卡为宜。发病4天—4周内，随着病情好转，可逐步改为半流食，但仍应少食多餐，宜清淡、富有营养且易消化的食品，保持胃肠通畅，以防止大便过度用力。发病4周后，病情稳定，随其活动量的增加，一般每天热量可保持在1 000—1 200千卡，足量的优质蛋白和维生素则有利于病损部位的修复。

其次，要做到饮食有节，在进食的量和时间上都要有一个合理的把握。进食饥饱适中，则消化、吸收功能正常。“饮食自倍，脾胃乃伤。”这对于现代人来说，是很有借鉴价值的。每逢节假日或出外应酬，总免不了要大吃大喝，食物停滞于肠胃，不能及时消化，加重胃肠的负担，就影响营养的吸收和输布，损伤了脾胃的功能。所以，我们应严格按照《千金药方》中指出的“不欲极饥而食，食不可过饱；不欲极渴而饮，饮不可过多”来规划日常的饮食。在节假日，除了餐桌上的鸡鸭鱼肉，也别忘了添加能帮助消化的水果和蔬菜，出外应酬时，也应适可而止，控制食量。饮食有节的另一方面，就是指进食要有较为固定的时间。只有这样，才能保证消化、吸收机能有节奏地进行活动，脾胃协调配合，有张有弛。“胃不和则卧不安。”晚饭提倡进食少，过饱的饮食，会引起消化不良，影响睡眠。

3. **心梗饮食调护及其原则**

有些心梗患者在疼痛剧烈时伴有频繁的恶心、呕吐或上腹胀痛，肠胀气亦不少见，重症者可发生呃逆。而有些患者胃肠道症状不明显，仅有轻度的食欲减退。对于心梗患者可视情况给予禁食、流食或半流食，但必须清淡、低脂、低盐易消化，少食多餐，禁烟酒。

合理饮食，是促进疾病恢复不可忽视的环节，饮食必须适量，饮食不当，过饱过快均可导致病情的恶化。对于心梗患者，首先医护人员一定要从思想上重视饮食护理，根据病情，饮食逐渐恢复，有禁食或流食—半流食—软食—普食。其次，做好健康宣教，让患者及家属对心梗的发生、发展、治疗及护理有清楚的认识。患者及家属应该严格地遵守饮食原则，做好心肌梗死的护理，促进疾病的早日康复，提高生命质量。

十、足部反射区按摩

足部反射区按摩法，可用于治疗轻型冠心病或辅助治疗，也可用于预防冠心病。按摩足部某些反射区，可改善心脏功能，减轻冠心病的症状。足部反射区按摩可加速足部血液循环，改善相应脏器的功能，达到治疗目的。对于冠心病患者，尤其症状较重者，不能仅靠足部按摩法治疗，应根据病情适当用药。

在心脏病发作时及较疲劳时，不宜做足部按摩，饭后1小时内也不宜按摩，在治疗该类疾病时，刺激强度不宜大。对于心脏储备功能差者，如耐力差，活动后感气短、心跳明显加快者，也不能仅靠足部按摩来改善心的功能。

十一、银杏茶护心脑

银杏是最具神秘色彩和强大生命力的特殊植物，在地球上已有两亿五千万年的历史，是举世公认的长寿树。20世纪60年代，德国科学家首次从银杏叶中获得其提取物EGB761。此后许多国家将银杏叶提取物EGB应用于预防和治疗心脑血管疾病和神经系统疾病。美国开发的银杏保健食品获得美国食品与药物管理局（FDA）批准后，市场上相继出现了各式各样的银杏保健食品，国际上掀起了一股银杏保健热潮。

在这股热潮中有的老年人自己去公园等处收集银杏叶，晾干后泡水喝以此预防心脑血管疾病。但喝了一段时间以后，却出现了头晕、头痛、腹痛、恶心、呕吐、神经麻痹和肌肉阵发性痉挛等不良反应。

这是因为银杏叶含有一些对人体有害的成分，主要是银杏羟基酚类，包括白果酸、氢化白果酸、银杏酚和白果酚等，含量高达1 000—2 000毫克/公斤，是EGB国际公认标准控制含量的200倍以上！

在此告诫中老年朋友绝对不能自己摘银杏树叶煮水喝，否则将危害身体健康。将银杏叶简单粉碎与茶叶混合制成的银杏茶，也有同样的副作用。另外用水煮或浸泡银杏叶只能溶解出少量银杏黄酮，也不能把银杏内酯溶解出来。只有采用现代萃取精制工艺才能充分提取出银杏叶中的有效成分，同时脱除银杏羟基酚类有害成分，制得安全有效的EGB产品。

EGB富含具有药理活性的银杏黄酮和银杏内酯。银杏叶中银杏黄酮含量占1%，银杏内酯仅占0.4%，加工1 000克银杏干叶才能提取出1克EGB。绿茶含有丰富的茶多酚和维生素C，在降血脂、预防动脉硬化方面有一定的保健作用。茶多酚和维生素C对银杏黄酮的生物活性有稳定和增效作用。

银杏茶对心脑血管的保健作用主要体现在三方面：

(1) 银杏黄酮及茶多酚具有极强的清除自由基的能力，能避免自由基损伤、增强血管弹性、疏通血脉、调节血脂、净化血液，有效防治动脉硬化。

(2) 银杏黄酮能降低血液黏稠度，活血化瘀，消除微循环障碍。血小板活化因子（PAF）是促使血小板聚集、导致凝血和血栓形成的物质。银杏内酯可特异性地抑制PAF，促进前列腺素（PGI_2）合成抑制血栓素（TXA_2）合成，对防止血栓形成、预防心肌梗死和脑血栓有显著的作用。

(3) EGB既能增加大脑神经递质多巴胺含量、改善大脑信息传递功能，又能舒张血管，促进脑部血液循环，有效改善思维记忆能力，预防智力减退及老年痴呆症。

银杏茶的优点就是把 EGB 均匀地分布在绿茶表面，在饮茶过程中 EGB 持续缓慢地溶解出来，可以避免血药浓度大起大落。将 EGB 和绿茶科学配伍增强了防治心脑血管疾病的功效。由于特别脱除了银杏有害成分，服用更安全。绿茶本身带有少许的苦涩味道，EGB 能优化绿茶的口感，使其清香醇厚，寓疗效于茶文化之中，使人们在悠然饮茶的同时，达到防治疾病、保健养生的目的。

十二、避免吃胆固醇过高的物质

动脉硬化究竟怎么得的呢？得这个病有两个原因，一个叫内因，一个叫外因，内因就是遗传基因，外因就是环境因素，得病是内因和外因相互作用的结果。首先讲内因，内因是一种遗传倾向，比如爸爸高血压、妈妈高血压，生了的小孩 45% 得高血压；如果爸爸、妈妈都正常，孩子有没有高血压？也有，但只占 3.5%。因为遗传有一定的影响。遗传的影响，我们简单用一个例子来说明一下。小白兔应该吃什么呢？本应该吃萝卜，但假如从今天开始让小白兔改吃鸡蛋拌猪油，蛋黄胆固醇高，猪油是动物脂肪，四个礼拜胆固醇增高，八个礼拜动脉硬化，十二个礼拜小白兔个个得冠心病。下面我们换用北京鸭子做实验，让它吃蛋黄拌猪油。结果很奇怪，鸭子怎么吃，天天吃，胆固醇不高，动脉也不硬化，更没有冠心病。唉！这就奇怪了，怎么兔子一喂就动脉硬化，鸭子就没有动脉硬化呢？道理很简单，兔子是兔子，鸭子是鸭子，遗传不同。人也是一样：为什么张三一吃肥肉胆固醇高，动脉就硬化，冠心病就来了，而李四天天吃肥肉，他什么事也没有。因为张三是兔子型的，李四是鸭子型的。鸭子型就没事，你兔子型就倒霉，先天性倒霉。为什么有人你看吃得并不多，可就减肥不下来，那个吃得很多的人不胖不了，就因为人类型不同，有些东西遗传 100%，有些遗传只是倾向。高血压、冠心病是一个倾向。

美国加州大学的科研人员发现：在油炸的食物中含“氧化胆固醇”，它能很快在动脉管壁形成脂肪斑块，黏附结实并越积越厚，造成动脉硬化，使动脉失去弹性，丧失功能。同时血管腔变小或者堵塞，引起心脑血管病。动物脂肪中的胆固醇在高温煎炒、油炸、烘烤过程中的胆固醇分子被氧化成为“氧化胆固醇”。专家们用家兔做了试验，用含 5% 氧化胆固醇的食物喂养的家兔比用不含氧化胆固醇喂养的家兔动脉硬化斑块大了 2 倍多。

专家们建议：

（1）为预防心脑血管病，从青少年开始就要注意不过多吃动物脂肪，特别不能多吃或常吃油炸、油煎、烘烤的食物。

（2）烹调要注意营养和保健。现在烹调中讲究的是色、香、味。将油烧到在锅内起大火，或将菜肴过油，这种传统的烹调方法炒的肉类尽管味道好，但所含氧化胆固醇却很高，易诱发心脑血管病。专家建议：在烹调中提倡用豆油、芝麻油、玉米油、花生油。烹调肉类提倡清炖、清蒸或先煮、弃油水后再烹调。

第四节　心理保健

一、中医学中的心理治疗举例

心理治疗包括广义和狭义的心理治疗。幽雅舒适的家居或休闲环境，清洁卫生、布置协调、色彩宜人的诊疗场所，摆设整齐规范的医疗器械和药品，亲切和蔼、操作娴熟的医护人员等，都对患者的心理起良好的治疗作用。可理解为广义的心理治疗。而狭义的心理治疗，则是指经过训练的医护人员，运用心理学专业技术对患者进行有目的有计划的治疗过程。

心理治疗的方法可依据实际情况实施个别治疗或集体治疗、家庭治疗或社会治疗。不仅对患者本人，亦对家庭成员进行心理治疗。不仅注意患者的心理反应，而且重视家庭成员对病人的态度，促进家庭成员之间的心理相容性。鼓励并指导患者适应社会生活，提高其适应社会的能力。

人们创立了多种心理治疗方法，如精神支持疗法、放松疗法、行为矫正疗法、自我训练与生物反馈疗法、心理分析、认知疗法、暗示疗法，以及工娱、运动、音乐、美术疗法等。可依据患者及其周围环境的具体情况选择应用。

治疗心身疾病尚可应用中医药，辨证选用逍遥散、补心丸等复方。亦可配合针灸治疗，或应用“数码电针治疗仪”调整经络平衡，可提高疗效。

古人认为，养生必须养心。养心是健康少疾、延缓衰老的首要条件。古人养心秘诀很多，概而言之有：

（1）宽心。《礼记·大学》有言：“富润身，德润心，心广体胖。”此处“胖”不是指身体肥胖，而是安详舒泰之意。心广即心宽，心胸宽广其生存的天地也必然宽广。

（2）清心。就是真诚、专注、持久，不受外物干扰，不为刺激伤害情绪。

（3）静心。就是要具有“淡泊以明志，宁静以致远”的精神境界。明代《养生四要》一书中说得更为透彻：“心常清静则神安，神安则精神皆安，明此养心则寿，没世不殆。”

（4）止心。即要有道德心、仁义心。《论语》中说的“仁者寿”，就是说仁德者高寿长命。

（5）操心。人不能一味地养尊处优，无所事事。明代养生家吕坤著的

《呻吟语》云："心要常操，身要常劳，心愈操愈明，身愈劳愈健，但自不可过年。"操心不过分，对身体健康大有裨益。这和华佗所言"人体欲得劳动，但不当使极年"是一样的道理。

（6）忍心。祖国医学认为"怒伤肝"、"多怒则百脉不定"，气逆不散，足以伤身。养心要忍心，即忍受和排遣一切败坏心境的不良因素。宋代高寿诗人陆游经常是"忍字常作座右铭"、"扫尽世间闲忿欲"。一忍过后，血脉疏导，心胸舒畅，其中妙味无穷。

中医学中的心理治疗有两种意义：广义上是运用各种心理学、社会学进行医疗行为的活动；狭义上是通过医生和病人之间的交谈去影响病人的认识、情绪、态度和行为，唤起病人内在的防治系统，进而促进和纠正机体活动的偏差，从而达到治疗和康复的作用。中医的心理疗法各有所长，临证应与辨证结合，并配合药物、针灸、推拿等手段，进一步发挥心治、体治双重优势，以增进人体健康，更好发挥中医心身疗法的优势。

人体的内在精神活动失调是疾病产生病理变化的重要因素。中医学特别强调七情对健康的影响。七情是精神活动的一部分，是人体对外界客观事物的反应。若七情过度超越生理调节范围，就会引起脏腑经络气血功能紊乱而发病。《灵枢·本神》指出，"是故怵惕思虑则伤神，神伤则恐惧，流淫而不止……心怵惕思虑则伤神，神伤则恐惧自失，破䐃脱肉，毛悴色夭……盛怒而不止则伤志，志伤则喜忘其前言……是故五藏主藏精者也，不可伤，伤则失守而阴虚，阴虚则无气，无气则死矣！"说明过度的怵惕思虑、愁忧恐惧、喜乐不节等心理活动容易发生流淫不止、神散不藏、气塞不行的病理现象。

同样，不同的情志变化在五脏各有所应，如"怒伤肝"、"喜伤心"、"思伤脾"、"悲伤肺"、"恐伤肾"就是七情过度损害脏腑功能的高度概括。

中医学认为，健康的精神活动在防病治病方面起着不可估量的作用，故十分重视心理疗法在治疗疾病中的作用。《素问·移精变气论》云："古之治病，惟其移精变气，可祝由而已。"后世医家张隐藏注解为"移精变气，移益其精，使边其气也，对神辞曰祝，由从也，言通论与神明，病从而可愈已"。采用向"神"诉说痛苦以治愈疾病的手段，随后应用针艾药石等治疗，是中医心身疗法的重要内容。若不愈者，究其缘故，多因"精神不进，志意不取，而病不治，故病不可愈"。

明末清初妇科名医傅青主运用心理学治疗治愈一位妇女的气鼓胀（类似于胃肠功能紊乱）。这位妇女因丈夫经常赌博，劝阻无效而引起争吵，遭丈夫痛打，非常气愤，患了气鼓胀。傅青主问明原因，没有开药方，而是随手取来十几把稻草，给她丈夫，嘱咐他回去后在妻子面前用稻草慢慢煮饭烧汤，态度要亲切诚恳，亲自护理病人的大小便。果然，第二天，妇人的病就好了。傅青主跟他的弟子说：这个妇人的病不需要药物治疗，用稻草烧火作为形式，使丈夫在妻子面前表示悔改，妇人的气消了，病自然就好了。弟子们大为叹服！

以情胜情的心理治疗，源于《内经》“怒伤肝，悲胜怒”。

金元四大家之一张子和善于用以情胜情的方法治疗情志疾病。一妇人因思虑过伤，两年不得寐。子和曰：两手脉具缓，此脾受邪也。因脾主思故也。与其丈夫商议以怒激之。子和当妇人的面收了这家人很多诊金，却不开处方，又喝酒吃饭，盘桓数日才离去。妇人大怒，汗出，一夜困卧，自此以后，可以进食，脉象也平和了。子和解释说这妇人因胆虚不能制脾之思虑而不寐。现在触怒她，使她生气，胆复制脾，故得寐也。

张子和还曾经用以惊胜惊的方法治愈过一位女病人。某妇人外出，旅途中住宿在一家客店。夜里有强盗劫财放火，顿时客店大乱，这妇人闻讯受惊，跌倒在床边。从此以后，她一听到响声就惊倒，甚至不省人事。因此家人都轻手轻脚，生怕惊动她而使她发病。经多方治疗无效。后来家人延请张子和为她诊病。子和了解病情后，请病人坐在高脚椅上，让两个侍女握住病人的双手，在她面前放一个茶几。然后，张子和对妇人说：“请你看着茶几。”同时突然用警木猛击茶几，妇人见此大惊。张子和说：“我用木击茶几，有什么可怕的?”待妇人惊吓稍缓，又猛击茶几，妇人又受惊，但程度已经减轻了。接下来，又连击茶几三五次，还用木杖敲门，再让人摇窗户。这位妇人逐渐适应声响而不害怕了。张子和解释说这是根据《内经》中“惊者平之”的方法，平者常也，平常见之必无惊。当天夜里，令人经常敲打门窗，通宵达旦，妇人已能完全适应。过了一二天，妇人惊病痊愈，即使听见雷声也不再受惊了。

金元四大家之一朱丹溪也擅长治疗心理疾病。《古今医案·思》记载：“一女新嫁后，其夫经商二年不归，因不食，困卧如痴，无他病，多向里床坐。丹溪诊之，肝脉弦出寸口，曰：‘此思男子不得，气结于脾。药难独治，得喜可解。不然命其怒，脾主思，过思则脾气结而不食。怒属肝木，克土，怒则气升发而冲，开脾气矣。’其父掌其面，呵责之，号泣大怒。至三时许，令慰解之。与药一服，即索粥食矣。朱曰：‘思气虽解，必得喜，庶不再结。’乃诈以夫有书，旦夕且归。后三日夫果归而愈。”

对情志所致疾病的预防重在精神养生和先天后天的调节。不可忽视恬淡虚无、心情舒畅、节制七情、顺应四时、生活调摄等养生法则。明代汪琦石在论述心理学时明确指出“其在荡而不收者，宜节嗜欲以养精；在滞不化者，宜节烦恼以养神；在激而不平者，宜节忿怒而养肝；在躁而不静者，宜节辛勤以养力；在琐屑而不坦平者，宜节思虑以养心；在慈悲而不解脱者，宜节悲哀以养肺”。

二、互联网与心理保健

什么是互联网?

互联网又叫因特网，是指集通信网络、电脑、数据库以及其他相关电子产品于一体的电子信息交换系统。www，万维网，是world wide web的简写，是发布使用HTML格式化的文档的因特网服务器系统。它支持链接到其他文档，以及链接到图像、音频和视频文件。它能使每个人随时随地将文本、图像、音频和视频传递给拥有终端设备（电脑、手机等）的任何地方、任何人。

这些年来，互联网不知不觉中已经成为继报刊、广播、电视之后新兴的第四媒体，已经触及世界上的大部分地区。互联网影响我们生活的各个空间。众所周知，互联网的主要功能是：收发电子邮件、电子商务、文件传送、远程登录、网络新闻信息、网络聊天、远程教育等。网络使世界变得很小，同时也使世界变得很大。那些在现实生活中顾虑重重，不愿表达内心感受的人，在网络上可以轻而易举地找到自己的“归宿”。从某种程度上说缓解了部分人的心理压力，达到心理自疗的效果。

但另一方面，网络在给我们带来巨大方便、巨大利益的同时，也给人类带来了前所未有的问题和烦恼。根据国外公布的一组最新统计数据：目前全球网民超过2亿，其中约有1 140多万人患有某种形式的网络心理障碍。人们对电脑游戏非常狂热，一些政府正与游戏厂商商量如何消除这种游戏成瘾现象。2005年，一名28岁的韩国人在网吧里连续玩了50个小时的游戏后死于心脏病。一个玩了36个小时游戏后自杀的中国少年的家人正在起诉游戏销售商。有的学生对上网达到了痴迷的程度，根本不考虑家庭的经济负担，甚至用家里所给的学费、住宿费来上网，最后落得劳民伤财的结局，继而又出现撒谎与狡辩等应付行为，从而成为一种恶性循环。

由于青年人上网人数比率占总上网人数的大多数，青年人的网络心理障碍有其本身的特点：

1. 网　恋

网上聊天、网恋现在已成为青年人上网最重要的动机之一。这对于青少年的学业甚至感情的正确发展，都有着极大的影响。《第一次亲密接触》描写的就是痞子蔡和轻舞飞扬这一对男女主人公之间的网恋故事。在现实生活中，我们身边也不乏这样的例子。2002年7月7日《焦点访谈》播出一起因“网恋”引发的大学生血案就是有力的证明。

众多的事实告诉我们，爱情是现实的，除非你崇尚柏拉图式的精神恋爱，否则，处于网络两端的人迟早要走到阳光下交往。在此之前，提高警惕绝不是什么坏事。轻信对方，受伤的永远是自己。网络只是一种工具，它与现实生活是有极大区别的。同样的，网恋最多也只能作为一个诱导，以后要走的路还有很长。

2. 网络成瘾综合征

根据对某学校的一项调查，当问道“对于上网成瘾，你有何看法?”时，51.7%的同学回答是“我现在已经对网络欲罢不能了”，9.4%的同学表示“有时候，尽管没有明确的目标，我还是花了大量的时间在网络上”，另有35.8%的同学表示“有时候，我还真怀疑自己可能是网络上瘾了，有时候，我会告诉自己应该有节制地使用网络”。

网络成瘾综合征是指患者往往没有一定的理由，无节制地花费大量时间和精力在互联网上持续聊天、浏览网页，以致损害身体健康，并在生活中出现各种行为异常、心理障碍、人格障碍、交感神经功能部分失调。在一般意义上，它虽然不能像毒品那样会危及自己和周围人的生命，但长时间上网必然会影响我们的健康，导致视力下降、肩背肌肉和颈椎劳损、免疫功能变弱等等，现在陆续有不少关于长时间上网导致猝死的案例，也引起了大家的重视。

青年人应该端正上网动机，积极参加社会活动，在活动中陶冶情操，逐步摆脱对网络的依赖。社会也应该帮助这些青年人走入正途，正确应用网络。如荷兰出现治疗“电游瘾”诊所，治疗方法包括沉思、体育锻炼以及集体治疗等等。

三、“八戒”防劳心

中医重要经典著作《灵枢·邪客》：“心者，五脏六腑之大主也，精神之所舍也。”精神，是指人的意识、思维活动和一般的心理状态。从现代医学来看，这里的“心”相当于脑。中医认为，心为君主之官，主神明，主血脉，是生命活动的主宰。在心的统领之下，各脏腑协调，共同维持人体正常功能。但人有喜、怒、忧、思、悲、恐、惊等“七情”，“七情”是正常的情绪变化，一般是不会损害人体健康的。但是如果发生突然的或剧烈的或长期的精神刺激，使情绪反应过于强烈或持久，就会引起心神的过度活动，这就叫“心劳”。

《延命金丹》曰：“凡欲身之无病，必先正其心，使其心不妄求，心不狂思，不贪嗜欲，则心君泰然。”孟子亦云：“养心莫善于寡欲。”如果能做到“不贪得、不患失、不动情、不小气”，则可防“心劳”。心不劳，则五脏安和，自然可康寿延年。

戒贪欲

老子说：“知足不辱，知止不殆，可以长久。”“知足”、“知止”，就是人们不受利欲的引诱，不过分地奢求。这既不是什么耻辱，也不会有什么危害。

然而有的人终日为钱财苦思冥想，唯利是图，不择手段，或贪污受贿，或巧取豪夺，或谋财害命。

叔本华曾经说过：金钱，是人类抽象的幸福。所以，一心扑在钱眼的人，不可能会有具体的幸福。因贪心和私欲而做了亏心事，时时刻刻受到良心的谴责，终日良心不得安宁，思不得休止，势必造成“精神内伤”，从而导致“身必败亡”的恶果。因此，做人一定不要太贪，太贪就是慢性自杀。

“贪”是求的发展结果。求的欲望太强了必然要贪。有的人心术不正，整天挖空心思为自己谋算，终日为钱财苦思冥想，或贪污受贿，或巧取豪夺，或谋财害命。贪欲不知毁掉了多少人的功名事业，使其身败名裂。因此做人一定不要贪，不贪才能保持平静的心态。甘于淡泊就能神安气定，福寿永存。

戒患失

人的一生境遇，不可能是“一成不变”的。作为社会一分子，对于个人地位的高低，荣誉的大小，报酬的多寡，享受的厚薄，如能泰然处之，怡然自得，随遇而安，则对健康十分有益。有的人心胸狭窄，终日忧戚，郁郁寡欢。姑且不论品德情操如何，即使从生理、心理方面来说，也是非常有害的。

克制自己的某些欲望，放弃自己的某些利益，割舍自己的某些爱好，继续“夹着尾巴做人”。有人一旦失去权位，或先富后贫，虽然没有感受外来之邪，由于“精神内伤”，也会导致许多疾病，甚至丧生。只有做到既“不以一得为喜”，也“不以一失为忧”，才能始终保持心境的安宁。

有些人常这也看不惯，那也不顺眼，经常自己跟自己过不去；也有些人成天为自己的得失、名利斤斤计较；还有些人对己放纵，对人挑剔，妒人之能，讥人之短，处处招嫌结怨。所有这些必然会使人早衰折寿。一个人如果不为权利所动，不为名利所诱，也不为一时得失而牵肠挂肚，自然会心静神安、心地清凉。由于精神轻松机体的功能处于最佳状态，免疫力强，自然会延年益寿。

戒忽视早餐

临床统计表明：心脑血管意外多发生在清晨。这是因清晨人体血液黏稠度高之故。因此，目前提倡夜间起床（解手）时喝杯水，能起到很好地预防心脑血管意外事件的发生。不吃早餐可使血液黏稠度明显增加，这已被加拿大纽芬兰纪念大学一项研究结果所证实。

戒怒

怒为“七情”之一，人人难免，但“怒则气上”，危害甚大。怒，会使精神进入紧张状态，大脑皮层高度兴奋，血管收缩，血压上升，脉搏加快，脸色青白。有病者会加重病情，发生生命危险；无病者亦可能发生意外。因而，制怒是为心疗首重的养生之道门。

有识之士提出以下制怒方法，欲怒之时不妨一试。

当您要发脾气时，赶快提醒自己：现在应该把情绪控制住。自觉，是制怒第一步。如果遇到一定会生气的某种情况，不妨努力延缓10秒钟再爆发。生气的最初几秒钟，先说出你的感觉，以及你相信对方会有什么感觉。

百神和畅，保持乐观、开朗、豁达的性格，遇事不发怒，不生气，则心思清虚宁静，百神和畅。若经常为生活琐事动怒甚至暴跳如雷，就可能因怒而气乱，使心神无主、气血不和、脏腑功能紊乱而致病。特别是怒发冲冠的情绪波动，对患有心脑血管病的人很容易诱发脑溢血或心肌梗死，使人在盛怒之余溘然长逝。所以，平时生活中要学会宽容，以免愤怒伤身损命。

戒拖拉

生活中经常有这样的人：当天该做的事情总要拖到明天、后天甚至下个星期，虽然心里着急，可行为上却总是拖拖拉拉的，进度很慢，不到最后时刻就积极不起来，直到实在拖不下去了才临时抱佛脚。就像是开学头一天，才拼命补假期作业的小学生。

美国德宝大学的心理学教授约瑟夫·法拉利给了他们一个专有名词——"慢性拖拉综合征"。在他看来，做事拖拉其实是一种"心"病，或者说，是心理不健康的表现。

法拉利教授认为，慢性拖拉应可以分成两类。一类是"激进型"拖拉症患者，其特征是自信能在压力下工作，喜欢把事情拖到最后一刻以寻求刺激。另一种是"逃避型"拖拉症患者，这类人通常对自己缺乏自信，因害怕做不好事情而迟迟不肯动手。

对于慢性拖拉症，最好以预防为主，时常检讨自己的思想和行为，警惕拖拉症的发生。只要制订比较详细而适当的行动计划，并严格按计划执行，改变慢性拖拉症也是完全可能的。

戒动情

生活不可能平静如水，人生也不会事事如意，人的感情出现某些波动是很自然的事情。可有些人往往遇到一些不顺心的事便火冒三丈，怒不可遏；也有些人常为一些区区小事彻夜难眠，发不完的牢骚，讲不尽的怪话，经常自己跟自己过不去。这样，势必影响身心健康。

中医学认为，思虑过度可以伤人心神，以致心气郁结、胸闷不畅，进一步耗伤心血。血不养心，发生心悸、恍惚、失眠、多梦；情志抑郁，可使肝失疏泄、气机不舒，以致胁肋疼痛，郁郁寡欢，进一步气郁化火，性情急躁，容易发怒，甚至使精神失常。忧愁悲思过度，还能影响脾胃的消化吸收功能，而使食欲不振、脘腹胀满疼痛，身体逐渐消瘦、四肢疲乏无力等等。总之，精神因素所引起的疾病，首先阻碍人体气机的活动，然后血液运行不畅，产生瘀血，最终导致气血俱虚，并且因为气滞血瘀，津液凝结为痰，日久痰、气、瘀互结形成癥积（肿瘤之类）、噎膈等病。

西方医学也认为，不但精神疾病，如癔病、精神分裂症等直接由精神刺激所致，而诸如癌症、高血压病、冠心病、胃肠病等，也与精神因素有关。还可由于精神紧张，降低免疫力，容易患传染性疾病。人非草木，孰能无情？客观事物对于精神的刺激，这是不可避免的，关键在于要能够自我调节控制。偶尔碰上七情六欲，最好把它视作过眼烟云，事过则忘，不要长时间地放在心里，以免干扰和煎熬自己的灵腑。

戒小气

生活中有这样一种“小心眼儿”的人，鼠肚鸡肠，对己放纵，对人挑剔，嫉人之贤，妒人之能，讥人之短，笑人之过，整天打个人的“小九九”。对于自己的不利则怨天怨地，耿耿于怀，死钻“牛角尖”。这是一种异常的心理状态，它是恶化人际关系的“酵母”，也是损害身心健康的促进剂。“小心眼儿”的人，或者经常生气，感到委屈，忧思不断，痛苦缠绕；或者吵骂、寻衅、歇斯底里大发作，精神上处于高度亢奋、紧张状态。

由于内心的冲突或情绪危机难于摆脱，很容易导致机体生理功能紊乱、内分泌失调、免疫力下降，许多疾病便会纷至沓来。有的甚至走向极端，因为一点小事想不开而轻生。要消除“小心眼儿”，首先必须改掉自私的毛病，要心胸宽广，宽以待人，宽以容人，凡事应该想得远点，想得通点，想得开点，不要事无巨细都“往心里去”。一个人能够谅人之过，念人之功，助人之短，扬人之长，取得他人的信任和友爱。在生活中左右逢源，如鱼得水，称心如意，则心静神安，灾病不生，福寿永存。

戒深呼吸

深呼吸作为一种健身法已广为流传，但最近研究发现它是导致心脑血管病患者发生意外的重要诱因。研究者发现在深呼吸时血液中二氧化碳大量排出，机体自动调节使血管口径缩小，加大循环阻力促使血压升高，深呼吸时可使血管狭窄50%—66%，使肾动脉、冠状动脉和脑动脉血流减少75%—80%。虽然深呼吸时血氧含量明显增加，但重要器官的供血量明显减少。肾血流量减少，出现尿量减少、代谢产物淤积体内。脑血流量减少，出现脑缺氧症状，头晕、眼花、反应迟钝、思考能力下降等。冠脉供血不足，出现心绞痛，对原有冠心病人，若深呼吸2—5分钟则可引起强烈心绞痛，或诱发心肌梗塞。由深呼吸诱发的心绞痛含化硝酸甘油常无效。

临床观察统计也表明，脑出血、心肌梗塞及其他血管意外多与直接深呼吸——深呼吸锻炼、间接深呼吸——高强度体力劳动、大笑或大怒相关。

人生，载不动太多的烦恼和忧愁。唯有内心坦然、泰然，才不会“心劳”。心不劳，神不疲，才能活得自然，活得轻松，活得舒心。

四、“没心没肺”能活百岁

长寿有五个要素：

（1）生活必须有绿色空间和新鲜空气；

（2）要有丰富充实的精神生活；

（3）每天要有适当的工作量；

（4）必须牢记切勿饮食过量；

（5）在预防疾病的同时，必须对疾病有进一步的认识。

“韩美林”这三个字，享誉中外，有人称其为“东方的毕加索”，楚辞专家文怀沙则反对说：“毕加索是西方的韩美林！”随着备受瞩目的北京奥运吉祥物尘埃落定，韩美林再次成为媒体关注的焦点人物。

生活中确有一些人想用苦难毁掉你，但结果往往是苦难塑造了你。艰难的人生不等于悲惨的一生，更不等于暗淡的一生。生活中有喜、怒、哀、乐，那就选一个“乐”，乐可解苦；事业上有酸、甜、苦、辣，那就选一个“苦”，苦中有乐。

——韩美林

韩美林出生于济南皇亲巷贫寒家中，幼年丧父，是寡居祖母和母亲含辛茹苦将他拉扯大。夏天拾西瓜皮充饥，冬天捡茶馆倒掉的残茶果腹。因生活所迫，12岁参军。两年后，韩美林转业回到了地方。之后，他开始拿起画笔，一生投身美术事业。19岁那年，凭借刻苦勤奋和过人天赋，他如愿以偿地考入中央美术学院，后又被分配至中央工艺美院，由于学业优秀，毕业后，留校任教。

在当今画坛上，韩美林的勤奋是出了名的，人送绰号“拼命三郎”。在一次政协会上，他一天就画出100多幅马，送给各位委员。他曾两天三夜画出200多幅神态各异的猫头鹰，直到把自己“画”进医院，医生让他卧床休息，他说：“不行啊，我肚里还有1 000多只猫头鹰没画出来呢，憋得慌！”

韩美林是唯一一位在中国美术馆举办过五届个人美展的艺术家，其作品涵盖绘画、雕塑、书法、陶瓷等八大门类，数量高达上万件，其作品已达到炉火纯青的境界，由他设计的中国国际航空凤凰标志，飞往世界各地。美国首次给中国艺术家颁发“艺术大师奖”，国内只有韩美林一人获此殊荣。

尽管韩美林一生坎坷，受尽苦难，但快70岁的韩美林，仍然一头黑发，脸上看不到明显的皱纹，看报不用戴眼镜，什么森林呀、物种呀，许多数字记得清清楚楚。韩美林说：“这些年来，激励我在艺术道路上前进的最大动力不是鲜花、掌声，也不是金钱、荣誉，而是我受过的屈辱。我在成功的时候也不敢忘记自己曾经钻过人家的裤裆，不敢忘记曾经经历的苦难。我是贫苦人家的孩子，所以说我生活的起点很低，比较容易满足。

“人来到这个世界只有一次，不会有第二次，酸甜苦辣、喜怒哀乐哪一样也甩不掉，不找点提神的，不想点子哄自己，那不是活得太累了吗？有人问我为什么像个大孩子？我清楚，心态不老就永远不老。没心没肺能活百岁，问心无愧活得不累。没有过夜愁、过夜气，就没有过夜的病。也有人问我受了那么多的苦，为什么画的画还是那么可爱呢？我认为受过的苦不应该再强加给别人，我愿意人们看到我的作品之后会心一笑，心情愉快。我希望我的作品能够让人放松，所以我愿意让我身边的人都快乐。”

提到养生之道，韩美林说他是个“没心没肺”的人，不为名利所扰。此外，他幼年受一僧人点拨，学得保健之法。当时老道说：“你记得住是你的福气，记不住算我没讲。”他中年后开始用心操炼，果然见效。

第一招：伸懒腰。早上醒来，别急着起床，先双手抓住床架子伸个懒腰，伸得全身骨头“咯咯”作响，让全身血管扩张，血液畅流。

第二招：通气。伸完懒腰后，不要马上起床，要蜷起双腿做深呼吸，且要吐长气。此举是为吐出体内浊气，以利吸进新鲜空气。

第三招：太极搓。他的搓脸法也有讲究，先按八卦形状搓，双手用力程度也不同，一手轻则另一手重。搓过五六个回合之后，就开始无规则地乱搓，不让皱纹有规律地生长，这样，留在脸上的就只能是碎纹了。但他从不往下拉皮肤，因为这样易生皱纹。

第四招：梳头。韩美林满头乌发，记忆甚好。一段时间里创作 200 幅毫不雷同的画，全得益于每天早晨起床后由轻到重、由快到慢地梳头，梳得头脑清爽，全身轻松。韩美林笑说，男人尤其要梳头。为什么男人秃头的多，女人秃头的少，主要是因为女人梳头梳得多。当然女人因为两鬓不太梳，也容易出现白头发。因此头也要面面梳到。梳子选桃木最好，排第二位的是牛角梳，最差就是塑料梳子，最好不用。

第五招：拽耳朵。人耳是全身穴位最密集处，当用力拽过耳朵每一个部位后，则全身穴道畅通。但一般人弄不清具体位置，那就乱拽，拽耳朵红通通，神清气爽为止。

第六招：敲骨头。把手从前面绕着脖子到后颈，用力均匀地敲后颈最突出的骨头，敲到发麻，每天敲，老了也不会脑子糊涂。

韩美林爱幻想，盯上一个镜头就没边没沿地联想下去。他说，自己在最高兴的时候、最生气的时候都能画出好的作品。虽然他画龄已超过了 60 年，但艺术之路才刚刚开始。也许正是因为童心未泯，才使他能够发现那么多美好的东西，才使他的作品充满爱。

要增强“精神免疫力”。人们常问“为什么现在患心理疾病的人增多了?”这是因为我们处在一个社会竞争激烈、快节奏工作和生活的时代信息风暴迅猛冲击，市场行情瞬息万变的时代。我们驾车赶路、听流行音乐、吃洋快餐、刷卡购物，人人难于逃避交通拥堵、房价高涨、失业危机，还可能面对老人昂贵的医疗费、孩子高额的学费……

一个人如果不能适应这样的生活节奏和心理压力，就像马拉松比赛中掉队的运动员，想追赶别人，想拿名次都是不可能的了。然而，心理疾病并非如某人想象得那么可怕，它像生理上的许多疾病一样，大多都是可以预防的，所以，现代人要努力增强自己的“精神免疫力”。就像马拉松比赛的运动员，既要重视平日的训练，增强自己的体质体能，也要在比赛中充满自信心，讲究长跑的技巧，这样您就能成为“运动健将”，可坚持不懈、出色地跑好自己的“人生马拉松”。

例如一位杰出的企业家周先生，经多年努力奋斗创建了一个大型企业，有了丰厚的资产。但进入不惑之年的他对心理医生说：“我忽然感到自己的生活和工作失去了意义，并且成天提心吊胆，生怕企业中出什么差错，企业中数千人的命运似乎取决于我一个人，我觉得不知所措……”

这位周先生是患了一种“成功综合征”，如果不及时调整，就可能诱发“抑郁症”等心理疾病。试想，为什么有些成功的企业家会选择自杀呢？就是与周先生有同样的担忧和压力，高处不胜寒啊！心理专家建议，周先生安排与家人一起旅游放松精神；整顿、培训企业的管理人员，同时加强充实企业的智囊。周先生认真调整了自己的生活方式，重新建立起自信心，消除了自己思维方式中的误区，也就缓解了一次心理危机。

又如，青少年是心理疾病的高危人群，往往是与家长和学校的过高期望值有关。高中生晶晶面临高考，因她学习成绩属中等，父母担心她考不上名牌大学，就马上“积极行动”，帮她报名参加各种培训班，请家教补课，又买来各种复习资料和光碟……结果晶晶厌学、失眠，还出现强迫症的毛病。后来，晶晶经过心理治疗，调整了高考目标，她的父母也明确了“健康第一”的重要性，晶晶又进入了心平气和的备考状态。如今，晶晶已是一位IT业的白领。

一个人是否具备“精神免疫力”，取决于他对社会环境的适应，这好比一个“健康金字塔代”：底面是人格健康的四条边，性格、气质、兴趣、能力的发展要均衡，金字塔的高低和稳固性则取决于自我期望值、社会期望值、工作业绩、心身健康水平这四个方面是否和谐发展。如今，社会的科学发展观逐步深入人心，那么，在人的身心健康方面更要重视“和谐发展”。近期著名画家、导演陈逸飞等名人的英年早逝，也是发人深思的。因此，心理健康教育工作者们奉劝人们，若是心情不舒畅，应及时寻求心理咨询的帮助，还要牢记：勤奋点，悠着点，想开点，快活点——这就足以增强“精神免疫力”，令您心理健康！

五、欲望与心病

美国人本主义心理学家马斯诺（Maslow）提出了著名的需求层次理论（需求层次论）（hierarchy of needs theory）。认为人类的需求从低级到高级，分成五个层次。低层次的需求获得满足后，高层次的需要就会出现：

（1）生理的需求。生理的需求是人类最为原始的、最基本的需求，即维持生命、延续种族的需要，如衣食住行、休息、睡眠、求偶的需求等。如果这些需求得不到满足，就会影响人的生存，因此生理需求是最强烈的，也是不可避免的基本需求。当一个人为生理需求所控制时，其他一切需求均退居次要的地位。

（2）安全需求。安全的需求，即避免伤害的需求。如生命安全、财产安全、职业安全和社会安全等均属安全需求。它是与生理需求几乎同步的基本需求。

（3）归属、爱和交往的需求。人是社会性的存在，每个人都不希望孤独，都希望归属或依附于一定的群体，成为群体中的一员。在某种意义上，爱也是一种归属，包括爱与被爱两个方面，任何群体的成员都有正常交往的意愿和欲求。

（4）尊重的需求。尊重的需求是指一个人对自我肯定的评价，它包括自我尊重和被他人尊重、被社会尊重两个方面。第一，渴望有能力、有成就，能胜任自己的工作，对自己充满信心，以及渴望独立和自由等；第二，渴望有声望、有名誉，希望他人赏识、关心、重视自己，对自己有好的评价。马斯诺认为，尊重需求的满足对个人的自我实现具有特别重要的意义。人们往往只有在尊重需求得到了相当的满足后，才能使自己的潜力和创造力得到充分的发挥。

（5）自我实现的需求。这是一种最高层次的需求，即最大限度地发挥个人的潜能、才智和创造力，取得最大成就的需求。马斯诺特别强调自我实现的重要性，并提出了自我实现的八个途径：“入迷”、“成长选择”、“倾听自身内部的呼唤”、“敢于承担责任”、“实现潜能”、“通过学习变得更聪明”、“创造条件，出现顶峰体验”和“知人善任”。

马斯诺认为人的需求虽然有先后、高低之别，但它们彼此并不是孤立的，而是相互依赖、相互联系、相互影响、相互作用，共同构成统一的需求系统。马斯诺需求层次理论尽管存在着某些局限性，但是仅就其影响性而言，已成为当代行为科学和管理科学的理论基础。

正常的需求是我们赖以生存的要求、途径。然而，从古至今，有些人欲壑难填。只有做一个高尚的人、一个无私的人、一个淡泊名利的人，才更容易改变自己的错误观念，使自己处于平和的状态之中，不至于什么事都钻牛角尖。也只有站得高、看得远的人，才能虚怀若谷、处乱不惊，凡事想得开，才能正确对待。

我们都知道，健康的人、长寿的人通常都是心胸开阔、遇事能够想开的人，但是我们并不明白这其中的道理。

平常心是调治疾病的基础，我们的心经常处于不平静的状态，这样身体就出现了多种多样的疾病。回归平常心，无论是对疾病的调治，还是对工作、学习、家庭等诸多方面，都有很大的益处。平常心来自平静、来自平常，是靠一点一滴的修持而来的。凡事要不急不躁，不恼不怒，功利面前要顺其自然，困难挫折面前要坦坦荡荡，让我们的那颗心经常处于平常态，疾病就会离我们远去。

战胜自我是多方面的，我们这里讲的战胜自我是针对疾病而言的。人可能会有很多种疾病，但总有一种病为主。平常时隐时现，一遇到着急上火的事情，就会与其他的病一起并发。待其他的病消失后，这个病依然存在。我们把这类现象叫做疾病的“积聚点”，这里犹如一块洼地，雨停了，别的地方都没有水了，洼地仍然潮湿。这是什么原因呢？

人们明显的性格弱点大多和病症相联系，这种弱点是不易改变的，所以与其对应的疾病也不易痊愈。为了达到心身健康、祛除疾病的目的，我们就要对自己的弱点进行变革，战胜自我，才能获得心身的自由。

静下心来，静静地体验一下那些不愿意接受的事物……也许会有所体悟，也许这些不愿意接受的事物正反映出本身的弱点，认识反省到这一点，病症可能会大大好转或不治而愈。如果你是一个性急的人，你能否从慢性人那里学习点什么呢？如果你是一个胆小的人，能否从勇敢的人那里学习点什么……。当我们真正地克服或改变了自己的弱点时，那么这些“积聚点”的疾病就会祛除。

漫画家方成和丁聪都是耄耋老人，平日很少锻炼和进补，依然身板硬朗，思维敏捷，每天都在紧张地工作。有一位老寿星，活到103岁还耳聪目明、神清语利、思维敏捷。他的长寿秘诀是“内心清静自然健康长寿”。

人们常说“生命在于运动”，他们不锻炼怎么也能长寿？这当然不是说锻炼和适当的进补不重要，而是说比其更重要的是有洁净的心境。方成、丁聪等高寿老人，淡泊名利，心灵洁净，一门心思做学问，并不断有佳作问世，主要就是得益于他们的“心静”。诺贝尔奖金获得者、美籍华人科学家杨振宁认为，心静是最好的养生之道。长期坐禅的高僧，很少运动的作家、书画家和科学家，虽静多动少，但寿命比运动员要高。

唐代诗人白居易说：“自静其心延寿命，无求于物长精神。”因为个人欲望不高，不在世俗中随波逐流，不为争名夺利而苦恼，自然化解了心理危机，防治了心理疾病。由于精神轻松，机体的生理功能处于最佳状态，免疫力抗病力强，病魔也要退避三舍，自然能延年益寿。老子早就提出“致虚”、“守静”，其积极意义就在于要求人们戒除贪欲和诈智，清心寡欲。

历史上许多仁人志士都深谙“静以养身”、“淡泊明志”、“宁静致远”之道理，并身体力行，保持平静的心态，耿介拔俗，心无旁骛，一心一意干事业，出淤泥而不染，尽管没有刻意锻炼和养身，却赢得了健康和高寿。

相比之下，有些人欲望极盛，整天想着升官发财、嫖娼狎妓，尽管他们刻意锻炼，讲究进补，却往往不能健康长寿。鲁迅先生说过：“无论古今，谁都知道，一个人如果一味地放纵自己，就是天天喝三鞭酒也无效，非‘寿终正寝’不可。”这一切都告诉我们：心静寿则高。面对酒绿灯红、物欲横流，如果我们能保持平静的心态，甘于淡泊，就能神安气定，健康长寿。

有的人过分的固执、偏激，这样的人明知是自己错了，还固执己见，观点和看法很难改变，在调治时不但效果不好，有时还会多生疾病。因为在进行调节时需要回想一些曾经让他心不平的人、事、物，比如他曾经特别恨一个人，为了调治让他想开，不要去恨别人，凡事要站在对方的角度考虑一下。而他的反应是这人实在太坏了，我就是恨他，永远不能原谅他。不能原谅别人你就只好自己受苦了，所以要想治病，一定不要固执，不要偏激，不要跟别人较劲，也不要跟自己较劲。

疾病调治都是围绕着我们的这颗心展开的，若想根本祛病，最首要的是如何降服自己这颗躁动的心。降服这颗心非常之难，但要记住一条是很重要的，即用坦然、自然、平常的原则来约束。只要这颗心不在应该待的位置，就要告诫自己要管住它，不可越位。要时时呵护好自己的这颗心，关照好这颗心。当我们逐渐地做到这一点的时候，疾病才会离我们远去，我们的心身才能够健康。

有一则闲逸故事是这样写的：从前，有一个乞丐，偶在山中拾到一块金子，亲朋好友闻讯前来祝贺。他却愁眉不展地说：“人家都说这山中有三块金子，我才拾到其中的一块，那两块到底在哪里呢？哎！真是愁死人了。”他终于病倒了。

与故事相近的还有另外一个故事：一位老人，嗜好下棋，暇时便上街与人对弈。他心强好胜，常常想“出阵便捷”，所以，棋着略有点“闪失”，便捶胸跺足，愠色满面。一次，他与一位年轻新手对阵，竟连输三盘。老人恼羞成怒，一气之下当场诱发脑溢血，被人及时送往医院才幸免危险。

两个故事，一种心态，心欲太强！

现实生活中，心欲太强的人比比皆是，可谓司空见惯。其主要表现为：贪心、过求、好胜。有的人贪心不足，欲壑难填，娶得美妻，还想生得贵子，贵子长大，又想让其出人头地；有的人做事过求，苛刻繁琐，购物买货想物美价廉，房屋装修想工精料省，上街乘车想一路绿灯；有的人心强好胜，争输争赢，常为一个门球失误而懊悔自责，为一盘棋输赢而面红耳赤，为一次钓鱼不着而怨天恨地。这些人活得自私，活得心累，愚不可及。

谢德林有句名言："人往往异想天开，竭力追求得不到的东西，做办不到的事，结果不是后悔就是苦恼。"古人也说："世人如何不心安？只因放纵欲望船。"可见，心欲太强是有害人体身心健康的。从某种意义上讲，它是一块精神磐石，是一团心理死结，是人生路上的一道屏障。人如果不能控制自己的欲望，就会成为心欲的奴隶，最终丧失自我。

心欲别太强，就是要淡泊处世，洒脱为人，顺其自然，顺应生活，顺通人情事理。一位名人说得好："一个人的快乐，不是因为他拥有得多，而是他计较得少。多是负担，是另外一种失去；少非不足，而是另一种有余。"世间物华，如云易散，转眼成空，追求平常生活，淡化情欲心欲，干平常事，做平常人，这种看似于"白描"般的人生观，其实是一个人的性灵和修养达到了极至的表现。

心欲别太强，就是要做到心无过求，事不过度，身无所累，不为欲诱，不为物使，心境澄明不浑浊，品格高尚不卑劣；就是要做到受挫时不失落，失意时不消沉，畅达时不张狂，能冷眼看繁华，平淡对得失，守中，守静，从容坦荡。梁漱溟一生淡泊，品德高尚，他的人生观就是"无我为大，有本不穷"。他说："情贵淡，气易和，唯淡唯和，乃得乃养，无物不长。"平和恬淡的心境，使他登入了"人到无求品自高"的堂室。

心欲别太强，就是要做到宠辱不惊，输赢不争，有敢于吃亏、吃苦和奉献的精神。《养真集·出世》说得好："世人之不得意处，正高人之得意洒脱时也。"现实生活中，知足满足，事不过度，平常平淡是万应之理，常能识好知趣，则心安理得，五脏安适。心欲淡泊，也许不能给人以外在的辉煌和腾达，但能使人有内在的超越与升华。万事知足心常惬，人生在世，想通一些，看淡一些，常让心灵"打个盹"，则能体健身安，生活安适。

人生一世，如梦如幻，如烟如雾，忙忙而来，匆匆而去。蓦然回首，顿时省悟：弱水三千，只饮一瓢；广厦万间，只卧一床；米粟万担，日食数碗。万物最终必成空，心欲太强有何用？

锻炼拥有一颗平常心不是不患病，而是少患病。患了疾病，我们有方法祛除，这是良性循环。

当我们了解了自然力，了解了疾病的根源，就能够很好地把握住自己的命运，走出迷惘，进入自主的天地，使我们能用平常心来面对生活中的许多问题，不苛求别人，顺其自然，就能使我们的心身进入良性的循环中。

六、心宽体胖

心情抑郁影响心脏病康复。美国科学家的一项最新研究显示，心情抑郁或情绪紧张是严重阻碍心脏病人康复的重要原因之一。因此，“心病”除了需要常规药物治疗之外，还需要旨在缓解心理状况的心药——心理疗法来配合治疗。

这一研究涉及经历心脏病发作、冠脉搭桥手术之后，已进入理疗过程的310名男性和70名女性病人。试验结果表明，约15%的病人心理上极为压抑，在此后两年的随访期间，其身体康复速度大大低于那些易于适应变化、心理状态较为轻松的病人。而且这些心情抑郁的病人康复期间至少有再住院一次的可能性，要超过心理状态相对正常的病人的1倍；心脏病发作、心脏停跳或死于心脏疾病的可能性要超过其2倍；住院期间消耗的平均医疗费用也相当于心理正常病人的4倍多。

韩国棋手李昌镐在中日韩三国围棋擂台赛上曾以13场连胜的骄人战绩而被誉为当今世界围棋第一人，他棋力之精湛令人惊叹，而比他的棋力更加令人惊叹的却是那鲜为人知的另一面：你从他身上几乎找不出什么明显的不良生活习惯和毛病。他对围棋的专注和投入无人可以比拟。多少年来，已拥有亿万资产和多项世界第一头衔的李昌镐始终坚持坐地铁上下班，始终坚持每天十几小时的打谱练习，始终坚持大众人的装束，始终坚持普通人的谦和……

而与此形成鲜明对照的现象也并非个别。毋庸讳言，纵观我们的某些高手和名人，一旦成为名人之后，就明显缺乏这份安分和平静，缺乏这种恒心和毅力，各种不良习惯和毛病也随之多起来，而原先一些好的学习和生活习惯却不再坚持，取而代之的是繁多的应酬和娱乐活动。

人生路漫漫，求索之途艰辛险阻，与其抱怨前行，不如平心待之，保持一份好心态，欣赏一路人生美景。面对种种境遇，世人表现不同，他们或怨或喜，或悲或叹。为了一份微薄的奖金，为了一个小小的职位，为了一次小小的挫折，有人发愁，有人计较，深陷其中而浑然不知。天长日久他们才发现，他们的心灵已被折磨得千疮百孔，他们已经对世界不抱有生存的希望了。“人生不如意十之八九”，抱怨无济于事，人生何苦如此。“我不为物所役”，面对不平，吟一句李太白“天生我材必有用”，学一学苏东坡“一蓑烟雨任平生”的旷达，我们的生活定会少了无奈和忧愁，多了快乐和幸福，少了不幸和阴影，多了灿烂和色彩。人又何苦寻愁觅恨，那只能将美好错过而嗟叹一生。

一个商人，曾经在商海中是那么的不可一世，然而有一天，他彻底地被对手打败了。他找到禅师说："大师，救救我！"禅师说："没人能救你，只有你能救你自己。"禅师把他带到了大海边，面朝大海，禅师说："把心放宽，便可解万事。"商人不解，而禅师却已离去。他坐在崖边，望着无际的海面，一只只海鸥在巨大的海浪中鸣叫，正迎着风像树叶一般地飞舞。他无言以对："人啊，难道不如惊涛骇浪中的小小的精灵？"

其实，世间万物循理而生，各司其职，并不以我之不快而改变。怨恨徒伤心境，倒不若泰然处之，"既来之，则安之"，勇敢地接受现实才是智者。"不以物喜，不以己悲"，保持一份心如止水的心境。风雨来不怨，感谢它捎来远方的清凉，感谢它洗涤这多尘的世界，感谢它带来这一缕彩虹的美丽。有了这种心境，你定会感觉到灰暗的云间其实透着几缕分外耀眼的阳光，无名的小花自有一份平凡的美丽，生命中的刺痛挫折是人成长的营养，失败更是人生旅途中醒目的坐标。知理而心平，心平则无怨，无怨则人生至美。

七、严于律己，宽以待人

美国密歇根州大学的研究人员进行的一项研究发现：当人们设想向那些伤害过自己的人报复时，血压会明显上升；当他们想象原谅时，血压则显著下降。研究表明，宽恕，无论对别人还是对自己的心身健康都是有益的。原谅曾伤害过你的人，有助于化解积怨、消除隔阂，特别是会赢得对方的尊重，结果会使你求得心理上的平衡。这种平衡往往会产生一种快乐和满足感，对健康大有好处。

在日常生活中，由于不能宽恕别人而受害的事例不胜枚举：一个母亲，因为孩子考试成绩不好，气得要死，把自己的亲骨肉活活地打死，自己也寻了短见；在某酒吧，一个青年因为对方说错了一句话有损他的自尊心，便破口大骂，拳脚相加，闹出了人命案，最终受到了法律制裁；夫妻之间，因为一点小事互不相让争吵不休，而导致分居、离异的事例也时有所闻。大量事实证明，不宽恕别人也会使自己吃苦。一个苛求别人或苛求自己的人，常常处于紧张的心理状态。由于内心冲突长时间得不到解脱，便会产生种种身体不适，如血压升高、胃肠痉挛、食欲不振、消化不良、头痛、失眠和心情烦躁；激情爆发时还会失去理智，酿成事端而后患无穷。一旦宽恕别人之后，心理便会经过一次巨大的转变和净化，使人际关系出现新的转机，许多烦恼都能得以避免和消除。

宽恕是一种良好的心理品质。宽大为怀，以大局为重，这是豁达大度、谦和敦厚的表现，是人际交往中的积极因素。俗话说"宰相肚里能撑船"。历史上，齐桓公不记私仇，用射了他一箭的管仲为相，成就了一番霸业；楚庄王宽恕了调戏他妻子的部下，在危难时刻得其拼死相助。

然而，宽恕并非是人人都能具备的仁慈心怀，因为宽恕有时的确是很困难的。专家们提出的以下几项要点，可能有助于你拥有一颗宽恕的爱心。

别人做错了事，不必等着他来道歉。“除非他来道歉，否则我不会原谅他”，这是很多大的想法。这无形中等于把安宁交到别人的手中，让别人来主宰你的心情。要宽恕别人，让其自己反思，给人以改正错误的时间和机会。

同情冒犯过你的人。“每一次冒犯背后都有个伤心的故事”。你不妨试着扮演一下那个做错事的人，或者从对方的角度给自己写封信；还可设想一下自己被人原谅后的轻松感。

你为他人做了好事而当事人没有来感激你，你也要宽恕他，做好事只是为了快乐，不必等待别人来报答。

自己做错了事，也要宽恕和接纳自己，争取将功补过，警诫今后。以前发生的事要宽恕，不要耿耿于怀；现在发生的事也要宽恕，一切向前看，着眼于未来。

当然，宽恕不是无原则的宽大无边。宽恕是建立在自信、信人的基础上的，它必须遵循社会的法律和道德规范。对于横蛮无理和屡教不改的人，应该恩威并用，采取约束和宽恕相结合的办法，诚恳、严肃地对他进行必要的批评、教育和帮助。

八、办公室情绪与心理疾病

中国人力资源开发网在2006年初发起了“中国员工心理健康”调查。调查的5 000人中，有25.04%存在一定程度的心理健康问题，也就是说每千个被调查者中，就有一人存在理健康问题。而进一步的数据分析显示，被调查者经常出现的心理健康问题有：感觉不快乐、郁闷、烦躁、彷徨、怀疑或轻视自己，总觉得自己在工作中无足轻重。

生活中我们都很关心自己的身体健康，却常常忽视心理的健康。职场上的竞争愈演愈烈，因为长期的心理压力，致使职场人的心态严重失衡，催生了心理健康问题的出现，这类问题，会直接影响他们的工作和生活。

因为工资分配、工作成绩和个人发展等导致的压力，已经深入到我们工作与生活的方方面面。这种压力会在不同程度上引发出职业人的一些心理疾病。

赵炎，毕业于名牌大学，有娇好的容貌和漂亮的身材。这一切，都让她对自己的将来充满信心，父母和亲朋好友也都很看好她。工作后，她的聪明才智，让她成为员工中的佼佼者。于是在看到自己的实力后，她满怀希望地为将来设计了目标并为之努力。工作的出色，使她好评如潮，当然也招来许多闲言碎语和冷嘲热讽。洒脱的个性让赵炎将这一切都看得很淡，她不会顾及别人怎么说，她只在乎自己的发展和领导的看法。

但是，赵炎的努力并没有给她带来应有的回报，哪怕是来自领导的一个肯定。参加工作后的第二年，领导在年末工作总结会上口头表扬了一批努力工作、业绩突出的员工，但却偏偏没有她。这对赵炎来说确实是一个不小的打击，因为这说明了她在领导心目中的地位，也是对她工作的一个评价。她很不开心，但又不能明说，更不能找领导谈。

尽管如此，赵炎依然对自己有信心，她坚信，凭她的能力和业绩，早晚会让领导刮目相看。之后，赵炎开始更加努力地工作，每天的工作时间远远超过8小时。因为赵炎大学专业就是金融加上她的用心，所以她的市场分析报告总是最有说服力。领导渐渐开始意识到她的能力和重要性，经常会将一些重要工作交给她去执行和处理，这让赵炎又看到了希望。

于是，赵炎几乎放弃了所有的业余时间，每天除了吃饭睡觉，就是工作。但是她愿意，因为这是她实现自己目标的唯一途径。公司有规定，新员工在工作满三年后业绩突出者可竞聘中层干部。终于在2003年，赵炎被提拔为公司的业务骨干，但这个不痛不痒的“册封”让她郁闷了半天。不管怎样，她还是有了一点小小的收获和肯定，离她的目标又进了一步，尽管这一步并不大。赵炎觉得自己现在最欠缺的是英语，于是，补习英语成为她另一个重心。

2004年，各方面都有不俗表现的赵炎升做了部门主管助理，只是此时的她已经高兴不起来了，她感觉来自身心的疲惫。她已经非常努力，业绩也很不错，但给予她的肯定却总是那么吝啬。29岁对于女人来说已不再年轻，而她至今还未好好享受过恋爱。随着年龄的增长，她的优势会逐渐消失，新人辈出，更让她感到了压力。赵炎越来越看不到自己的将来，她开始焦虑、烦躁，为工作，更为自己的明天。

北京师范大学针对这一现象曾提出了“职业压力管理”的概念。这概念并不是要彻底消除这种压力，而是缓解或分散压力。

解压的方式有很多种，可以去旅游放松，可以加强体能锻炼，可以寻求亲朋的情感关怀，还可以学习一些管理时间的方法，提高工作效率和工作技能等等。方法多种多样，根本原则有一条：要么改变你的处境，要么改变你对处境的反应，要么改变你看处境的方式。

有一个压力管理的小故事：培训师在课堂上拿起一杯水，然后问台下的听众：“各位认为这杯水有多重？”有人说是半斤，有人说是一斤，讲师则说：“这杯水的重量并不重要，重要的是你能拿多久？拿一分钟，谁都能够；拿一个小时，可能觉得手酸；拿一天，可能就得进医院了。其实这杯水的重量是一样的，但是你拿得越久，就越觉得沉重。这就像我们承担着压力一样，如果我们一直把压力放在身上，到最后肯定会觉得压力越来越沉重而无法承担。我们必须做的是放下这杯水，休息一下后再拿起这杯水，如此我们才能拿得更久。所以，各位应该将承担的压力于一段时间后适时地放下，并好好休息一下，然后再重新拿起来，如此才可承担更久。”

适当的酸葡萄心理对缓解职场压力也有很大帮助。一只又渴又累的狐狸停留在一棵葡萄树下，熟透的葡萄挂满了枝头。狐狸想：“这葡萄一定很甜!”它一连蹦了数次，却没有摘到一颗葡萄，它累得气喘嘘嘘，无力再蹦了，最后无可奈何地自语道：“这葡萄一定很酸!”

当在职场遇到挫折时，人们往往会产生一种受挫感。要消除或减轻心理上的压力，较典型和常用的心理防卫方式是“酸葡萄心理”，就像狐狸吃不到葡萄而说葡萄是酸的一样，即丑化得不到的东西。这种防卫的实质，是因为自己真正的需求无法得到满足并产生受挫感时，为了消除和减轻内心的不安，编造一些“理由”，并以此进行自我安慰。它看起来愚蠢可笑，但却有某些积极作用，它反映了当事人心理素质具有某种消化受挫感的弹性，可以帮助人在遇到挫折时从忧伤中解脱出来，灵活地放弃那些可望不可及的追求目标，暂时保持一种良好的心态，解除痛苦和不安。有时，随着时间的消逝，问题也能得到解决。

“人生在世，逆境十之八九”。逆境给人的受挫感固然会增加心灵的痛苦，但也可能把人锻炼得更加成熟和坚强。因此，学会一套应付心理挫折的防卫方式，有助于恢复心理平衡。在日常生活、工作及为人处事时，不妨试一试护心良方——“酸葡萄心理”。

职场留下了每个人的汗水和伤痛，也记载着欢笑与成绩。放松心情，摆正心态，才可能真正地让上班变成一件可以期待的事情。

九、白领女性如何养心

在IT业、通讯工程、商业流通、媒体广告、策划咨询等新兴时尚行业的调查显示，只有41%的被访者感觉完全健康，22%表示自己有一些小毛病，如胃病、肥胖、贫血、便秘、胆固醇高、血压高等，还有37%的被访者虽然没有明显疾病，但经常出现食欲不振，精神紧张，头痛、疲乏，易感冒，失眠等状况。

那么，都市白领采取了保健措施吗？调查表明，选择保持合理安排饮食起居，保持适量运动，定期做体检的不足三成。35%的人选择有时间多睡觉、多吃补品，“没时间”成为最多解释。在选择健身运动的人群中，定期运动的只占28%，坚持每天运动的更少，只有12%。

对于工作与健康的关系，仅有12%的人认为工作对健康无影响，而88%的人认为工作压力过大、工作时间过长、节奏过快对健康有或多或少的影响。

看来白领在创造自身价值的同时，也在无奈地付出健康的代价。

医学心理学研究表明，快节奏会使人产生紧张感、压力感和焦虑感，引起心理应激反应。这种心理应激反应具有两重性：其一是能使人学会通过对多种因素的调节，产生较好的适应能力，提高心理素质，有利于事业的成功。其二是如果持续的应激状态难于解脱，则易于引起身心疾患，贻害身心健康。

笑容是美丽的法宝

脸上的笑容不仅传递着心里的欢愉，也是赠送给世界的一份美好礼物，因为笑容可以传染。没有笑容就没有幽默的心态，不懂得自嘲，心事永远打着死结，壅堵于胸，一生得不到快乐。乐观而灿烂的笑容不仅愉悦自己，也快乐着身边的每一个人。

女人贪心，当然，对美一定要贪心。女人的美丽不一定天生丽质，但肯定知道如何装扮自己。让每一天的心情跟着衣妆一起亮丽起来。女人美丽着，不为取悦男人，不是虚荣的表现，是女人热爱生活的表达。

每天早上起来，梳洗完毕，对着镜子里那个袅袅婷婷的女人大声朗诵："我的皮肤很健康，我的笑容很可爱，我的生活很美好！"心理专家说，这是调节自我情绪的手段之一。

白领们应该客观地认识和评价自己的承受能力，在各种事件中基本保持心理平衡。无论工作多么繁忙，每天都应留出一定的休息时间，尽量让精神有松弛的机会。

工作中若能"平衡"地利用身心各方面的功能，则获益匪浅。"平衡"，是多方面的，诸如脑力与体力的平衡；左脑（抽象思维）与右脑（形象思维）的平衡；站、坐、走的平衡；用眼与用耳的平衡等等。这样能使生理和心理的功能潜力得以充分发挥，有益于身心健康。每一个脑力劳动者都应根据自己的工作特点，使保健与工作结合起来。

工作及生活中的烦恼是难以避免的，将忧愁痛苦积郁在胸显然不妥。遇有大的委屈或不幸时，不妨痛哭一场。心理学家指出：痛哭也是一种自我心理保护措施，能使不良情绪得以宣泄和分流，哭后心情自然会畅快一些。困难时要看到光明面，失败时要多看自己的成绩，要有自信心，相信自己的力量。

如果说遇有心理危机而难于自行解脱，不妨求助于心理咨询机构，可直接向心理医生咨询或拨通心理咨询电话。心理咨询被誉为"温柔的精神按摩"，通过心理医生的劝导、启发、安慰和教育，可使当事者的认识、情感、意志、态度、行为等发生良性转化，增强信心，进而保持身心健康。

十、健康心态座右铭

美国心理学专家皮埃尔博士（N. V. Peale）强调自身信仰的思想曾经风靡

一时，在他那本《心想事成》（You Can If You Think You Can）的书中写得很明白：“这下子，你有了知识、思想、信仰，还有什么问题你不能处理的？只要你相信你能，你就能！”他发表了许多用来帮助正常人获得健康心态的生活格言，被欧美社会广泛承认。根据中国国情，对皮埃尔博士广博的格言进行归纳筛选，总结出以下供大家进入积极心态的座右铭：

（1）善于使用领悟原则，学习了解自己，也了解内在的真我。

（2）不要让坏环境击败你，用心智控制环境。相信你能做到，你就能做到。

（3）显露你的才能，你真正了解自己，并且发觉它、表现它。

（4）不管做什么事，都要勇敢果断，不要三心二意。

（5）结交做事有动机的友伴。

（6）遇到新的问题对你有好无坏，这并不像一般人想象得那样糟糕。

（7）只有活着的人才有难题，它是你健康生命的标志。所以，面对问题，你应该高兴。

（8）对于新问题，不要感情用事，要理智冷静处理。

（9）切记这个根本的事实：你没有必要感到烦闷、挫折、无聊。

（10）要看重自己，事情总是比你的想象得乐观。

（11）了解你能使自己成为一个健康，充满活力的人。

（12）想象身体的各器官正以完美的韵律分工合作。

（13）头脑激动就无法尽职，只有在它冷静理智时才能发挥效用。

（14）相信你能，相信难题有答案，相信它终会被解决。

（15）你可以观察入微，不慌不忙，从容应对。

（16）培养自己的动机观念，它推动你前进。

（17）只要你认为你能，你便能在今日混乱的世界中和平生存。所以，想象你能。

（18）即使在困境中也要保持你的行为动机，因为最好的通常来自最困难的。

（19）使用乐观、积极的期待，相信你所完成的是最好的，而不是最坏的。

（20）记住，你可以做一只鹰，也可以做一只鸡，但真正的你是一只鹰，而不是一只鸡。

（21）从内心把“不可能”完全去掉。

（22）你当然“超过”任何发生在你身上的事。

（23）想象你所希望的生活，并让它成为现在的事实。

（24）不要太当真，保持幽默感。

(25) 充满希望地思想，不要让思想瘫痪。

(26) 探索你尚未发挥出来的特性、能力。

(27) 奇迹是那些相信自己能创造奇迹的人创造的，也包括你自己。

(28) 想象最好、最正确的，因为我们内心的自我意象将决定我们真正的样子。

(29) 不要让任何错误使你丧失信心，要从发生的错误中学习，继续努力。

(30) 如果你从未真正找到自己，试着做做看，然后你才会开始喜欢自己。

(31) 肯定，再肯定，生命的意志力正经过你的精神和身体。

我国古代庄子也在道家养生方面有颇多见解，节录一二，以飨读者。

"养形必先之以物，物有余而形不养者有之矣；有生必先无离形，形不离而生亡者有之矣。

"人大喜邪？毗于阳；大怒邪？毗于阴。阴阳并毗，四时不至，寒暑之和不成，其反伤人之形乎！

"古之所谓得志者，非轩冕之谓也，谓无以益其乐而已矣。故养志者忘形，养形者忘利，致道者忘心矣。

"平易恬淡，则忧患不能入，邪气不能袭，故其德全而神不亏。"

——庄子《养生主》

评介：庄子关于养生的精辟见解极多，以上是四条关于全面养生的语录。以下分别讲述。

(1) 关于身体与外物、生命与肉体的关系。庄子指出，养护肉体必须依赖外物如饮食等等的滋养，有人虽滋养有余而身体却养护不好；要维持生命必须先养护好肉体，但有人肉体虽存而生命意味已夭亡。这就说明人不能不重视滋养，不能不注意养护身体，但仅此不足言养生。有的人虽然肉体养护得很好，但形同行尸走肉，没有自己的灵魂，这样的人虽然活着，如同死了一样。

(2) 关于人的内心感情波澜对养生的影响。庄子认为，人大喜，则阳气过盛；人大怒，则阴气过盛。如果阴阳二气都过盛，就好像天气过冷过热一样，对人的身体皆有损伤，只有平和恬淡才有利于养生。

(3) 关于善于养生者淡泊世俗名利的追求。庄子指出，古代所谓得志的人，不是指做高官，而是指的没有其他事物可以让他内心更加自足自乐（意即自己已经很快乐了）。真正善于养生的人连自己的生死寿夭也会忘却，也就是说，他不会为养生而有意去养生，而只是一切顺应自然。在庄子看来，为实现一定追求的人，不会顾念自己的身体；一心追求长寿的人，不会强求谋利；真正得道的人，则一切思虑都没有。

(4) 关于心态平和。庄子认为，人若做到了平和恬淡，那么忧患等思虑就不能侵入内心，外界的邪气也就无法伤及身体，于是人便能做到内德圆满而精神无损。

当然，庄子关于养生的论述有许多是属于虚无缥缈的，过分强调了内心的所谓修养而抛弃外界的一切事物，一般人是很难做到的。这跟他的哲学思想有关。但他主张养生要平和心态，要减少忧思，不要追求功利等做法，还是值得我们参考借鉴的。

最后，我们还是以皮埃尔博士《相信你自己》书中的话来结尾。

“改变你的思想，用建设性的方式面对新问题，自己把握坚忍原则——绝不轻易放弃。你现在所做的决定将决定你整个未来。”

十一、打造一颗坚强的心

中医学认为“悲哀忧愁则心动，心动则五脏六腑皆摇”，这里的心动，即是指心脏受到的损害，其发生的根本原因是由于过分的悲哀、持久的忧愁。美国科学家进行的一项大规模研究所获得的结果表明，消极的心理情绪，如忧郁、焦虑和愤恨等均会对心脏造成损害，特别是引起冠心病。这项研究对近500名中年男子进行了长达3年的研究。研究结果表明，消极情绪与心脏病的形成有很大关系。该研究所测试的心理要素包括，忧郁心情、焦虑、悲观情绪、胡思乱想以及注意力不集中等。研究数据表明，这些因素每上升1分，患心脏病的危险就增长6个百分点，从而进一步证实了消极情绪本身对心脏有很大的影响。研究人员在解释消极情绪与患心脏病之间的关系时说，人的心跳速率能够根据外界的变化呈有规律的波动。那些带有消极情绪的人会使心脏的这种有规律的变化减少，从而对心脏系统产生压力，使得心脏过于负重。另外一个原因是消极情绪会引起心血管系统炎症。科学界普遍认为，这种连续的、涉及整个心脏系统的炎症状况对引发冠心病有着重要的影响。

有位秀才进京赶考，考试前两天，他连续做了两个梦：第一个梦他梦见自己在墙上种白菜，第二个梦是梦见下雨，他戴着斗笠还打着伞。

秀才赶紧去找算命先生解梦。算命先生说：“你还是回家吧。你想想，高墙上种白菜，不是白费劲吗？戴着斗笠还打着伞不是多此一举吗？”

秀才一听，心灰意冷，回店收拾包袱就要回家。店老板问其缘故，秀才把做梦和算命的情况诉说了一番。店老板一听乐了：“我也会解梦，我倒觉得你一定要去考，你想想，墙上种菜，不是高种（中）吗？戴着斗笠还打着伞，不是说明你有双保险吗？”

秀才一听，觉得很有道理，精神为之一振。于是充满自信地参加了考试。结果居然中了个“探花”。

同样两个梦，算命先生使秀才心灰意冷，准备打道回府，差一点葬送了前程；而店老板则使秀才精神振奋，满怀信心进考场，最后进入了前三名。

一位哲人曾经讲过一个故事，说的是一个少妇去投河自尽，被正在河中划船的老艄公救上了船。

艄公问：“你年纪轻轻的，为何寻此短见？”

少妇哭诉道：“我结婚两年，丈夫就遗弃了我，接着孩子又不幸病死。你说，我活着还有什么乐趣？”

艄公又问：“两年前你是怎样过的？”

少妇说：“那时候，我自由自在，无忧无虑。”

“那时候你有丈夫和孩子吗？”

“没有。”

“那么，你不过是被命运之船送回了两年前。现在你又自由自在，无忧无虑了。”

少妇听了艄公的话！心里顿时产生了一条活路，便告别艄公，高高兴兴地跳上了对岸。

这个故事进一步告诉人们，人的心态是可以随时随地转化的，有时变好，有时变坏。同样一件事，如果你心往好处想，心情就变好，如果你往坏处想，心情马上就变坏。

好心情可以给你信心，成就你的事业；可以帮助你战胜困难，走出逆境；可以帮助你挑战命运！重新点燃生命之灯……。同时，一个精神充实、生活充满快乐的人，他也必然是一个心理健康的人。而心理健康是生理健康的基础，是延年益寿的保证。

现代科学证明，一个经常处在好心情之中的人，即使偶尔生病，也容易不药而愈。这是因为乐观者能沉浸在有益的激素“内啡肽”的世界里，提高你的免疫力，给你精力，给你健康，给你超越自我的力量；而心情颓丧者则会被一种称为“去甲肾上腺素”的有毒物质所包围，会加速人的衰老，促人早逝，使你失去战斗力。

心往好处想，你就能得到神奇的快乐物质“内啡肽”；心往坏处想，你就会被“去甲肾上腺素”所包围而中毒。如果人人都明白了这个道理，何愁世间少快乐，何愁身体不健康！

女儿从小就受到严格的家庭教育，父亲经常向女儿灌输“无论做什么事，都要力争一流，而不能落后于别人”的思想，正是这种“残酷”的教育使女儿从小学到高中成绩一直名列前茅。可是高考前的几次摸底考试却让女儿的信心严重受损，几近绝望。

这天，父亲从外边抱回一个鱼缸，缸里有条鱼，游得很欢畅。女儿嘟囔道：“爸爸，咱家已经有鱼缸了，还买它干什么？”

父亲神秘地对女儿说：“你知道这缸里游的是什么鱼吗？”

女儿不以为然：“不就是一条普通的金鱼吗？难道还是《渔夫和金鱼》中的那条金鱼不成？”

父亲指着鱼缸，正言道：“这可是一条食人鲳。”

女儿吓得连忙向后退了两步，一把搂住正在剥花生的母亲，母亲埋怨道：“买什么鱼不好，弄条食人鲳，你想把咱娘俩吃了咋的？”

父亲没有理会，他从家中的那个鱼缸中捞出一条金鱼，放入装有食人鲳的鱼缸中，女儿吓得连忙闭上眼睛。父亲笑着拍着女儿的头，说道：“你睁开眼睛看看，食人鲳它不敢吃金鱼。”

女儿睁开眼睛一看，大吃一惊，那条食人鲳飞快地游向金鱼，可刚到它身边马上就停住了。父亲推了女儿一下，说道：“还愣啥？到跟前一看不就明白了？”女儿走近一看，原来鱼缸中间被父亲用一块玻璃挡住了，那条食人鲳每次游向金鱼都撞在玻璃上。

女儿看后高兴地跳了起来，拍着手说道：“爸爸，你真行。”

食人鲳一次又一次地冲向金鱼，都被玻璃挡了回来，几次之后，它不敢再向金鱼那边游了。这时，父亲就把玻璃板抽出，可食人鲳怎么也不去攻击金鱼了，只是游到中间，就转身往回游。

女儿对父亲问道：“爸爸，你说这食人鲳怎么这么傻呢？”

父亲没有回答女儿，只是从母亲手里拿过一颗花生，对女儿说：“你用力捏捏它。”女儿用力一捏，花生壳便碎了，剩下了花生仁。”父亲说道：“你再搓搓它。”结果红色的皮也被搓掉了，只剩下白白的果仁。

父亲又让女儿用力再捏捏果仁，女儿迷惑不解，但还是照样做了，可是，无论女儿如何用力，花生仁就是捏不碎。

女儿呆呆地望着父亲，父亲拿过一只筷子，示意女儿挑逗那条食人鲳。女儿接过筷子用力撵它，可它还是没游到玻璃前就转身游了回来，遥望着那条金鱼在眼前悠闲地游来游去。

父亲抚摸着女儿的头，语重心长地说：“你想想，这条凶猛的食人鲳经受几次挫折，就丧失信心。而花生仁经过几次蹂躏，却心坚如石。如果一个人连一颗敢于面对困难的心都没有，还会有谁赋予他成功的希望呢？”

女儿又一次审视丧失信心的食人鲳和手中那颗没有捏碎的花生仁，默默地感激父亲给她揭开了一个人生奥秘，同时，也为她打造了一颗坚强的心。

十二、洗　心

传统的健身方法如跑步、做健身操、练健身器械等虽然能够起到强身健体的作用，但仍旧无法消除因工作、生活压力而产生的巨大心理疲劳，于是，能够对身心进行整体性调整的健心运动应运而生。

我们都有过洗澡的经历，洗桑拿浴、冲浪浴、蒸气浴等等。那洗心是什么？究竟什么是洗心，很多人也许会说，洗心大概就是一种很玄妙、很难炼成的一种功夫，也许我根本不行，还是不要去接触的为好，这就大错而特错了。

其实，洗心说起来很简单，生活中很多人在不知不觉中都早已进入了一种洗心的状态。洗心就在我们的生活中，离我们并不遥远，它实际上就是生命的一种积极大的、快乐的状态。在更深入地说明洗心是什么之前，我先要告诉朋友们洗心不是什么。

首先要说明的是洗心不是一种练习，不是练习并不是说不要花时间，而是说不要去刻意地练习，为了练习而练习，洗心就是一种正常的生命状态，本来人们并不需要去洗心，但现代的人类早已偏离了正常的生命轨迹，洗心就是要把人们偏离了的生命状态调整过来。当你感到发自内心的快乐时，你并不需要去洗心，因为这时你本就处于一种洗心的状态。洗心就是享受来自生命深处的愉悦与满足。

在这个充满浮躁与喧嚣的时代，金钱并不能给人带来真正的快乐，权力也不能，甚至爱情也不能，只有洗心才能让我们重返内在的精神家园，去获得一种真正的心灵的安宁。

我们在生活中都有这样的体验，如果我们一个星期不去洗澡，身体就会感到不太舒服；如果我们一个月不洗一次澡，那就是一件令人很难忍受的事情了；如果一年不洗澡那又会怎样呢？恐怕到那时即使自己能够忍受得了，周围的人也会忍受不了的！

上面说的是肉体，如果我们的心灵总也不洗澡会如何呢？事实上我们的心灵很少能够有洗澡的机会，所以我们才会在漫长的生活岁月中感到无限的疲惫与厌倦。如果我们的心灵能够痛痛快快地洗一次澡，那么我们就会感到前所未有的轻松愉快了，我们的生命就会达到一种前所未有的新鲜的体验。我们这些生活在现代文明之中的人又有谁的心灵不是被蒙上了一层厚厚的物质的尘垢呢？洗心就是帮助我们的心灵洗去这些尘垢，让我们重新以一种轻松快乐的心态去直面现实的人生。

十三、经典诵读，可以让人越来越年轻！

广西马山县有位老人早年近视，1928 年开始当教师，站了几十年讲台后，视力下降得更厉害，戴上了1 800度的近视镜。一场重病后，视力更加减退，1米以内分不清黑白，看电视白茫茫一片，看报纸黑糊糊一堆。他感到自己成了废人，精神苦闷，产生了轻生的念头。有一天，他乘老伴外出之机，将绳子一头拴在房梁上，另一头套在脖颈上，正当要咽下最后一口气时，老伴回家碰上了，他没有死成。

就在他万念俱灰的时候，大孙子给他买回一本《唐诗三百首》，字虽然很大，但他辨认仍十分困难，脸几乎贴到书上。当时，他已85岁，记忆力衰退，看一首唐诗，几乎没留下什么印象，老人来了犟脾气，记不住就背下来。孰料，今天背得滚瓜烂熟，明天又忘得一干二净。他索性每早4点半就起床背诗，而3个小时才能背十句八句，到了白天又忘了。他反反复复地背，每天除了吃、睡，余下时间全部用来背诗。一首《长恨歌》他背了一个多月才背会，复习的时间更无法计算。

5年后，他把《唐诗三百首》一首一首地背。背着、背着，眼前出现一幅幅动人的画面。说也怪，自从他迷上唐诗，精力逐渐充沛，听觉也有所好转，还可以走20余里路不歇息。如今，他又开始背《新编千家诗》。通过诵读中国经典，他活得越来越年轻了。诵读中国经典诗词竟然可以治病，这样的效果出乎许多人的意料。

然而，通过诵读经典诗词治疗疾病——在许多国家中已不新鲜了。

在意大利米兰的一家医院心理精神病科，医生带领抑郁症患者们，正高声诵读美国诗人朗费罗的《生之礼赞》。这是一种多么令人感动的治疗方式啊！不同性别、身材肤色和发色发型的人们，在诗歌的韵律和意境中热泪盈眶，他们的血液开始升温，细胞开始活跃，心开始荡漾起波纹——不知不觉中，他们的睡眠改善了，食欲增加了，曾经心如死灰的心灵之河，开始澎湃起生命的浪花……

在美国，著名的心理学家博纳大力倡导诗歌疗法。他认为诵读诗歌能改善心理和情绪状态，从而起到治疗心理、精神疾病和心身疾病的作用。他的理论影响了美国医学界。如今，美国的许多药店，都备有装帧考究、印刷精美的诗集，作为药品或保健品出售，并附有作用与用法、禁忌等说明。例如英国著名诗人济慈的佳作《睡去》可治疗失眠症；德国大诗人海涅的作品《赞歌》可缓解抑郁症。还有诗人专门创作诗药，以治疗失眠、健忘、抑郁症、食欲不振、月经不调等各种精神和躯体疾病。

有专家指出，近年来人的心理疾患呈上升趋势，有些人的心理疾患长期得不到缓解，淤积心中日久，就染上了心脏病、癌症等病。有的人因此会用自杀等消极的方式来解脱。据报道，我国现在每年死于自杀的人数已达到28万多人次。

中国古代《韩诗外传》中有一个名叫闵子骞的，此人功利心强，贪图名声，几多忧闷，烦躁抑郁，终年如此，积癖成疾，诵读圣人孔子的《论语》之后，所积心病与身体的“瘙痒”等症一并被祛除无余。《三国演义》一书中还有一则“读书祛头风”的故事，曹操读了陈琳所写讨曹檄文，刹时惊出一身冷汗，久遭困扰的头风病因此而“痊愈”了。《唐诗纪事》中记载，有人居然因为读杜甫的诗而治好了疟疾……

许多时候，我们身体稍稍感觉不舒适，就把希望寄托于求医问药或者用保健品进行相应的大补上。岂不知，现代社会70%的疾病都是因为心理因素引起的，而这些疾病靠打针吃药或用保健品补充营养的效果并不佳。治疗这些心因性疾病，诵读经典是最好的方式。不管用哪一国语言，只要你进入诵读的境界，就一定能取得好的效果。

看书与诵读完全是两个概念。前者只用眼睛，即通过视觉器官把知识的信息传递给大脑；而诵读除了用眼睛外，还要用嘴和耳朵，也就是通过视觉、听觉以及嘴的发声——三种器官与大脑联网，其效果就大大增强了。诵读，更有通过音符来振荡头部气血的作用，而这种作用除了调动眼、耳、嘴三个器官的功能外，还通过呼吸及音符振荡等因素，促进肺部、脑神经及脑血管的运动，而中国武功及中国修道体系中更有用发音法来增长功夫的说法。所以诵读那些充满文化魅力的经典著作，对身心大有裨益，更有延年益寿之功效。

在日本，医学专家对诵读进行了广泛的研究，认为诵读犹如做健身操，既要发音正确，又要有正确的站姿和坐姿。反复诵读，可使大脑皮层兴奋与抑制过程达到相对平衡状态，血液循环加速，体内生化代谢活跃，乙酰胆碱和其他激素分泌增加，能增强记忆力，有益于心身疾病的康复，是中老年人锻炼心身的最好方法之一。

上海有一位女士太极拳学得特别快，仅仅15天就可发出一种被太极拳界的人士称为整劲的力量来，而这种劲一般人要几年才能练出来。一问才知道这个女士信佛，每天早晨4点钟就起来读佛经。

程式八卦掌第5代传人铁恩方老师解释了其中的原因：“佛家的读经，其本质是让人练精神专一，排除杂念的；杂念排除，才能宁静安详，才能排除烦恼。所谓的经文，并没有什么文词的寓意，就是因为不懂，精神才不分散，这样，效果才好，其实，本质就是通过诵读经文，让头里边的气血更有序化，从而使脑神经得到滋养。这样，有些疾病就会好转痊愈。”

为什么精神集中会产生威力呢？因为，这是人本来就具有的身心整体素质的体现。大家可能都有这样的体会，如果大人抓一个七八岁的小孩，而小孩不让你抓，那么，这个大人抓起来就很费劲。为什么会这样，因为小孩的身心整体状态没有受到更多的破坏，其灵动之力充满了生机和活力。

中国的道家修炼者，则把孩童的这种状态称为修炼者应该追求的修行境界，这就是所谓“返先天”的内涵之一。

诵读经典不光有治疗疾病及让人精神专一的作用，更深刻的含义还在于帮助人净化内心世界，提升人格品质，让人因经典的沐浴而趋向完美。

大兴安岭政协副主席王守义是一位老中医。他有时候给生活在高寒地带的病人开的药方就是大声诵读毛泽东诗词。比如，“人生自信二百年，会当水击三千里。”“雄关漫道真如铁，而今迈步从头越。”“苍山如海，残阳如血。”“数风流人物，还看今朝。”……确实，面对着林涛雪海，仰望着蓝天白云，诵读着这样的诗句，生活中所有的不快与郁垒，人生中的挫折和失败，人与人之间的恩恩怨怨都会化作一缕缕轻烟，消失得无影无踪。有的感冒病人也因之胸肺开张，物我两忘，甚至不觉间汗水浸透了衣衫，从而感冒在不知不觉中就痊愈了。

风靡西方世界的商业圣经《世界上最伟大的推销员》一书，在全球已经发行了2 000多万册。作者在为读者精心设计的“人生成功需要养成的九大习惯”中，把“我要用全身心的爱来迎接今天”放在了首位，并要求读者每天读三遍这篇以爱为中心的、长达千字的精美散文，一连5个星期。通过诵读这篇激励人心的散文，许多人的命运被改变了。曾写过《终生的财富——习惯、性格、命运》一书的周士渊，照着做了之后，“一种看似复杂的行为变得轻而易举”，身心也因此变得越来越健康了。

诵读中国最优秀的文化经典，对我们当代每个人来说都是一项很有意义的事情。近10年来，在海外华人圈子里，诵读古代经典已经形成热潮。大陆许永光先生推动的“古诗文诵读工程”、著名国学家南怀瑾先生推动的“东西方文化导读”等，在中国香港、北美及中国大陆都产生了巨大的影响。也许有人说，这些诵读经典的活动主要是针对儿童的，其实不然，因为诵读经典：“幼儿陶冶本性，正宜此时。童蒙培养正见，正宜此时。少年启导立志，正宜此时。成年勤学行德，随时皆宜，无有终时。”

今年90岁的铁恩方先生，是从退休那天开始重新（私塾时背诵过）诵读中国经典的。他说，一般人诵读中国经典，不需要把经典中所有内容都理解了，关键是其中的几句话能打动自己的心就可以了。他读经典的原则就是：“明其理，悟其意，修我身心。”

以中医的观点来看经典诵读，我们可以得出这样的认识：唐诗宋词似清风明月，读之可清肝泻火；经典小说及《笑林广记》等，开宣肺气辛温解表；《大学》、《论语》等儒家经典可养浩然正气：《心经》等佛家经典可调理五脏六腑七经八脉……在这种诵读的氛围和历久弥新的进程中，我们收获的不仅仅是祛病健身之效，更多是“饥时可当肉，寒时可当裘，孤寂时可当友朋，幽忧时可当金石琴瑟也”。

携一两卷经典，登高山之巅，行林中河边，坐室内一隅，伴明灯一盏，然后，旁若无人地诵读起来吧。

诵读时，我们会不知不觉地摈弃杂念，抱元守一。

诵读时，我们会视人事纠纷为乌有，揽六合虚空入胸怀。

诵读时，我们虽未以治病健身为念，但其调和阴阳、修身养性的作用已经产生了。

十四、四种心理特征与青少年心理健康的对策

根据巴甫洛夫的高级神经活动类型学说，神经过程的基本特性可分为强度、均衡性和灵活性。可以将人的心理特征分为四种类型。即活泼型、兴奋型、安静型和弱型，与传统的多血质、胆汁质、黏液质和抑郁质相对应：

（1）活泼型（多血质）。属于这一类型的人，其神经过程强、均衡、灵活。它的气质特征是：感受性弱；耐受性强；行为反应灵活敏捷；情绪易表露和变换；外倾性明显；行为的可塑性大，能很快适应外界环境的变化。

（2）兴奋型（胆汁质）。属于这一类型的人，其神经过程强、不均衡（兴奋过程较强）、灵活性低或不灵活。它的气质特征是：感受性弱；有一定耐受性；阳性行为反应迅速敏捷，但不灵活；情绪的抑制性弱，感情容易冲动；外倾性明显；行为有一定的可塑性。

（3）安静型（黏液质）。属于这一类型的人，其神经过程强、均衡、灵活性低或不灵活。它的气质特征是：感受性弱；耐受性强；行为反应迅速且灵活敏捷，具有稳定性；情绪的抑制性强，感情不易表露；内倾性明显；行为有一定的可塑性。

（4）弱型（胆汁质）。属于这一类型的人，其神经过程弱、不均衡（一般抑制过程稍强）、不灵活。它的气质特征是：感受性强；有一定耐受性；阳性行为反应迅速敏捷，但不灵活；情绪的抑制性弱，感情容易冲动；外倾性明显；行为有一定的可塑性。

实际上，可划归上述典型四种类型的人是很少的，大多数人的心理特征属于上述四种类型的混合类型。多数人以某一种类型为主，兼有其他类型的一定特征。在前面我们已经介绍了青少年心理健康的一些规律及常见问题，这里我们就解决青少年心理问题的措施展开一些讨论。解决青少年心理问题主要应该注意以下七个方面：

（1）家庭关爱。家庭是青少年人性和理想的养育所。因此，家庭关爱对青少年的心理健康至关重要。缺少家庭关爱的儿童不会有自尊，因为家庭关爱是自尊的第一个重要源泉。双亲和子女的关系对于儿童自尊的发展非常重要。

（2）健康教育。如果说家庭是青少年心理健康的第一监护人的话，那么学校则是青少年心理健康的第二监护人。作为一个社会化的正式机构，学校不仅仅是传授知识的地方，而且还担负着对青少年进行价值灌输和健康教育等方面的重要任务。健康教育主要向学生传授人体生理、心理卫生和社会适应等方面的基础知识，使处在青春发育中的青少年知道自己身体上所发生的生理变化均属正常现象，消除恐惧、害羞或负罪心理，从而养成良好的生理卫生和心理卫生习惯；还要教给他们处理人际关系的技巧，学习尊重、服从和适应，把价值规范内在化。青少年的人际关系和谐了，其心情一定舒畅，身心必然健康。

开设心理健康教育课程有利于充分发挥学生的主体性，帮助他们矫治、预防心理失调与心理障碍。在心理健康教育课上，学生不是被动接受教育、接受知识的客体，而是自觉完善自己的主体。心理健康教育课应当以学生为主体，充分发扬民主，信任、尊重学生的主体地位和基本需要，调动学生的积极性、主动性和创造性。发挥学生的主体作用就是让学生主动地了解自己，认识自己，接纳自己，发展自己，形成健康的概念；学会表达情绪，善于调控情绪，保持良好的心境，提高承受能力，锻炼意志品质，提高适应能力，乐于与他人交往，协调人际关系，培养合作意识，与异性建立起正常的交往关系，排解青春期烦恼；正确认识自己的性格、兴趣、能力，自觉养成自尊、自爱、自信、自强、自立、自律等品质。

（3）社区照顾。社区是青少年心理健康的第三监护人，英国社区照顾的对象是三种人：一是老年人，二是青少年，三是残疾人。青少年的社区照顾是社区对青少年身心健康成长所提供的全面关怀。它不仅为青少年的健康成长提供完善的社区环境和充分的活动设施，而且对第一、第二监护人的职责进行监督。如果发现家长有虐待青少年身心健康的行为，就马上进行社区干预：按照相关法律，或者把受虐待的孩子接到儿童照顾中心，或者为其找个“免费”的家，待他们的家庭情况好转、双亲真心悔改后再把孩子送回。如果学校中有侵犯学生的行为，就马上进行以社区为基础的司法干预，社区法院会对当事人进行法律裁决，视情况给予不同的法律制裁。

（4）传媒过滤。大众传媒对青少年的身心健康具有潜移默化的影响，绝不可掉以轻心。特别是青少年喜爱的电影、电视和网络游戏，要充分考虑到青少年这一特殊受众群体的成长需要，不能为了票房价值，把暴力、色情、毒品和赌博这些不利于青少年心理健康的文化垃圾一股脑儿端给青少年。

（5）社区警务。在社区建设实验区与示范区，出现了警察进社区、每个社区有社区警务室这样的新生事物。社区警务改变了过去警察站在青少年的对立面进行僵硬管理的局面，取而代之的是从青少年立场出发的人性化服务。这对改变青少年和警察的对立关系和青少年成长的社会环境，进而改变青少年的逆反心理具有重要的意义。

(6) 医疗跟进。社区医院和医疗站要完善初级卫生保健制度，对青少年定期进行精神卫生方面的检查和健康教育，提高青少年的卫生保障水平。对于那些有精神障碍或已发现自杀警告的青少年要进行24小时跟进护理，使之尽快脱离异常或危机状态。这些工作需要青少年工作团队成员的通力合作，才能有效完成。

(7) 外展工作。社会工作者要通过外展工作，了解青少年的成长环境、遭遇问题和目前烦恼，和他们交朋友，力所能及地帮助他们解决一些思想和心理问题。同时做其家长的工作，改变其教育方法，向社区及有关部门提出改善青少年工作的建议，帮助机构逐步实现青少年工作专业化和制度化的目标。

(8) 体育锻炼。心理学的研究表明，有氧练习可以显著地改善心理健康水平。在心理咨询中，经常使用的放松疗法正是一种渐进性放松练习，即通过有控制有节奏地使全身各部位依次先紧张再放松的方法，降低来访者的压力和焦虑水平，从而使其恢复心理健康。

体育锻炼和心理健康关系密切，彼此相互影响和制约。应充分发挥积极的一面，利用健康的心理来促进良好的体育锻炼，利用持久、适当的体育锻炼来调节人的心理状态，维护心理健康。

十五、中学生心理健康教育

高中阶段是一个人一生中心理波动最大、承受压力最大和逆反心理最强的阶段，因此高中生是心理障碍和心理疾病的高危人群，他们的心理发展正处在由不成熟向成熟的过渡阶段，加之面临升学压力，心理机能容易失衡。

中学阶段是人生的关键时期，这一时期不但学习内容和目的与小学相比有质的不同，而且在生理、心理方面也是变化最大、最不稳定的时期。对中学生进行心理健康状况调查是很有必要的。中学生心理问题主要表现为：不能适应学习环境，不会处理与同学、老师的关系，感到学习压力大，存在敌对、嫉妒、焦虑情绪。这对于个人能力的发挥及心身健康都极为不利。因此，对中学生的心理健康教育仍应加大力度，对有较严重心理问题的学生应及时进行干预。农村中学生多来自边远山区，中、高考近乎是他们就业的唯一机会，但要与城市学生竞争又处劣势，以致心理负担比城市学生更重。

资料统计，在中学生中，不同程度的“强迫症”和“忧郁症”发病率已达到20%左右，而这两种病症的中学生患者又大都是处在学习的压力之中的初、高中毕业班的学生。

那我们就首先来看看中学生心理的第一个杀手——“强迫症”吧。

一位来自某重点中学叫“尧尧”的男孩，在初中一、二年级时学习一直是班里的前三名，到了初三后家长向他提出了更高的要求：一定要在班里占据第一名的位置才行。因此，每次考试以前他都特别紧张。有一次考试发挥失常，一下子掉到第八名，放学回家路过西坝河时，他忽然有一种冲动：我要是跳下去会是什么样子？越想越害怕。于是他就不敢再走这条河边的路了，可绕道又挺远，于是心理冲突更为加剧。从此尧尧的学习成绩便一路下滑。家长发现后，竟然没去找专业的心理医生咨询，而是自作主张让他休了学。

心理医生详细地了解了尧尧的情况后，确诊他为“强迫症”。他的父母平时对孩子要求很严，但却不能与孩子站在平等的位置上进行充分的沟通，家庭里缺少一种快乐、轻松的气氛，尤其是他的母亲，经常找回一些介绍“天才、神童”的资料，当着尧尧的面进行比较，无形之中增加了孩子的心理压力。而老师总是夸他是个“天才人物”，将来再稍加努力就能考上北京大学、清华大学。这种观点与尧尧家长的观点是相冲突的。尧尧的父亲总是对他说：“你是一个很普通的孩子，如果不是凭着努力刻苦，你是绝对进不了前五名的。”

由于家长与学校老师之间缺乏沟通，向尧尧传达的信息相互矛盾，因此使孩子心理上的冲突更为加剧，这也是导致后来强迫症出现的一个主要原因。

心理医生在了解了问题的几个主要方面后，决定以药物治疗和心理疏导同步进行。同时又对她的父母进行了心理疏导。两个月后，尧尧的“西坝河表象恐惧强迫症”被治愈了，学习成绩又回升到原来的水平。

强迫症的表现形式有多种，大致可分为“行为强迫”、“思维强迫”和“表象强迫”等三类。尧尧的症状就属第三种。

国际卫生组织向公众提出科学性建议：当强迫症状出现后，如持续两个星期还不能解决的话，就应该去医院看心理医生了。

那中学生中的另一大心理病是什么呢？——“忧郁症”。

忧郁症的症状表现得比较单一，就是对过去感兴趣的事物，现在都失去了兴趣，什么事也不想做，心情极度沉重，病情严重得甚至想到了自杀。

忧郁症患者大都属内向性格，其发病原因也都与家长和来自学校的学习压力有关。

有一个叫“云鹏”的男孩子，小伙子身体发育得很好。与他同来的母亲对医生说：“这孩子以前学习还可以，可不知为什么，高二时忽然迷上了电脑，曾经连续三天三夜泡在网吧里面。后来我和他父亲对他进行了严厉的批评，才使他戒掉了这种不良嗜好。谁料想，上高二后他又与一位同班的女孩子谈上了恋爱，后来女方家长发现了，就把那女生转学，云鹏从此就一蹶不振，患上了忧郁症。”

心理医生按照专业的治疗方式与云鹏进行单独谈话。云鹏说，自从上高中后，学习压力非常大，自己的学习在班里仅仅是中下游，有一次写作文，本来想来个标新立异，出奇制胜，写出一篇“八股文”，但没有想到却被老师当做反面教材怪声怪气地在课堂上念给大家听，逗得同学哈哈大笑。从此云鹏便讨厌起那位语文老师来，他觉得老师当众羞辱学生比给他两巴掌还难受，这是典型的“精神暴力”行为。这时，同班的一位女同学向他表示了同情之心。随着那位女同学的离去，他的忧郁症开始出现了。

心理医生对他讲：“青少年对于初恋很难自我把握，而你的这种恋爱实际上更带有很大的盲目性，与拼命地上网一样，都是为了摆脱现实中的学习压力和填补内心的空虚，你现在应该端正学习态度，不妨从一件具体的事情做起，比如说努力写一篇优秀的作文，请语文老师再给你一次机会，在课堂上朗读给大家，自己为自己正名。同时你还应丰富业余文化生活，广泛地与同性和异性进行正常的接触。”

心理医生又与云鹏的父母进行了沟通，了解到他们家住在一幢18层楼的顶层，云鹏平时很少出门，家长为了孩子的学习，晚上大家都不看电视。如此这般，也是造成孩子出现忧郁症的原因之一。后来家长听从心理医生的指导，让云鹏住到了学校学生宿舍，集体生活使云鹏渐渐地变得开朗起来，忧郁症得到了有效的缓解。

心理医生在此向学校、家长和社会呼吁：广大青少年学生的心理健康将影响到他们未来的一生一世，不能因为一时学习成绩好坏而扭曲了孩子的心灵。特别是对那些学习成绩一般，及学习成绩差的同学，都应该认真从各方面发现他们的优点和特长，对于他们的优点、特长和微小的进步，都应该给予充分的肯定和鼓励，家长与学校老师之间应进行密切的沟通与合作，统一观念与认识，相互配合，帮助孩子建立起足够的自信，从而使他们在宽松的心理氛围中健康地成长。

女生在父母亲的处罚、严厉、拒绝否认、过度保护、过分干涉下，负面情绪均显著高于男生。高中男生的强迫症状、人际关系敏感性强，抑郁、焦虑、偏执也比较突出。高中女生除强迫症状外，其余皆与男生相似。

父母教育方式中温暖的情感、理解与学生的不良心理状态有显著的负相关，父母亲的拒绝否认、惩罚、严厉、过度保护、过分干涉与学生的不良心理状态有显著的正相关。

研究表明，父母教育方式对子女的心理发育、人格形成以至整个一生的心理健康有着最为直接和密切的影响，要关注学生的心理健康状况，除了社会与学校的努力外，父母的教育方式至关重要。父母长期不当的教养方式易使子女形成难以适应社会的不良心理特征，从而为心理障碍、神经症的发生提供了病前心理基础。父母对子女的健康过分担心，对孩子的事情横加干涉；当孩子提出合理要求时给予无理的拒绝，在旁人面前过分批评、责骂甚至羞辱孩子；当孩子犯错误时给予严厉的处罚等行为，易使子女产生自卑感、无助感和不安全感，从而成为心理障碍的高危人群。父母的偏爱易使子女在家庭中处于一个比较特殊的地位，受到过分的照顾和溺爱，容易产生任性、以自我为中心、依赖性和缺乏韧性等不良的心理特点；父母的过度保护可阻碍子女独立性和社交发展，使其缺乏独立生活的能力，以致使子女形成缺乏自信、过分自我约束和依赖等不良的心理特点。

相反，民主、平等的家庭中，子女有心理问题的较少。父母表达的正性情感多，就易使子女形成开朗热情、自信、有独立性、有坚持性等积极情绪较多的心理特点。

考虑到中学生特殊的心理发展状况，父母应对正在上中学的孩子以更多的理解、关怀和支持，父母温暖的情感和理解可减少中学生的不良心理反应，从而使子女更好地投入学习。在这一时期，父母与子女之间如果能保持和谐融洽的亲密关系，并能相互尊重和理解，对子女的心理健康发展将会有很大的促进作用。

实践证明，群体中团结友爱、互助、和谐的关系使人感到温暖，产生安全感；相反，彼此冷漠，互不来往，甚至仇视和猜忌的关系使人产生压抑和焦虑，缺乏安全感，导致多种心理问题，影响心理健康发展。因此，教师应帮助学生学会交往，建立良好的人际关系。首先，要帮助学生与父母建立良好的关系，指导学生尊重父母，理解体谅父母的苦心，指导家长关心子女的学业、品德、生活，尊重他们的意见，尽量满足其正当要求。其次，建立良好的师生关系。教师热爱学生，对学生充满希望、信心。这样学生受到鼓舞，就会努力学习文化知识，提高品德修养。再次，建立良好同学关系，教师指导学生恰当地评价自己、他人，正确地识人、择友，与同学团结友爱，彼此沟通，达到了解、信任。最后，指导正确处理与异性同学的交往。男、女生应相互尊重，把旺盛的精力投入到学习中去，促进身心健康发展。

积极教育方式有利于建立子女稳定性格和健康心理水平，消极教育方式易产生神经质和不健康心理，因此，父母要纠正错误的教养方式，采用科学正确的教育方式，对孩子多施加正性情感，避免负性情感的暴露，使孩子顺利度过心理剧烈变动期，身心健康地成长。

再谈谈与高中生同龄的中专生，中专生的心理问题与高中生比较相似，但有自己的特点，原因是：

（1）社会对高学历的盲目推崇造成人们看不起中专生，而高中生特别是重点中学的高中生被给予厚望，家庭和社会对他们进行的更多是积极关注。

（2）中专生一毕业就面临找工作的问题，但又因学历低很难就业，更难找到如意的工作，这也给中专生很大的心理压力，而高中生毕业后面临的是升学问题，近些年因为大学扩招，所以他们中的大多数人都能够继续深造，相对而言他们的心理压力要小。

(3) 现在中专普遍实行的是封闭式管理，学生以来自外地和农村的居多，这与高中学生大多生活在父母身边有很大的不同。

(4) 由中专生群体本身的特点决定，目前就读中专的学生要么是原来学习基础较弱，要么是家里经济条件不好无力支付读大学的巨额开支，这些学生一直以来就在班级、家庭或社会上备受歧视，从而造成他们和同龄人相比心理健康水平更低。

困扰中专生和高中生的主要心理问题基本一致，排在前3位的都是恐怖倾向、自责倾向和焦虑倾向，这表明同处于青春发育中晚期的中专生和高中生，他们的心理发展由于受其身体发育和心理发育的制约，表现出共性。

有人做过不同年纪中专生的心理调查，从不同年级心理健康状况的比较可看出，一年级中专生学习焦虑明显高于二年级。出现这种情况的原因可能是：

(1) 中专一年级学生刚刚经历完中考，在初中老师的训练下对各种考试还心有余悸，而且不太熟悉新环境，以为中专教育等同于初中教育，因此他们对学习表现出很大的焦虑。

(2) 中专二年级学生熟悉了中专生活，他们知道学校重视的是培养能力，进行的是素质教育，所以他们把操作能力、社会交往等能力的培养放在学科分数的前面，因而他们对学习的忧虑低于一年级学生。

内向的、情绪不稳定的人心理健康水平要比外向而情绪稳定的人要低。心理健康水平高的人获得的社会支持要多于心理健康水平低的人，也更少采用不成熟的应付方式。要提高中专生的心理健康水平，就要鼓励他们多交朋友，培养良好的人际交往能力，锻炼自己的意志力，在面对困境时三思而后行，鼓励他们采取积极的应付方式，从而逐步培养健全的人格。

现今处于青少年期的中专生非常崇尚个性和能力，他们对所谓的“顺其自然”、“生死有命，富贵在天”采取排斥的态度。多年来学校或家庭中的不得志也已经使得他们习惯于从自己身上找毛病，他们很难把问题归因于外界的人和事。这也在某种程度上证明了过多地运用压抑或自欺欺人式的心理防御机制并不能从根本上解决问题。当然，造成这种结果的问题很多，也很复杂，有待于进一步的研究。

十六、高考学子，如何远离心理疲劳？

高考越来越近，复习任务日益繁重，现在的高三学子已经成了超负荷运转的机器，所有的时间、空间都被学校和家长塞得满满的。在这样的气氛下，很多同学感到非常紧张。张同学就是很典型的一位。高考前，不少同学感到身上没劲，常常在下午2—3点就已没力气，晚上也不想再学，但仍咬紧牙关挺着，坐在那儿看书，但书上的字好像都没了，脑子里一片空白。当然记忆力也差多了，经常发呆走神，食不甘味，寝不安枕，大脑反应也变慢了，以前很容易的题，现在半天也答不出来。

这些同学遇到的这种情况叫心理疲劳。心理疲劳是因大脑神经长期紧绷所致，其表现为体力、精力下降；主动注意力下降，常被开门声、汽车声、说话声等噪声干扰；思维缓慢，并常出错。学生出现心理疲劳时，如果任其继续下去，就会出现躯体体征和症状，如头晕眼花、食欲下降、咽喉肿痛、发低烧等，还会出现抑郁、焦虑等心理症状。

如何克服心理疲劳呢？

1. 要充满信心

一定要相信自己的能力，相信自己的知识，相信自己一定能考出良好的水平。只有充满自信，以旺盛的斗志投入复习、考试，才能考出好成绩。这是消除疲劳的重要前提。

2. 学会调节

估计自己考试会紧张及已经紧张的考生，可以采用松弛、想象、暗示、药物治疗等方法来调节心理状态。

3. 松弛训练法

微闭双眼，身体坐正，全身放松，有意识地减慢呼吸，慢吸慢呼，用腹式呼吸的方法，让“思想”随着气流上下。这样情绪就会很快平静下来，紧张也会随之解除。

4. 愉快想象法

可以想象，自己在考试中已经取得了优异的成绩，心里有一种说不出的喜悦，通过这种想象来消除紧张心理。你也可以回忆一件令自己十分愉快的往事，使自己超脱紧张的气氛。

5. 自我暗示法

可用简短、有力、肯定的语句反复默念“我的能力很强”、“我一定会考好”、“我一定会胜利”。只要选择以上任何一句反复默念5—10遍，以自我暗示的方法来稳定情绪，也可排除紧张。

高考结束后，不少同学反馈过来的消息说，考前心理辅导确实帮了大忙。战胜了焦虑情绪，在高考中正常发挥，考出了理想的分数。

十七、大学生心理健康教育

随着社会的发展，科技的进步和经济的繁荣，社会对“人才”提出了更高的要求，现代高校的任务不是培养安处象牙塔中潜心修研的大学生，而是要培养大批能勇敢面对知识经济挑战的具有良好综合素质的创新型人才。

面对现代社会人才的竞争，一些大学生，由于缺乏心理承受力和适应能力，产生了种种的心理困扰，加之疏导不及时，致使大学生的心理障碍得不到疏导与辅导。尤其是大学新生，初入新的学习生活环境，产生了种种心理的不适应问题。

心理健康调查表明，大学生已成为心理弱势群体，他们的精神行为阳性检出率约为16%，心理处于不健康或亚健康状态的学生约占50%左右。就目前现状看，大学生的精神问题主要表现在自闭、抑郁、焦虑、偏执、强迫、精神分裂等方面，其中贫困生的心理问题更加严重。大学生存在心理障碍，陷入精神困扰和痛苦之中，急需心理帮助，有的还需要治疗。这些心理障碍，如得不到及时的排除，会严重影响大学生的学习和成长，因此对大学生进行心理健康教育的意义就显得更为重要。

1. 大学生心理健康的标志

大学生心理健康的标志表现为以下六个方面：身体健康、认知正常、感情成熟、人格健全、关系和谐和行为稳定。

身体健康是心理健康的必要基础，但不是它的必然保证。除身体条件之外，心理健康还包括认知、感情、人格、人际关系和行为举止等方面的因素。

（1）身体健康是青少年心理健康的必要条件，其影响机理是生理因素和心理因素的相互制约作用。一个人身体上的任何生理变化都会影响其心理情绪的变化。相反，一个人任何心理情绪上的变化，也会影响其生理上的变化。说明正常的心态对于保持身体健康的重要性。

（2）认知正常是青少年社会发展的前提条件，在青少年时代，孩子的社会发展主要表现为认识发展水平的程度。许多精神健康问题，如情绪混乱和精神分裂，都有其认知的根源。所以，正常的认知发展是青少年心理健康的关键。

（3）感情成熟是青少年最重要的发展任务，它包含两项内容。一是感情自治，即作为一个自己情感力量源泉的能力，而不是依靠双亲来提供舒服、安心和情感保障；二是行为自治，即一个人做出自己的决定、管理自己的事务和照顾个人的能力。这两项自治是相互联系、相辅相成的。

（4）人格健全是青少年社会化的重要目标，成熟人格的六条标准。

1）非自我中心的自我延展和卷入；

2）自我和他人和睦相处；

3）感情保障或自我接纳；

4）现实主义的知觉；

5）见识和幽默；

6）统一的生命哲学。

（5）关系和谐是青少年心理健康的充分条件。对青少年来说，关系和谐主要是指家庭关系的和谐，即双亲之间关系的和谐和子女与双亲之间关系的和谐。人际信任是人际关系和谐的润滑剂，公开、透明和信任的社会环境是青少年关系和谐的客观基础。

（6）行为稳定是青少年心理健康的重要标志，它是身体健康、认知正常、感情成熟、人格健全和关系和谐的综合结果。行为稳定是以行为与态度之间的一致性和行为之间的连贯性为特征的。如果青少年有言行不一、朝令夕改的行为表现，那么不是青少年生长的客观环境有问题，就是青少年本身的心理健康有问题。

大学生富于理想和幻想，对未来充满憧憬，但是，在实现理想的过程中，他们对学习、工作、生活的条件和环境及人际关系常常提出过高的要求，忽略客观条件的限制，期望一切都是现成的和顺利的。一旦在现实中遇到某种挫折，他们就失望。如就业问题，随着改革的不断深入，就业制度市场化给学生带来了很大的压力，要择业就必须靠实力、竞争，就业压力非常大，出路堪忧，致使部分学生看不到光明的前景，失去了奋斗的动力，认为自己是花父母或亲朋好友的血汗钱来上学，学不好没有一份像样的工作，怎能对得起父母的养育之恩和家乡父老的期望。因此而产生了困惑、紧张、恐惧，久而久之自我意识萎缩，不求上进，自卑沮丧。他们的这些心理矛盾，长期得不到指导和疏通，则势必造成学生对社会产生心理矛盾。

2. 如何提高大学生心理素质?

首先应该改进大学生的课程教学内容，普及心理学基础知识。这是帮助大学生健康成长，学会自我调节、自我控制的基本知识。现代社会，生活节奏日趋加快，竞争日益加剧。只有让大学生了解心理活动产生的机制，了解心理健康的内容和标准，初步掌握心理调节的方法，才能让大学生确立良好的心态。对大学生而言，正确认识自我，客观评价自我，不断完善、提高自我的前提是要有良好的心态。以下是详细列出提高大学生心理素质的八条途径。

（1）挫折教育

青年大学生从学校到学校，“成功”养成的自信降低了受挫能力，情感的脆弱导致判断能力的丧失，家庭娇惯下形成的习性造成对挫折的免疫力缺乏，内外压力和未来的不确定性又让他们焦虑和不安。

有意识地组织大学生进行心理强化训练，适当地进行挫折情境教育则更为重要。如经常组织一些对抗性竞赛活动，让学生享受成功的喜悦，感受失败的经验，帮助学生正确地认识失败，吸取教训，促使大学生走向心理上的成熟。

也可以组织一些模拟情景训练，在虚拟的空间中感受生活的喜怒哀乐，提高挫折的承受能力、情绪的控制能力和逆境的适应能力。提高社会适应能力，组织大学生的社会实践活动，让他们在参加校内外社会生活实践锻炼中树立风险意识，体会实际生活中的磨难，学会与他人交往，增强心理承受能力。

（2）在高等学校开展心理咨询活动

生活不是一帆风顺的，不顺心的事常常难免，愈挫愈勇的学生毕竟只是少数，挫折和困惑往往带来的是苦恼、焦虑、愤怒、忧郁、悲观等不良情绪。

设立心理门诊，为有心理障碍的大学生提供宣泄的场所和疏导的帮助，及时转移引起不良情绪反应的人和事，必要时还可以变换环境，以转移学生的注意力，使消极情绪对身心的伤害减低到最低程度。通过心理咨询，可以放松紧张心理，调控情绪，减轻压力，避免情绪失控，避免做出傻事和蠢事。

（3）综合运用多种教育手段

在现在的社会舆论中，有一种现象，即一旦学生出现问题，通常会归类为心理问题、品德问题等，甚至非此即彼。事实上学生中一个问题的出现，通常是多种因素造成的。因此，解决问题通常也需要运用政治教育、思想教育、品德教育、心理教育等多种手段。教育手段的综合运用，其效果比单一的方式方法要明显得多。

（4）建立危机干预机制

学校、家庭和社会应协调一致，通力合作，建立和健全负责非成年人以及在校学生心理健康咨询、教育、辅导的组织与网络，并有专人负责此项工作。

实施必要的干预，对没有心理疾患或者没有心理障碍的学生采取预防干预，对已有心理疾患或者已有心理障碍的大学生进行治疗，提供必要的帮助。危机干预主要利用心理教育技术如通过心理量表测量等来把握状况，分析对策，采取措施，必要时提供药物治疗支持，减轻和消除心理疾患的症状。其实，心理疾患的早期干预和生理疾病的早期治疗是一样重要的。

（5）开展体育活动增进身心健康

体育活动对大学生的身心健康有着极其明显的效应。体育对智力的提高有促进作用。通过锻炼，可以提高大学生的整体能力，使大学生的注意力、反应力、思维力、想象力和记忆力得到进一步提高。体育锻炼对大学生心理健康影响的一个重要特点是调节和改变情绪状态。通过体育锻炼来降低或摆脱一些不愉快的精神状态，把他们从烦恼和痛苦中解放出来。

通过体育锻炼，能培养大学生坚强的意志品质，对学习和工作带来战胜和克服困难的勇气和信心。

（6）建立良好的校园心理环境

校园心理环境对每个学生的思想、行为和作风的影响是十分巨大的。生活在同样环境下的人所受到的环境心理影响大体相同，群体中大多数心理环境的一致性，往往形成一种影响整个群体生活的、具有制约作用的心理气氛。

高等学校的校风和学风就是以心理气氛的形式制约着这个特定环境中的每一个个体，它们是学校群体生活中具有心理制约作用的行为风尚，它不同于行政管理措施和具有强制性质的校纪校规。从校风和学风的心理机制以及形成过程来看，它们是体现教育规律的，具有重要的理论和实践意义的，综合实施德育、智育的一种有效的教育方式。只有端正办学方向，明确培养目标，重视青年学生的可塑性，运用心理定势，并加以正确引导，努力建立一个团结、和谐、健康、向上的校园心理环境，才有利于大学生的心理健康教育，完善大学生的健康人格，才有利于培养大学生的团队意识和团队精神，为社会主义现代化建设输送合格的人才。

（7）形成进取意识，培养进取精神

善于进取、自强不息是现代人具备的基本素质之一。大学生应当具有更强烈的进取意识和进取精神。如果缺少这一点，就容易出现退缩和怯懦行为，易被困难吓倒，被挫折绊倒。进取意识要体现民主意识、独立意识、竞争意识和文明意识，若削弱或淡化某一方面，就会在自己的前进道路上遇到更大的阻力。

（8）帮助他们处理好学业与活动、生活的关系

一般来说，高校大学生的健康人格教育要求是：既要使大学生形成基本能力，又要发展其个性特长；既要有较高的学习质量，又要在交友、恋爱、就业等多方面获得丰收。在学习期间，不能由于恋爱而淡化或放弃学业，也不能因为施展个人才能而忽略知识功底的拓宽和加厚。因此，善于协调各种矛盾，处理和解决各种问题，把握主次，主动谋求发展，成为新时期大学生健康人格的基本要素。

贫困大学生是近年来高等学校中出现的一个特殊的群体，在高校学生总人数中所占比例越来越大。据调查，目前，在全国普通高校中，经济困难学生约240万人，占在校生总数的20%，特别困难学生的比例在5%—10%，人数大概在160万。因此，了解和掌握贫困生的心理，引导学生健康成长，培养合格人才也十分重要。

贫困大学生有其心理优势，主要体现在以下方面：

（1）意志坚强。贫困大学生长期经受磨练，能吃苦耐劳，绝大多数都愿意参加勤工俭学，已经克服了“面子”观点，自立自强，实践成才。

（2）自我意识强。自我意识指一个人对自己、他人、周围世界以及自己与周围世界的关系的意识。贫困生由于经济的压力，为形势所迫，必须了解自己，了解自己周围的世界，以调整和提高自己，使自己能够立足于社会。

贫困学生一方面能够科学地认识自己，看到困难，发现自己的不足，另一方面又能积极寻求解决方法，表现出较强的自我意识能力。

但同时也应看到，贫困大学生产生心理问题的比例也是相当高的。作为大学生中的一个特殊群体，贫困大学生由于自身物质条件的贫困，导致该群体的心理问题或多或少地受到“贫困”的影响。在市场经济快速发展的今天，社会贫富差距与计划经济时代有着明显的扩大。他们既要为完成学业的学费操心忧虑，又要在双向选择、竞争日趋激烈的环境下承受就业的巨大压力，这对原本贫困的大学生无疑是雪上加霜。

同时，我们对特困生的人文关怀还不够。高等院校在政府和社会各界的支持下，采取了各种助学措施，力求解决特困生的经济困难。然而，限于财力，又不能彻底解决特困生的经济困难，仍使他们经常面临交学费及低质量生活的压力。另一方面，大多数情况下，我们的资助办法和措施，又往往缺乏人文关怀，更多体现出照顾和补助的特色，较少考虑特困生的心理感受，在新闻报道和舆论宣传方面，动不动就“弱势群体”，时不时就“人穷志不穷”，好像特困生本就是“弱势”的，本就该“志穷”的，客观上将得到帮助的同学视为另类，给他们造成极大的心理和精神压力。

贫困生在大学学习和生活期间，在承受较大经济压力的同时，心理上也笼罩着阴影，由于经济上的重负造成心理上的“贫困”，直接影响着他们的生活质量和学业进步。这些心理问题主要表现在：

（1）生活上的自卑与依赖心理

贫困生由于经济拮据，经常要为生活犯愁，每月的生活费来之不易，花一分钱都得考虑再三，这与那些吃穿无忧的同学形成巨大的反差。面对这种反差，其心理上所产生的刺激是巨大的，使他们产生心理不平衡，感到自己抬不起头来。久而久之，使他们情绪低落，心理灰暗，对前途感到悲观失望，形成自卑自贱心理。有些学生总认为自己是世界上最不幸的人，觉得世界很不公平，自己没有战胜贫困的信心和勇气；有的学生自己不愿付出努力，指望社会、学校和他人的资助，将美好愿望寄托在别人身上。学习上有无力和厌烦心理。

贫困生常常为衣食学费发愁，不能专心学习。有的学生无视校规校纪随意旷课，在校外打工、经商，直接影响其学业。还有一部分贫困生不能正视自己的贫困，觉得贫困带给自己的是耻辱，将自己埋藏在痛苦之中，对生活失去希望，对学习失去兴趣和动力，无心学习甚至厌烦学习，由于成绩不合格造成留级或重修，生活上陷入更深的窘境。

（2）能力上的自轻心理

由于经济上处于“弱者”地位，经济问题不仅制约了他们的生活，同时也抑制了他们能力的发挥。他们希望能展示自己的个人能力，但由于经济状况的制约，使他们不能过多地参加各种活动，也不愿过多地表现自己，压抑了自己的潜能。在言语表达、社交、应变等方面不及其他同学，内心感到自轻和苦涩。

(3) 人际交往上的自我封闭心理

有些贫困生把自己当做“另类”看待，总觉得矮人半截。对同学与老师的好意总摆脱不了被施舍的感觉，在心灵深处设置了一道屏障，于是，有意无意地与同学疏远，尽量少参加集体活动，不愿与同学和老师交往，渐渐地在别人眼里贫困生总是有点沉默和孤僻。其实他们内心是十分渴望与人平等交往的。特殊的经历使他们比同龄人更成熟、更要强，也更敏感，稍有不慎，就会被伤害。在人际交往中，他们不希望被人特殊对待，从而加重了他们的心理负担。但理智与现实却不容他们拒绝和脱离他人，这种矛盾的心理，往往驱使他们走向自我封闭、孤僻甚至心理畸形。

(4) 情绪上的焦虑心理

贫困生经常处于精神紧张焦虑、情绪烦躁不安的痛苦境地。表现为自尊心的损伤，自信心的丧失，失败感和愧疚感等交织而成的紧张、不安、忧虑、恐惧的情绪状态。一般情况下，适度的焦虑对人体并无害处，有时还会有助于分析和处理所面临的问题，但这种焦虑状态一直持续，就会损害正常的心理。

贫困生心理问题的种种表现，反映出贫困生不仅存在“物质贫困”，还存在“心理贫困”。所以解决贫困生各种实际生活问题的同时，更要注重对贫困生的“心理扶贫”。关心贫困生，为其排忧解难。我们要从其实际需要出发，采取切实有效的措施，细致入微地关心和帮助他们。

(1) 自信心教育

客观勇敢地面对现实，恰当全面地认识自我，是贫困大学生树立自信心的前提和基础。要教育贫困生在认识自我的过程中，既要认识自己的外在因素，也要认识自己的内心；既要看到自己的外在劣势，也要看到自己的内在长处。要对自己充满信心，努力发挥自身的潜能，抓住机遇，努力奋斗。无论遇到何种困难，都要理智对待，保持情绪的稳定，做到善于控制自我，管理自我。要学会用本质的、发展的眼光去洞察社会和人生，从而以积极的态度，自觉地驾驭自己的生活，控制自己的行为，勇敢面对困难和挫折，把握自己的命运和前途。

(2) 人格教育

人格反映的是一个人的灵魂和精神。在对贫困生进行教育时，不要带有任何偏见，要根据他们的特点，在生活上给予他们资助和关心，在学习上多鼓励和帮助。“扶贫先扶志”，除了物质上的，更要关注他们的精神世界。

同时，高校学生教育管理工作者应尊重贫困生的隐私，注意采取适当的工作方式做好贫困生的工作，使他们生活在一个相对自然、轻松的环境中，全面健康地发展。

（3）宣泄心理教育

贫困生由于处在生活的“逆境”之中，容易引起其紧张、焦虑、不愉快的情绪反应，导致各种心理适应不良和心理障碍。只有把这种内在不良情绪及时宣泄出来，才能恢复正常的理智状态。学校思想政治工作者和心理咨询工作者应给予贫困生及时的心理疏导，通过交谈讨论、提供建议等方式开启他们的心扉，帮助他们自由地、毫无顾忌地倾诉自己的烦恼、苦闷、忧郁，以便把心里不愉快的情绪发泄出来；要刻意指导、帮助他们通过建立友谊，与自己的知心朋友倾吐内心的苦衷，使紧张的情绪得以松弛。有助于他们良好心理的形成、健康心理的发展。

（4）耐挫力训练

必须加强对贫困生承受困难和挫折能力的训练，培养起百折不挠、勇敢顽强的刚毅品质，塑造艰苦奋斗、奋发图强的坚毅意志。加强贫困生意志品质培养，提高他们的心理素质是解决心理问题的根本途径。要教育贫困生认识到生活中有许多事情不是一帆风顺的，总会遇到这样那样的困难和挫折。要引导他们从困境中磨练自己，努力发掘自己的优势和长处，养成良好的意志品质。肯定自己，振作精神，积极奋进。

近年来，为了解决贫困生问题，国家和各级政府采取了积极的措施，通过助学贷款、设立勤工助学基金和减免学杂费等，投入了可观的财力和人力。

高校贫困生是目前中国特有的现象，与中国现有的靠家庭（主要是父母）资助上学的就学体制有很大关系。随着社会的发展、观念的转变，大学生自己筹措上学费用将逐渐成为中国现代社会发展趋势，靠勤工助学上学的贫困生已经走在了时代发展的前列。从这个意义上讲，“贫困”对贫困生们来说，绝对是一种财富，只有他们才拥有诠释这种财富的权利。

十八、中青年心理调适

心太高，让年轻人多烦恼！

周六晚，心理咨询专线将要结束的时候，电话铃声再一次响起。吴医生驱走已经袭来的倦意再次拿起话筒，听到一个青年恳切的声音：“我已经拨打好几次了，都占线，我知道很晚了，请您再帮帮我好吗？”怎能说不？于是，年轻人开始讲述他心中的烦恼——

我今年28岁了，大专毕业后一直做乡镇干部，一干就是七八年。最近我越来越感到不满意，不顺心，没什么奔头。现在乡镇的头头很有点“家长制”的工作作风，让我很压抑。最近与人合伙做生意又赔了几万元，心里更烦。我现在开始回避现实，不愿与人交往，而且感到身体不适，医生没看出什么就给我开药。我感觉真的像个病人了……

“你不要再去求医问药了，”吴医生说，“因为你自己清楚你没有什么病，可是你总是盲目吃药，说不定真的会把你‘吃’成一个病人。这在心理学上叫心理暗示。你不断地求医问药，就是在给自己贴一个标签——‘我有病’，这样就会通过消极的自我暗示，真的导致身心的某些疾病。如果说你有病也是有‘心病’。”

“您说得对，我也知道自己原本没有什么病，主要是心情不好。”他表示理解，“我工作这么多年了也没有什么突破，没有什么进展——不过，我在工作上还是有成绩的，获得过几次奖励和荣誉称号，也在交流会上介绍过经验。但是我还是感觉现在的工作没有什么奔头，也不和我的专业兴趣。我想转行……”

“转行你去做什么？”

“想去做与英语有关的工作。”

“你学的是英语专业？”

“不，我学的是思想政治专业，但是我中学时的英语基础比较好。”

“以你的专业在乡镇机关当干部应该说是挺幸运的。现在英语专业的毕业生也未必就有专业对口的工作，以你的那点基础可以竞争吗？”

“我想把英语学好了再去找对口的工作。”

“吴老师很佩服你敢于扔掉铁饭碗的这种精神。不过你想过吗，等你学好了英语，30多岁的人，还有更好的饭碗等你吗？”

“您是说我的想法很不现实？”他开始思考现实性的问题，转而又说：“可是，现在的工作真的没有突破，没有进展，没有奔头。”

吴医生笑了：“你说的‘突破’、‘进展’、‘奔头’，指的是什么？是弄个乡长、镇长的干干？还是弄个局长、县长的干干？想想也是，都工作七八年了，还没弄个像样的‘官’当当，真是太没‘进展’了！”

小伙子也不好意思地笑了：“不是说一定要当官。我一个月工资才七八百块，有人却挣一千多，甚至两三千的呢！”

“那就是说，你想转行是因为钱太少？”

他想了想说：“也不是，是综合的吧，都有。我就是想事业要干出点名堂。现在，家里又逼迫我赶快结婚成家。我想把事业好好干出点名堂再结婚，可是……”

吴医生总算找到小伙子心病的病根了。于是，他想到了一个故事：

一位父亲带着孩子满街买鞋，逛过了数不清的鞋店、鞋城，竟没有一双孩子满意的鞋。于是请教专家怎么办？专家答曰：别再带孩子跑鞋店了，带他去看看失去双脚的人吧！那言下之意十分明白：孩子的目标太高了，应该想办法降低他对目标的期望值。

令人遗憾的是，受这种不切实际的高期望心理所困扰的，绝非仅仅是稚童。对人生目标的合理调控，眼下成了许多人面临的难题。不错，成功使人欢乐，失败使人苦痛。但是，心理学发现决定人苦乐感受的不同不是成功与失败本身，而主要是人原来对某事物所抱的期望值（即目标的高低）。换言之，期望值越高，成功带来的满足感越弱，失败带来的挫折感越强。也就是说，期望值越高，心理上的情绪冲突越大。心理学上用“情绪指数”来衡量人的情绪，其公式为：情绪指数＝期望实现值/内心期望值。这一公式告诉我们，在期望值一定的情况下，内心期望值高，其情绪指数就低，人就体验到较多的消极情绪；反之，情绪指数就高，人就体验到较多的积极情绪。

“您是说我的烦恼是因为我心太高了？”在他们进行了如上的沟通之后，小伙子脱口而出。

吴医生很高兴他能这样领悟，继续说道：“人原本几乎是出于本能地不断提高自己的人生期望值的。这自然有其积极意义，它是个人进取、社会进步的一种心理驱动力。但物极必反，一味不切实际地以过高的期望值来对待人生，也许正是有些人每天都在郁闷愁怨中消磨宝贵时光，终生不能享受生活的快乐和幸福的心理根源。因此，实事求是地低调人生的自我期望值，也许正是智者所为。”

“也许你说，于‘官’念、于‘钱’途、于物欲，低调期望值确乎大智；然而于事业也该如此吗？”

“正是。虽然‘志当存高远’一向为人称道，但没有芸芸众生何谓社会？虽然‘不想当将军的士兵不是好士兵’一向有人欣赏，但没有小小兵卒何谓军队？天上只有一个太阳，地上只有一座珠峰。群星虽没有太阳耀眼，同样熠熠生辉；群山虽没有珠峰的高大，同样勃勃向上。”

“对，您说得对。”小伙子对生活好像有了新的领悟。

“我们都是平常人，都该有颗平常心，都该做好每一件平常事。正是这似乎微不足道的平常的生活，成就着我们的事业，成就着你的‘名堂’。”随后吴医生话锋一转，“再说，即使圣人、伟人也极少拒绝婚姻的。怎么样，志存高远的小伙儿，你懂得婚姻和事业可以两不误了？说不定，婚姻还会成为你事业的加速器呢？”

“真谢谢医生你为我指点迷津。”——他对自己的人生又充满了希望。

人到中年后，身体处于生理动荡时期，也是多事之秋。心理疲劳是亚健康的重要原因，它会侵蚀人体的健康。尤其是中年人，更易感到精神不振、心绪不宁、疲乏无力、失眠、记忆力减退、注意力不集中，如不加注意，则易罹患疾病。此所谓病从“心”人。

中年人怎样防止病从“心”人呢？

(1) 补充足够的“精神营养素”

中年人最重要的“精神营养素”是夫妻、亲朋、父母和子女之爱。中年人维护心理平衡的有效方法是宣泄和疏导，别故作深沉。把心理的不快倒出来，避免加重心理矛盾。

(2) 警惕心理积淀的潜在危机

中年人“壮”而忘忧，容易滋生麻痹思想。一些中年人过分与年龄抗争，或过度存有日暮途穷的紧迫感，长期干一些力不从心、超负荷的工作，可能会导致身心大亏。

(3) 克服种种心理障碍，努力消除自卑、猜忌、怯懦、排他、冷漠等心理。

(4) 保持良好的心境，善于调适个人情绪，襟怀坦白，以诚待人，独立思考，通过思维的“新陈代谢”使自己保持稳定的心态。

戒五心——也许会给你带来不小的收获！让我们安全地度过中年时期。

(1) 忧心。中年人总有很多的事要想、要管、要做，公事私事交叉繁杂，肩上责任不轻。在现实生活中忧心忡忡的中年人居多。这对中年人来说，需要的是摆脱忧心的困惑，凡事要想得开，要有顺其自然的心态，这对身体健康有好处。

(2) 伤心。中年被称为多事之秋。人到中年，身体疾病会增多，事业可能因精力不足而后退，还可能遇到种种不测之事。人生就是这么复杂，总会有许许多多的遗憾，在遇到不幸之事时，需要的是冷静和理智。

(3) 死心。中年人工作和生活了几十年，已经形成了自己独特的个性习惯，要改变他们是不容易的。但中年人切忌死心眼，特别是当今社会科技发展迅猛，新知识、新技术不断更新，中年人不能依仗自己经验丰富，认死理，而拒绝新技术、新知识。

现实生活中还有一种情况，许多中年人都有不堪重任之感，对费心劳神的再学习，如上电脑班、外语班等，深感吃不消了，于是干脆放弃。生活一旦失去了奋斗的目标，人的精神面貌会一落千丈，工作和生活就会走下坡路。中年人只有挑战自我，才能跟上时代前进的步伐。

（4）贪心。中年人大多是家庭的支柱，上要赡养老人，下要培养子女，这一切都离不开钱。在这种情况下，如果一个中年人过度地看重金钱，甚至表现出对金钱强烈的占有欲，那么不但危害身心健康，而且容易铤而走险把自己送上绝路。中年人最忌有过度的贪心。

（5）嫉妒心。同样是中年人，有的成功富裕、有的平凡贫穷。如果你是一位成功人士，不必洋洋自得。如果你还仅仅停留在温饱之中，不要心生不满，更不要有一股莫名的嫉妒之火在心中燃烧。嫉妒心只会使自己内心失去平衡，导致心理性疾病的出现。心理学家的观察研究证明，嫉妒心强烈的人易患心脏病，而且死亡率也高；而嫉妒心较少的人群，心脏病的发病率和死亡率均明显低于其他人，只有前者的1/3—1/2。此外，如头痛、胃痛、高血压等，易发生于嫉妒心强的人，并且药物的治疗效果也较差。

人到中年，凡事要尽量想开一点，谨慎做到戒“五心”，也许心胸会开阔许多，生活也就明朗了许多。

在很多人的印象里，年富力强的中年人仿佛是一个永远强壮健康的群体。实际上，中年人工作压力大，生活压力大，心里总有些结解不开，放不下，长此以往势必产生心理疲劳，甚至发展为心理障碍。一位哲学家说过：“不善于驾驭自己情绪的人总会有所失。”良好的情绪可以成为事业和生活的动力，而恶劣的情绪会对身心健康产生破坏作用。因而在情绪易于剧烈波动的时刻。应该保持清醒的头脑，告诫自己严防偏激情绪的爆发。人的情绪和其他一切心理过程一样，是受大脑皮层的调节和控制的，这就决定了人是能够有意识地控制和调节自己情绪，故可以用理智驾驭情绪，做情绪的主人。

人们常说一个人要拿得起，放得下。而在付诸行动时，“拿得起”容易，“放得下”难。所谓“放得下”是指心理状态，就是遇到“千斤重担压心头”时能把心理上的重压卸掉，使之轻松自如。年过八旬的吴阶平教授在谈及精神养生时介绍的一条主要经验就是“不把悲伤的事放在心上”。他认为“人生不如意的事常八九”，总要想得开，以理智克制感情。有的人之所以感到生活得很累、无精打采、未老先衰，就因为习惯于将一些事情吊在心里放不下来，结果在心里刻上一条又一条“皱纹”把“心”折腾得劳而又老。“不管风吹浪打，胜似闲庭信步”，这是多么的放得下啊！在通常情况下，“放得下”主要体现于以下几方面。

（1）财能否放得下

李白在《将进酒》中写道：“天生我材必有用，千金散尽还复来。”如能在这方面放得下，那可称是非常潇洒的“放”。

（2）情能否放得下

人世间最说不清道不明的就是一个情字。凡是陷入感情纠葛的人，往往会理智失控。剪不断，理还乱。若能在情方面放得下，可称是理智的“放”。

（3）名能否放得下

据专家分析，高智商、思维型的人，患心理障碍的几率相对较高。其主要原因在于他们一般都喜欢争强好胜，对名看得较重，有的甚至爱“名”如命，累得死去活来。倘然能对“名”放得下，就称得上是超脱的“放”。

（4）忧愁能否放得下

现实生活中令人忧愁的事实在太多了，就像宋朝女词人李清照所说的：“才下眉头，却上心头。”忧愁可说是妨害健康的“常见病，多发病”。狄更斯说：“苦苦地去做根本就办不到的事情，会带来混乱和苦恼。”泰戈尔说：“世界上的事情最好是一笑了之，不必用眼泪去冲洗。”如果能对忧愁放得下，那就可称是幸福的“放”，因为没有忧愁确实是一种幸福。

伊索寓言说，一只狐狸吃不到葡萄，就说葡萄是酸的；只能得到柠檬，就说柠檬是甜的，于是便不感到苦恼。心理学便借用来，把以某种“合理化”的理由来解释事实，变恶性刺激为良性刺激，以求心理自我安慰的现象，称为“酸葡萄与甜柠檬”心理。不错，在自我安慰时所谓的理由不过是“自圆其说”，但确有维护心理平衡、实现心理自救之效。单位里评职称，不能每人一份，为此茶饭不思也太不值了，这次定不上还有下次，再说，没有职称，有实实在在的业绩也不掉价呀，何必为个虚名玩命？恋人分手，也好，跟这样无情无义的人真成婚，说不定要倒大霉，早跟她“拜拜”，岂不是免去后患？两百块丢了，就当年终奖没发，何况“去财免灾”，全家平安还不是大福？这不就是“神胜利法”吗？正是。精神胜利法不该被瞧扁了，有些不如意的事情摆在那里，如若能改变，当然该向好处努力，如若已成定局，无法挽回，就该宽慰自己、接纳自己，承认现实。这比垂头丧气、痛不欲生不知要好上多少倍。

幽默对解脱心理困境是极有助益的自救策略之一。据说，英国首相威尔森在一次演说进行一半时，台下有人喊：“狗屎！垃圾！”这分明是指责他演讲的内容。但威尔森这位干练的政治家却微笑以对装糊涂：“狗屎！垃圾！公共卫生？各位先生，我马上就要谈这个社会问题。”就这样，他不仅没陷入困境，反倒赢得一片喝彩。笑是精神消毒剂，幽默是走出心理困境的阶梯。当事业和生活受到挫折时，当交际出现僵局时，幽默的行为、幽默的语言，常常能使困境和窘迫转为轻松和自然，从而使精神紧张得到放松，和缓气氛，释放情绪，减轻焦虑，摆脱困境。

人出于本能会不断提高自己的人生期望值。这自然有其积极意义，它是个人进取、社会进步的一种心理驱动力。但“物极必反”，一味不切实际地以过高的期望值来对待人生，也许正是有些人每天都在郁闷愁怨的心理困境中消磨宝贵时光、终生不能享受生活的快乐和幸福的心理根源。期望值越高，心理上的情绪冲突越大，这是社会心理学的一个结论。于“官”念，于“钱”途，于“物”欲，低调期望值；于事业也该如此。“没有花香，没有树高，我是一颗无人知道的小草……”拥有了小草的境界，便告别了心理困境。

第五节 老年人养心护心

一、遵守“生物钟”，静心享晚年

“春有百花秋有月，夏有凉风冬有雪。”宇宙大自然运动的基本规律，是寒暑易节，四季分明，昼夜交替，极其规律，分毫不差。我国中医传统的养生保健具有整体观理念，就是“天人合一”。古人认为，按照自然规律进行作息养生是获得健康长寿的最重要方法。《内经》云：“知道者，法于阴阳，和于术数，食饮有节，起居有常，不忘劳作，故能形与神俱，而尽终其天年，度百岁乃去。”人的“生物钟”运转和大自然的节律合拍、和谐、融洽，从“生物钟养生”这个健康基石做起，把规律生活逐步养成习惯。

1. 定时觉醒

早晨5:30—6:00，睡觉自然醒来，醒后在床上伸伸腰，抹抹脸，揉揉腹，望着窗外的晨曦，想些愉快的事情，这时的心情特别好。生物钟养生认为，当肾上腺分泌激素开始旺盛时，此时觉醒说明睡眠已充足。睡眠比吃饭更重要，要做到定时觉醒又比睡眠更重要，所以有“养生睡为先”、“睡眠胜似补药”等说法。充足的睡眠是益智、强体、抵御疾病的最基本手段。

2. 定时起床

起床先按照“三个半分钟”进行，醒过来不要马上起床，在床上躺半分钟；坐起来后又坐半分钟；两条腿垂在床沿又等半分钟。人体节律平稳完成由卧到立的过渡。经过这三个半分钟，不花一分钱，脑不会缺血，心脏不会骤停，减少了很多不必要的猝死、不必要的心肌梗塞、不必要的脑中风。起床后饮一杯温开水，以促进大肠蠕动。洗漱后，散步半小时，可以打打太极拳等等，活动全身关节经络。晨练回家后定时大便，通便可有效地排毒、防衰，不可小视。腹部通畅后，在8点前吃早餐。

3. 定时定量喝水

水是生命之源，可有活命、强体、治病、美容、增乐、益智和益寿的作用。除了起床饮一杯温开水外，吃完早餐后，可以泡一杯清香的绿茶，怀着一种轻松、宁静、自在的心态去读读报纸，在清香甘味中慢慢啜饮。在睡觉前还要喝300毫升的温开水，这样可降低血黏度。在一天时间内，早、中、晚饮水一般在 2 000 毫升以上。

4. **定时三餐**

定时定量进餐会使消化腺按时自动分泌，保持食欲与消化能力。早餐不可少，古人云："（食）朝不可虚（饥饿），暮不可实（过饱）。"早餐要吃好，一般是鸡蛋、牛奶加面包，一个水果，有时也吃些面条、米粉。营养丰富的早餐可保证体内和大脑营养的供应，降低中风和心脏病发作的危险性。中餐在 12 时，以素为主，佐以豆腐、瘦肉。晚餐在 7 点前吃，荤素搭配，并配小酒一杯。五味不偏嗜，以七八成饱为度。

还要特别注意一点，食宜清淡。《内经》中说："味过于咸，大骨，气劳，短肌，心气抑。"饮食过咸，摄入盐量过多，可产生高血压病，影响心肾功能。据报道，每日食盐量超过 15 克以上者，高血压发病率约为 10%。正常人每天摄入盐量要控制在 10 克以下。生活中还得注意一些看不见的盐：控制咸菜、腌菜、咸鸭蛋等腌渍食品；控制酱油、辣椒酱、番茄酱、味精等调味品；控制香肠、午餐肉、烧鸡等既含有盐又含有亚硝酸盐的熟食品等。如果患有高血压。冠心病，或动脉硬化者，则必须控制在 3—5 克内。盛夏季节，人体因大量的出汗，盐分丢失，则因注意及时补充。

5. **定时用脑**

养生的关键在于健脑，为防止患老年痴呆症，除保证充足的睡眠外，每天坚持读书看报或写作。还可以和朋友下下棋，棋盘上斗智，享受快乐。这种经常定时用脑、护脑，可使心神能保持宁静、安详。

6. **定时午睡**

午睡是遵守生物钟的一个基本要求。吃完中饭后看午间新闻，一点半钟上床午睡 1 小时，这 1 小时午睡补充了夜间睡眠的不足，下午学习和娱乐，精力更加充沛。

7. **经常运动**

古人云："养生莫善于习动，一身动则一身强。""心可逸，形不可不劳。"遵循古训，可分早晚两个时段进行运动（清晨和吃完晚饭后），运动的内容主要是做散步和保健操锻炼，节奏较为温和，适量适度，最难的是要持之以恒，不间断。散步的基本要领：抬起头，挺起胸，两臂摇，走如风，微出汗，补足水，保平衡。

第一条，昂首挺胸可使肺活量提高 15%，目视前方，自然呼吸。

第二条，两臂摇，可使上下关节都活动起来。走如风是速度问题，它是决定疗效的，关键走慢了没有疗效，走太快了心脏负荷太重反而有害。最好要使心率控制在 170 减去年龄。比如 60 岁，心率就应该控制在 110 次以下。每分钟走 100 步左右，每次走两三分钟，每天走 2 次。

第三条，微出汗，好轻松。不出汗是不好的，但大汗淋漓却会伤元气，达到微出汗时，说明体内毒素已被排除。

第四条，补足水，保平衡。步行前后“必须补足水分”以防细胞脱水。

8. **定时就寝**

古代养生观认为：“养生之诀，当以睡眠居先。睡能还精，睡能养气，睡能健脾胃，睡能坚骨强筋。”一是每天就寝时间一般在晚 10 时左右，睡觉前尽量使自己心态平和，不考虑兴奋刺激的事情。二是热水泡脚 15 分钟，其目的不完全在于“洗”，而在于健身。“泡脚”最大的好处是，上床不到一刻钟，即可进入深度睡眠，这种惬意真是妙不可言。

自觉遵守规律生活，建立科学的作息制度，一切活动都必须与生物钟的运转合拍同步，所以身体各器官的机能均能稳定，机体就能取得最佳的生理效应。

二、老年心脏病康复注意事项

老年心脏病患者，一般都自觉或不自觉地减少了日常生活活动水平，这可能和焦虑和抑郁、多种疾病困扰、身体平衡功能差、肌力减退，以及家人、朋友甚至医务人员不恰当的“忠告”等有关，而心血管疾病的症状更限制了老年人的活动。由于有氧代谢能力随增龄而降低，较为费力的活动常需要花费很多精力，以致老年人经常过高地估计了自己的活动强度，这也增加了日常生活活动中相应的能量消耗，而退化了心室顺应性可能会使呼吸困难增加。即使是低水平的运动，呼吸困难更增加了活动需要较大工作强度的感觉。这样，缺少体力活动的生活方式大大降低了老年患者的心脏适应能力，这一点的作用可能比增龄的影响和心脏症状的影响更为明显。所有这些，都严重地威胁着老年人生活自理能力，会引起焦虑和抑郁，这反过来又进一步减弱了日常生活活动的水平。

老年心脏病，特别是冠心病患者，常常伴有一系列老年性疾病，如高血压、糖尿病、高脂血症、脑卒中、慢性阻塞性肺部疾病、颈椎病、骨关节退行性疾病等，使得整个临床过程十分复杂。所有这些，都使老年心脏康复问题变得复杂化。

延长体力活动和生活自理的时间，减少和预防残疾，争取生活自理，是老年心脏病患者康复的最重要目标。日常生活一旦必须依赖他人，生活的乐趣就会降低，而且老年人还必须为此而付出相当高的消费支出。

在心脏康复过程中，不仅要使老年患者恢复和保持较好的心脏功能，还应该简化各种日常生活活动，减少生活自理所需的体力活动，学习完成日常生活活动的技巧。例如在走廊和厕所安装扶手，配置合适的手杖和步行器，制造各种辅助用品。近年来，社会上广泛兴起的老年人健身活动，从身体到心理上，都为老年人，包括老年心脏病患者，保持和延长生活自理时间提供了一套行之有效的康复方式，应当鼓励老年心脏病患者积极参与。

老年人的运动方案尤其应该遵守循序渐进的原则，逐步增加运动量，避免发生损伤。老年心脏病患者开始运动锻炼的推荐方案如下：

（1）热身：在运动前，四肢伸展和轻量运动 5—10 分钟。

（2）强度：最高心率的 60%—85%。

（3）频度：每周 3—5 次。

（4）时间：20—40 分钟，中间可有 1—2 次休息。

（5）方式：走路。

（6）放松：和热身运动相同的运动约 5—10 分钟。

（7）柔韧性：身体各主要部分静态伸展运动 5—10 分钟，包括头、颈、肩、胸、躯干、臀、下肢和膝。

（8）抗阻锻炼：轻量负荷下重复运动（如锻炼股四头肌，负重为体重的 25%，小肌群如股三头肌，负重为体重的 10%）12—15 次，每周 2—3 次。必须在常规运动后进行，使肌肉得到充分准备，以免身体发生损伤。

其次，要注意康复活动稳步增加，安全第一。对于以前未经过康复训练的老年患者，运动处方应从低强度开始。实际上，即使如此，仍有一些老人会产生严重的不适应。因此，要从老年患者能够承受的最低负荷量开始。当运动中没有持续性心律失常或其他异常，而且没有增加运动量的禁忌时，则可以酌情增加运动强度和时间。这样可以减少外伤和发生心脏意外的危险，并且可以减少患者的不安和顾虑。

另一方面，运动项目也要视自己的身体状况来选择。如高血压、心脏病及哮喘病人等在选择运动项目时就要考虑更多的因素，有较多的限制，恰当地选择运动项目，会使运动的积极性、坚持性更好。避免比较剧烈的跑、跳，以及各种高冲撞性的运动方式。通常，轻松和逐渐加快的行走，比较适用于老年患者，它降低了的心脏负荷，并可以提供适当水平的需氧运动，因此常被用来作为安全的运动刺激。距离从近到远，速度从慢到快。良好的效果使心脏功能得到了改善，促进了心肌侧支循环的形成和发展，增强了心肌代谢和心肌收缩力，缓解了动脉粥样硬化，减少了冠状血栓的形成。

可穿有弹性的胶底鞋或软底鞋以减少冲击力和预防足部损伤。虽然老年患者运动强度较低，但运动时间的延长可以补偿这种不足。通常老年患者可间断或连续在低水平下活动 60 分钟，而随着康复程序的日程后移，逐渐由低强度过渡到中等强度。这种低强度、长时间，中间可以休息，强度稳步增加的康复训练方法已被证明是安全的，它有效地改善大多数老年冠心病患者的心脏功能。

此外，还要选择适宜的运动时间。

（1）适当强度的早晨锻炼可以促进新陈代谢，使人一天精力旺盛，而活动量过大则会导致睡眠、休息不充分。

（2）傍晚锻炼也是如此，临睡前做大量的运动会使大脑皮层处于兴奋状态，导致失眠。

（3）运动中，我们要集中注意力于如何呼吸，如何掌握运动技术、技巧，要注意排除杂念，避免干扰锻炼的思绪。我们应轻松地进行锻炼，在锻炼中体验快乐的情绪，我们还可以邀请亲友与自己一齐锻炼，相互勉励，增进感情。

（4）在运动后，我们仍有一些工作要做，针对运动后的疲劳我们要采取一定的措施给予恢复。如我们要保证充足的睡眠，使机体处于完全放松状态，这是消除疲劳恢复体力的关键，或者可以通过按摩和整理运动来使身体恢复。

按摩一般在运动结束后或晚上睡觉前进行，按摩可以促进大脑皮层兴奋与抑制的转换，促进血液循环，促进局部血液供应，从而实现消除疲劳的目的。除此之外，温水浴也是刺激血管扩张、促进新陈代谢和血液循环、消除疲劳的一个好方法。

当然最重要的一点是要量力而行，选择与自己健康状况和锻炼水平相适宜的运动项目和运动量，否则不但会影响锻炼的积极性，甚至会有害于机体的健康。

通过心脏康复训练，老年患者可以增进健康感，减少依赖他人的自卑感，从而保持自尊心和健康美好的心理状态，改善情感、心理和社会功能。这也是防止衰老的“良药”。

宣教和咨询可以减轻危险因素的作用。尽管老年患者常常多年是在各种危险因素下生活，但并非所有患者都十分了解危险因素和控制危险因素的方法。尤其是对老年人特有的问题[illegible]糖尿病的作用等。所以宣[illegible]作用，从而防止症状加重或冠心病。对严重的老年心脏病患者，大多要在心脏康复机构中进行运动训练。对于大多数中、轻度心脏病患者，则需要加强指导，进行家庭监护或自我监护。对于那些不能或不愿意自己数脉搏者，在老年患者进行康复训练时，有康复工作人员家人或其他集体训练的患者一起活动，并不断地聊天或交谈，如果患者不再愿意或不能再继续交谈了，就应减量或停止下来。

注意环境条件的变化。老年人体温调节范围明显减低，因此在运动环境不适当（如天气过热、过冷，气压过低和潮湿、通气较差等），运动强度要适当

生活中，不妨从以下几方面做起：

（1）多交青年朋友。要尽量多保留一些年轻时的活力，诸如好奇心、探索精神和求知欲等。为此，多与青年人交友颇有必要，与活力四射的年轻人在一起，会使老年人精神振奋，同时将自己的宝贵经验和知识传授给他们，寓教于乐，对身心非常有益。

（2）正确对待疾病。老年人患病在所难免，不应固执己见、自以为是，不可讳疾忌医或听天由命，也不必无端怀疑而辗转求医。要相信科学，及时施治。

（3）扩大兴趣爱好。老年人若培养一项以上爱好，能乐而忘忧，陶冶性情，丰富和充实生活。诸如琴棋书画、种花养鸟、旅游垂钓、体育锻炼等等，可以调节身心，有益健康。

（4）欲望不可苛求。要正视自身现实，一切从实际出发，量力而行，科学地安排自己的生活，不可因年老而丧志。欲不宜多，欲多易失节，应力求恬然心安，知足常乐。

（5）注意随遇而安。多从大处着眼，摆脱从个人角度考虑问题。对家庭纠纷、非原则性问题最好不干预。要鼓励子女奋发向上，可给予必要的精神、经济支持，但不可让其养成经济依赖，尽量做到“亲而不近，疏而不远”，避免溺爱或偏爱。

（6）七情不可偏盛。老年人尤其要制怒、节哀、忌忧、防惊。平素要胸襟开阔，保持积极的心理状态。对丧偶或亲朋好友的去世，不宜过悲，应尽快从不良情绪中解脱出来，摒弃忧愁，力求开朗，才是明智的选择。

（7）坚持老有所学。合理用脑，勤于学习，能有效地延缓智力衰退。可从事自己所爱好的写作、看书学习，或进行社会调查，或参观访问，调整或纠正不合时宜的观念和思维方法，培养创造性思维。

心理健康对生理健康至关重要。

祖国医学认为，“气是百病之源”，这涉及到精神心理等诸多方面的问题。世界卫生组织的专家认为50%—80%的疾病与不良心理有关。他们对健康的定义是：“健康不但意味着没有身体的缺陷和疾病，还要有完好的生理、心理状态和适应社会与自然环境的能力。”后来，在此标准中又增加一条“道德良好”。所以当代健康的新观念共有四条：生理健康、心理健康、适应社会与自然的能力、道德良好。后三条均属于精神心理因素，这足以说明心理健康在人体健康中的地位。

现代科学认为，生理和心理共同构成健康的基础，但心理状态绝对可以影响生理状态。良好的心理状态会促进健康，不良的心理状态则会导致疾病，甚至死亡。当心情愉快时，神经体液调理好，思维敏捷，工作能力提高，免疫力增强。当心情长期紧张焦虑时，神经体液调理失去平衡，血压升高，血液黏稠度增加，会引起高血压、冠心病、脑中风、胃溃疡等。美国有位喉癌患者，在服药的同时接受“想象疗法”——静坐，想象体内的白细胞战士，向癌细胞恶魔开战，将恶魔一个个杀死，一年后癌细胞全部消失，恢复健康，可见涉及心理的“想象疗法”多么重要。

祖国医学主张“形神合一”，强调形神相互依存，同时强调神的反作用，认为“神为行之主”、“得神者昌，失神者亡”、“七情之病，当以情志”。古代名医万密斋曾给落第而忧郁成疾的秀才朱正治病，调侃他是“怀孕啦”，需要开两副保胎药！使朱秀才乐个不停，心情为之一爽，抑郁症不治而愈。

调查发现，世界各地长寿老人的共同特点是豁达开朗、乐观处世。可见，心胸开阔对人体健康是多么重要。

如何保持健康心态？一些专家教授都认为，首先要学习些心理学、医学和养生常识，在此基础上，认清心理—生理—病理的转化关系，重视心理调解与身心健康的关系。其实，无论在哪个人生阶段，涵养道德都是首位大事，要始终以积极态度对待生活，淡泊名利，随遇而安，保持愉悦的心境。

许多养生家、科学家认为，情绪是生命状态的指挥中心。古人云：善念造药，恶念造病。要怡养情性，始终让善念做主。每天对着镜子笑一笑，可以自我鼓励地说：“今天我很好，我很愉快！”这似乎是阿Q精神，实则有其道理，也是一种自我心理暗示和心理安慰。

其次，形神兼养，动静平衡，动以练形，静以养神。生命在于运动，生命也在于静养。确切地说，动与静这两种生命状态是对立统一的关系，健康就意味着动静的平衡。动不可过劳，静不可过懒。“一张一弛，文武之道”，一动一静，生命之常，张弛有致、动静平衡才是最佳状态。

再次，中和七情，和畅情志。七情即喜、怒、忧、思、悲、恐、惊。七情过度则会损伤身体。喜伤心，悲伤肺，怒伤肝，思伤脾，恐伤肾，惊伤胆。人有情感，当发则发，但要发而有度，这个度就是“中和”。所以要以理致情、情欲适度。生老病死、进退出处乃至娶妻嫁女皆是人世伦常，当处之泰然，不必大喜大悲。

俄罗斯学者丝马诺斯基提出一个健康公式，颇有见地：

$$\text{健康长寿}=\frac{\text{情绪稳定}+\text{经常运动}+\text{合理饮食}}{\text{懒惰}+\text{嗜烟}+\text{嗜酒}}$$

这个分式说明，分子越大，分母越小，越健康。分子中首位是情绪稳定，情绪不要大起大落，要做情绪的主人。善于养生保健者，都勤于动手动脑，使生活充满情趣。读书、听音乐、书法、绘画、种花、爬山、旅游等等，不仅是情趣爱好，也是健身之道。工作着是美丽的，生活着则是美好的，知足可常乐，知不足也能乐更为高明。

最后还要注意顺乎自然规律，根据季节调养元气精神。中医养生的核心理论是天人相应、天人合一。要注意春夏养阳，秋冬养阴；春季万物生发，应畅快勿抑郁；夏季要精神饱满忌焦躁动怒；秋季保持安宁，神气收敛；冬季宜沉静，气机不外泄。

中老年人要保持心理健康还应注意以下三点：

(1) 尽快适应离退休后或者提前内退的角色转变，不要为“门庭冷落鞍马稀”而抑郁寡欢，也不要居功自傲，保持一颗平常心，顺应角色转换，当好快乐闲人，对家中琐事不要过分较真；宜培养多种兴趣，调整生活内容和节奏，多用脑，活到老学到老。

(2) 做好身心衰老的自我调节，生活要有规律，起居有节。定期体检，及时治病；多参加社会活动和亲友聚会；适当运动和静养，重点锻炼腰腿、心肺功能，在安全的前提下，量力而行。

(3) 发挥自身余热。适当参加社会活动和家务劳动，这样既能愉悦心情，寄托希望，又能发挥自己的余热，得到社会的敬重、家庭成员的爱戴。

总之，中老年人保持心理健康，既要做“明白人”又要做“糊涂人”，有一颗“聪明糊涂心”。明白人遇事看得透、想得开；糊涂人能宽容谦让、心气平和。正如陆游所云：“无故加之而不怒，猝然临之而不惊。”有这种涵养功夫和境界，自然百病不侵，足以得享天年。

五、“小动作”让老年人远离心脑血管病

生活中，一些看来并不起眼的“小动作”，可以预防或减少心脑血管病的发病。

1. 睡倾斜床

专家们发现，不少患冠心病的人常常在晚间发生心绞痛，甚至猝死，其主要原因是由于平卧睡觉时，回流于心脏的静脉血量比站或坐时增加，使心脏负担加重所致。因此，给经常在夜间频繁发作心绞痛的患者睡上身高下身低、倾斜为10°—15°的倾斜床，不仅避免或减少了心绞痛的发作，而且克服了服药带来的头痛、头晕等副作用。

据英国医学专家对500例患有冠心病的病人进行试验，这些病人睡在普通的平放床时，夜间经常发生心绞痛，只能靠硝酸甘油和其他扩冠状动脉药预防，但自从他们睡倾斜床后，夜间几乎不再发生心绞痛。因此，患冠心病的人最好睡倾斜床，在床头下垫一二块砖头，使床头比床脚高15—20厘米即可。

2. 张闭嘴

闲暇之时，经常做“张闭嘴”运动，即最大限度地将嘴巴张开，同时深

吸一口气，闭口时将气呼出。如此一张一闭，连续做30次。张大嘴巴与闭合嘴巴，通过面部神经反射刺激大脑，可改善脑部的血液循环，增强脑血管弹性，有利于预防中风及老年痴呆症的发生。

3. 晃脑袋

平坐，放松颈部肌肉，不停地上下点头3分钟左右，然后再左右旋转脖颈3分钟，每天2—3次。这种轻柔的颈部运动，可增强头部血管的抗压力，颈部的肌肉、韧带、血管和颈椎关节也因此增强了耐力，并减少了胆固醇沉积于颈动脉的机会，不仅有利于预防中风，还有利于高血压、颈椎病的预防。

4. 打“耳光”

每天早、中、晚用手掌拍打双耳，拍打时掌距约10—15厘米，每回拍打100次，力量适中，不可过猛。拍打双耳，可刺激穴位、按摩经络，促使气血运行，并能促进血液循环，防止动脉硬化，抑制高血压形成。

5. 拍巴掌

自然站立，全身放松，两手掌心相对，鼓（击）掌，动作宜缓慢，用力要适度，以手掌胀热为宜，连击30次为一遍。每日早、中、晚各做一遍。中外医学专家对手、脑关系进行研究后证明，拍击手掌，不但能健脑益智、增强记忆力、提高思维能力、消除疲劳，还可以防治动脉硬化、高血压、冠心病、老年痴呆症。

6. 耸肩膀

将双肩上提，缓慢放松，如此一提一松，反复进行，早晚各做5分钟左右。耸肩运动是颈部参与的运动，为颈动脉血液流入大脑提供了人工驱动力，迫使流动迟缓的血液加速流向大脑，因而可减少脑血管供血不足和发生梗死的危险。

7. 捏腋窝

每天早晚各捏腋窝5分钟左右。具体方法是，左右臂交叉于胸前，左手按捏右腋窝，右手按捏左腋窝，运用腕力带动中、食、无名指有节律地轻轻按捏腋窝肌肉。按捏腋窝能使血液在心脏、动脉、静脉及毛细血管周而复始地回流通畅，加速循环，并调节好脑血流量，稳定血压。

8. 伸懒腰

两手交叉于胸前，自胸至头顶上伸，似举重样，将腰带起，如此数次。在持续的伸懒腰动作中，由于长时间伏案而淤积的血液会被“赶回”心脏，可大大增加循环血容量，改善血液循环，有利于预防心脑血管病的发生。

9. **摩颈部**

双手摩擦发热后，迅速摩颈部左右两侧，用力中等，速度稍快，以皮肤发热、稍红为度，每天早晚各做5分钟。按摩颈部可以促进颈部血管平滑肌松弛，改善对血管壁的营养，促使颈部血管软化，恢复弹性，并能改善大脑供血。

10. **慢起床**

应在清晨醒后养神几分钟再起床活动。因为清晨人体的血管应变力最差，骤然活动易引发脑血管疾病。冠心病人在睡眠醒来须先在床上躺会儿再起床，避免心绞痛、中风等发作。冬季心脑血管疾病的高发原因都与血压的骤然波动有关，因此，有高血压病史者，保持血压平稳，防止波动至关重要。保持血压平稳的关键：定期监测血压，规范服药，高血压病人一定要在医生指导下进行降压药物的调整。

六、男性更年期心理健康

每年10月28日是我国男性健康日。男性更年期综合征是指男性在50岁左右出现以植物性神经功能紊乱为主要特征构成的精神改变、性功能减退等一组综合征。目前，我国已进入老龄化社会，本病有增多趋势，应予以高度重视。

提起更年期，公众对这一名词并不会很陌生，自然会想到这是妇科研究的范围，其实这是一种误解。男性在50岁左右睾酮水平迅速降低，造成内分泌失调，植物性神经功能紊乱，体力下降并出现各种反常心理变化，这种生命转折时期就是更年期。但对它的认识远不如“女性更年期”深刻，处在这一时期的男性注重事业，对自己身体状况并不自知。由于病情变化缓慢，症状隐蔽，一般不易发觉。其次由于男性激素下降缓慢，不具备女性更年期症状的明显性。加上不少男性认为是随着年龄增长出现的自然变化而不加以重视，使症状加重。当病人出现明显身体、精神、神经方面症状时称为更年期综合征。

男性更年期在临床上常见精神、植物性神经功能紊乱症状为主，伴有性功能减退、体态变化等表现。男性更年期的心理活动特征有以下几方面：

性格：更年期性格的改变与生活条件、自身经历、健康状况、文化水平、自我修养和社会地位等方面有密切关系。由于心理负担过重而导致情绪低落、伤感、沉闷、敏感多疑、喜怒无常等，极易导致疾病。

思维能力：思维迟钝，思想变得保守僵化、固执，对许多事情缺乏兴趣，记忆力减退，失眠多梦。

社会交往：由于工作、经济收入、亲友以及以往的社会规律和范围的变化。如退休等，使之回到家里逐渐变得不适应，有垂暮感。有的人则将自己封闭起来，不愿和别人接触，怕别人笑话，特别是从领导岗位下来的人更觉得失落。这些变化会加重心理负担，造成眩晕耳鸣、烘热出汗、性功能减退，全身肌肉松弛，身体变胖，使身心健康受到严重影响。

因此，病人要正确认识自己的人生价值，积极适应新生活。而家人应多关心他们，帮助他们面对现实，使男性顺利度过更年期。这是男性医学研究领域的一大课题。

维护男性更年期健康，首先要唤起男性真正的社会参与意识，以正确的、科学的知识引导他们。在现实中生活负担、社会压力都直接影响男性健康状况。因此，关注男性健康要注重3点：

（1）生理—心理—社会文化层次；

（2）男性健康知识、道德责任与男性角色；

（3）男性健康变化与健康含义的变化。

综合保健可帮助男性顺利度过更年期，主要有以下几个方面：

精神、心理的调整：人的精神、心理对健康的影响日益受到人们的重视，中医学在精神修养方面强调“恬淡虚无”，即指安闲清静，无贪求杂念。不要有过高的妄想，不应计较得失，要心情开朗、豁达，这就是说乐观的情绪来源于正确的人生观和思想修养。

合理膳食：合理的膳食是预防和减少疾病的发生及更年期症状的辅助方法。男性进入更年期后，要保证全面的营养。注意饮食宜清淡、饮食有节。首先应多进食一些可改善和增加性腺功能的食物，因为性腺功能的改善可以从根本上减轻其症状，如海参、鱼虾、核桃、羊肉、羊肾、黄豆等，其次是进食有助于改善神经和心脏功能，强身健体，提高免疫力的食物，以达到镇静、养心的目的，如山药、大枣、蜂王浆、新鲜水果、菠菜等新鲜蔬菜，还应适当补充维生素及微量元素如铬、锌、维生素A、维生素B_6、维生素C和维生素E等，可增加运动耐力、增强肌力、减少脂肪、提高免疫力、增强记忆力，并具有抗癌、保护牙齿和肾脏、减少心血管疾病、维持性功能正常的重要作用。

生活有规律：遵守作息时间，起居有时，劳逸有度，保证睡眠，适应环境，减少烦恼，心情平和以达到修身养性，才能得以延年益寿。

体育锻炼：长期坚持体育锻炼，循序渐进，量力而行。如散步、慢跑、爬山、打球等。

药物治疗：以中西医结合治疗为主，尤以调节精神及增强体质保持身心健康为目的。

（1）措施：以调节生活习惯，加强体育锻炼，采用饮食疗法和适当补充睾酮即可安全度过更年期，康复如初。症状明显者可用药物治疗。

（2）常用药物：焦虑、忧郁者可服泰尔登25毫克、丙咪嗪25毫克，每日3次；植物性神经紊乱者可服谷维素20毫克和维生素 B_6 10毫克，每日3次，或维生素E 100毫克，每日2次。性功能障碍者可用丙酸睾丸酮肌注缓解其症状。中医则认为男性更年期综合征属中医中“虚劳”范畴，应以补肾填精为其治疗大法，兼以调整心、肝脏功能，可根据病情症状选用补肾益精或益髓填精的中药。

我国已进入老龄化社会，权威机构预测到2010年中国将成为全球老年男性人口比例最高的国家，男性更年期问题将越来越严峻。在国外，男性更年期已获得广泛接受和重视，在美国、加拿大、英国、芬兰等许多国家均已开设了男性更年期门诊，而我国则刚起步，对其危害的认识和重视度还很低，在被调查的人中只有38.6%的人知道男性更年期的概念。因此，应广泛教育公众正确认识男性更年期问题，重视男性更年期疾病带来的后果。希望尽快成立“男性更年期门诊”，以实际行动帮助男性患者解决痛苦。该病是目前影响我国中老年男性健康的“第四位疾病”，重视男性更年期综合征，积极预防，形成一套完整的综合保健体系，将对我国整个社会的经济发展起到不可忽视的作用。

七、女性绝经期心脏保护

近年来，绝经妇女与冠心病发生发展之间的关系，已逐渐引起心血管内科及妇科专家的注意。

众所周知，年龄的增长与心血管的老化同步进行，但易忽视的是男性与女性心血管老化的年龄差异很大，男性中壮年是发生动脉粥样硬化的高危人群，女性冠心病发病率则在绝经后才显著上升。当使用雌激素治疗后，其冠心病发病率大幅度下降，而育龄期冠心病发病率极低。由此不难推测，在整个育龄期内，各年龄段妇女动脉粥样硬化的程度相差不大。鉴于此，就绝经妇女而言，与育龄期相比，体内最大的生理变化即是卵巢功能衰退，致内源性雌激素水平下降。本研究结果显示，与育龄期相比，绝经妇女体内低雌激素水平状态下，其心功能较差。在相关的研究中，发现当补充外源性雌激素作替代疗法时，其心功能得到明显改善。因此，影响围绝经期心功能最重要的因素之一是雌激素水平，而不是年龄因素。

总之，本研究显示，绝经后妇女心脏功能发生不利变化。结合其对冠状动脉及外周血管的扩张作用，因此从改善心功能、降低冠心病发病率及病死率的角度出发，绝经妇女应在医生指导下考虑尽早进行雌激素治疗，但同时还要注意过量的雌激素与乳腺疾病有相关联系。

八、老年心脏病患者可以去旅行吗?

近年来随着老年旅行者不断增加，心血管疾病已经成为危害老年旅行者旅行安全的第一杀手。如何在旅行前对老年旅行者心脏情况进行正确评价，为其提供必要的心血管疾病预防和治疗措施等旅行咨询服务是减少旅行者心血管突发事件、降低死亡率的重要环节。

据世界卫生组织一项全球性死亡原因类型研究的报告，缺血性心脏病居首位，占总死因的12.4%。旅行者中，心血管疾病是最常见的死亡原因。美国旅行者中报告死亡病例的50%为60岁以上患有心血管疾病者。心血管疾病不仅是今天危害人类健康的主要疾病，更是未来20年内人类致死致残的头号杀手，因此开展旅行者心血管疾病的研究、寻找降低旅行者死亡率的有效方法是今后长期的重要工作。

(1) 可以用心脏功能测定的方法对旅行者进行分组。包括：心脏收缩—舒张功能均正常、心脏收缩—舒张功能均为异常、心脏收缩功能正常舒张功能异常、心脏舒张功能正常收缩功能异常4种情况。

(2) 根据心脏功能状况，对彩色多谱勒超声心动图检查发现有严重器质性心脏病或/和心脏收缩舒张功能均为异常、心脏舒张功能异常的旅行者要认真地向其介绍心脏病和心脏功能情况，在旅行中可能遇到的心血管突发事件的治疗和预防措施，或是待心脏病和心脏功能情况改善后再去旅行。

(3) 部分旅行者经一般体检正常或无心脏病史，但彩色多谱勒超声心动图检查发现心脏病或心脏功能异常，特别是心脏舒张功能异常而收缩功能正常，常见于冠心病早期，随病变程度的加重心脏收缩舒张功能均出现异常。

按照世界卫生组织的定义：65岁以前算中年人，65—74岁算青年老年人，75—90岁才算正式老年人。那么，人的生理寿命应该是多大岁数呢？按照生物的原理，哺乳动物的寿命是其生长期的5—7倍，人的生长期是用最后一颗牙齿长出来的时间（20—25岁）来计算，因此人的寿命最短100岁，最长175岁，公认人的寿命正常应该是120岁。那么应该怎么度过呢？在120岁当中，70、80、90、100岁健康不是梦，人人都应该健康100岁。这是正常的生物规律。可现在的情况呢？应该平均活到120岁却只有70岁，整整少活了50岁。本应该70、80、90岁健康，好多人40多岁就不健康，50多岁冠心病，60多岁死。现在提前得病、提前残废、提前死亡成为当今社会普遍现象。

九、"三低"养老

一次，去拜访一位高寿老者，已八十有九，身体很是硬朗。他自述其健身之道主要是在生活中注意了以下三点。

第一点，低声说话。报载：在土库曼斯坦有个叫尼科内伊夫的小村庄，村内老人寿命过百者不少。人们探讨该村长寿的秘密，原来是低声说话。众所周知，噪声是一种环境污染。根据中医经络理论，耳门连着肾脏，如此说来，噪声不仅使人听力受损，也会伤及内脏，其后果不堪设想。国际环境噪声标准，可允许的噪声是70—90分贝，因此，为了自己和他人的健康，不要大声喧哗，请低声说话。

第二点，低头走路。我们大多有散步的习惯，而传统习惯中，人们以为走路昂首挺胸是健壮的标志，其实不然。根据中医经络理论，这样使气血不能下达，容易造成高血压，年轻时可能不觉有什么不妥，但却为日后健康埋下了祸根。正确的做法是，走路时，头微低，下颌回收，这样可使气血上下通达，特别是上了年纪的人更要引起注意。

第三点，低位做人。《药言》云：“凡人妆成十分好，不如真色一分好。”做人切忌哗众取宠，生活中，不争名逐利，也不要争强斗狠，凡事宜谦让为先。如《诫子通录》所言：“终身让路，不枉百步。终身让畔，不失一段。”倘能不以蝇头小利而斤斤计较，损精耗神，自有一种退一步海阔天高的感觉。这样，就可能给自己换来更大的利益——健康。

十、好衣服，好心情

改革开放以来，人们的观念已得到很大的更新。生活富裕了，吃喝穿戴越来越讲究了。因此，我们常见到很多年过花甲的老人，穿上红色的毛衣，红色的夹克衫，红色的皮衣或棕色的、带格的西装。不单显得年轻，而且精神焕发，充满活力。老年女性更胜一筹，她们穿上各种色彩的外套、艳丽的服装，让人眼亮，使人觉得“青春犹在”、“风韵仍存”。

敢于穿戴，是童心的再现，也是热爱生活的表现。非常有益于老年人的身心健康。据报道，英国一家服装杂志调查了数千名老年夫妇发现，讲究衣着、注意打扮的老年人，大多心理健康，身体也好，疾病很少困扰他们。调查还发现，有些老年人不修边幅，不注意衣着，尽管年龄只有60多岁，但看上去却像七老八十了。

那么，老年人应当怎样穿着、注意一些什么问题呢？

进入老年，人的体形变化不小，会和年轻时大不一样，身体发胖者较多，“人过五十五，肚腹往外鼓。”这是一种发展规律。胖了以后，腰粗了，肚大了，臀肥了，后背也略驼了。因此，老年服装要适合老年人的体形。同时，服装款式要简洁、舒适、美观。简洁，即服装上的装饰性点缀、线条不宜多，不能像年轻人的服装那样花哨。舒适的要求是：服装要轻软，穿在身上宽松舒服，行动方便，无论是坐、站、蹲、走、干活、运动，都感到轻便，没有拘束；美观，老年人同样要求服装美观大方，端庄气派，在色彩上，要坚决跳出单一的灰、黑、蓝的旧框框。

现代的老年人已不是以前的老年人，他们已不愿意穿那种呆板、死气沉沉、老气横秋的服装，既要求花色朴素淡雅、样式大方气派，又要富于时代感。老年人的服装，如果在色彩、面料、款式上选择适当，穿着合体，会给人一种高雅、文静、庄重、稳健、气派、潇洒的感觉。所以，要克服过去那种死板、单调、沉闷的旧格式，还老人一个活跃、时尚的新面貌，使老年人的服装品种多样化、时装化。我国是进入老龄化的国家，老人市场是一个广阔的市场，会给商业带来生机。聪明的服装行业，千万不能忽略老人世界。

中老年妇女对于年轻化的倾向呼声更高。但在穿着色彩上，要求素雅、柔和、大方。如果以素雅为基调，可加缀部分鲜明的颜色，如深蓝配浅蓝，咖啡色配米黄，墨绿配豆绿，黑蓝配紫红等。中老年妇女除了穿素色衣裙外，还适合穿碎花、小格、圆点花纹图案的衣裙。在面料上要选择手感柔软、质量好、穿着轻便、易洗涤的。服装款式不宜太繁琐复杂，造型要以优雅、简洁为主，轮廓宜不紧不松，穿着合体，太紧会显得身材肥胖，太松会显得臃肿。

中老年妇女的体型是骨盆宽而浅，脂肪沉积，多数人的臀部较丰满，体态较胖。因此，服装的装饰点应在胸、肩、领围，切忌在臀部。由于中老年妇女一般腰部较粗，不宜穿紧身上衣，膀臂过胖或过瘦者，皆不适合穿无袖衣服。平时穿套装效果较好，既有整体感，又显得高雅。

要注意的是，老年妇女虽可穿得鲜艳些，但过分花哨，反而显得不稳重；同时也不要过分拘束，总以为自己老了不再讲究穿着，随便凑合着穿，越是这样越显得人老，而对延年益寿不利。

十一、老顽童与养心

老年人希望健康长寿，其术之多，其法之广，不胜枚举。笔者认为“人老心少”也可谓是养生之道。“少”相对于“老”而言，乃年少、年轻之意。“心少”，就是要对生活始终保持激情，保持一颗年轻的心。心老人更老，心少人不老。

老人善于面对困难和挫折。人的一生，总会遇到这样或那样的困难，总会遇到波折与坎坷。老年虽然是人生历程中最后一个时期，仍免不了遭受来自各方面的压力和打击。要成为生活的强者，成为自己命运的主宰者，就得具有面对困难与挫折的勇气和毅力，就得学会调动一切力量度过难关。通过战胜一个个困难，使自己不断强大起来。

譬如，老幼同乐情趣多。退休后，一度对养老休闲的生活不习惯，如果与天真无邪、活泼可爱的孩子生活在一起，就能感到有无穷的乐趣。小家伙总喜欢问“为什么”，如“月亮每月只圆一次，为什么不像太阳那样总是圆圆的?”“爷爷睡觉打鼾，为什么我不打?”“母鸡会下蛋，公鸡不会，母鸡为什么不教它?”总之，他不断出现的一些奇特而有趣的语言和行为，准能让你笑口常开，甚至使老人焕发了青春，童心重返，退休生活充实而富有情趣。看电视时，“回头看”，对历史题材的影片情有独钟，而孩子最爱看的是动画片。当你正看得心潮澎湃时，他拿过遥控器“啪”一按，荧屏上就换上了动画片“叮当猫”，乐得哈哈大笑。起先老人们是万般无奈地陪他看，看得歪在沙发上打呼噜，可慢慢地，也不知什么时候开始，老人竟变得爱看动画片，甚至上“瘾”了！像发现新大陆似的：动画片不仅适宜孩子看，也适宜老人看。那里面充满着稚趣，也充满着哲理，很有意思，得到启发较前似乎更深一层。动画片不仅意境美，画面更美。它那特有的简洁明快，正如孩童才有的纯净心灵，不但给人美的享受，还令老人回忆起童年，童心大发，回味无穷。

再如玩乐，并不是孩子的专利，同样也是老年人的生活必需。其实，每个人都具有孩子般的童心，老年人同样需要玩乐。玩乐，可以使人保持一颗童心，既是一种积极的休息，也是促进身心健康的一味良药。现在国外开发了许多老年人玩儿的玩具，这是很有意义的。老年人在玩玩具的过程中，通过手脑运用，能够增加老人肢体运动的灵活性，通过开动脑筋，积极思考，使大脑功能得到锻炼。老年人可根据自己的身体条件和兴趣爱好，各取所需地去选择适宜的玩乐活动。对老年人而言，能“贪玩”，并“会玩”，不仅身心愉悦，乐而忘忧，而且会消除与年龄俱增的消极情绪，真正做到“放浪形骸，不觉老之将至也”。一个人童心未泯，就会充满朝气，生活充满快乐，就会有一个永远年轻的精神世界。

当然，要做到“心少”，全靠自己调节、把持、实践。啥事儿，只要想得开，放得下，看得淡，玩一玩，笑一笑，便罢了。“心少”快乐多，快乐促长寿，像个“老顽童”一样，无忧无虑，快快乐乐，该玩就玩，想闲就闲，只要讲文明，讲道理，高雅，适度，量力而行，就会给晚年生活增添光彩。只要保留一份孩子般的天真和好奇，积极参加有益于身心健康的活动，哪有不延年益寿之理。愿所有老年人都有一颗“年少”的心。

附　录

心功能分级

Ⅰ级：心功能完全能代偿，在较重活动时无气急、浮肿或心绞痛等症状，此阶段病人与正常人几乎无区别，完全能正常工作、学习及生活，甚至能胜任较重的劳动和体育活动。

Ⅱ级：已显示心脏功能开始失代偿，在较重活动时，如快步行走、上楼或提取重物时，即可出现气急、浮肿或心绞痛，休息后可缓解。因此，属于轻度的心力衰竭。

Ⅲ级：轻度活动时也引起气急等症状，如室内打扫、上厕所、洗澡等，此阶段属于中度心力衰竭，常需住院治疗。

Ⅳ级：指休息时仍有气急等症状，在床上不能平卧，生活不能自理，常伴浮肿、营养不良或心源性肝硬化，此阶段属重度心力衰竭。不仅完全丧失了劳动力，而且有生命危险，需急诊入院抢救与治疗。

心脏状况自测表

1．你是否爱吃动物脂肪？

A．不喜爱，也避免食用动物性脂肪，爱食用植物性脂肪。

B．一般不食用，偶尔少量食用。

C．长期而且大量食用肥肉、猪油、香肠等含动物性脂肪多的食品。

2．你是否爱吃蔬菜、水果和奶制品？

A．十分喜爱。

B．食用量不多。

C．很少食用。

3．你是否爱食用甜点和多糖食品？

A．不爱食用。

B．很少食用。

C．十分喜爱，经常食用。

4. 你的体重是多少？［中国人标准体重通常按：身高（厘米）－105＝XX公斤计算］

A. 体重正常。

B. 超过体重10公斤。

C. 超过体重25公斤。

5. 你是否吸烟？

A. 不吸烟（或者戒烟已逾一年以上）。

B. 每天吸5—10支烟。

C. 每天吸20支烟。

6. 你喝多少咖啡？

A. 不喝咖啡，或者偶尔喝之。

B. 每天喝一杯。

C. 每天喝三杯以上。

7. 你喝酒多吗？

A. 很少喝酒。

B. 喝得不多，而且不是每天都喝。

C. 每天都喝，而且喝得相当多。

8. 你的血压多少？

A. 血压正常。

B. 有时血压偏高。

C. 患有高血压，目前正在治疗。

9. 你是否常精神紧张或有心理创伤？

A. 生活安定，工作较顺利，神经系统和谐平衡。

B. 工作负担过重引起精神紧张，但尚能忍受。

C. 有各种精神紧张的表现及心理创伤，在家中或工作单位中常发生矛盾冲突，易激动、生气，易悲观消沉。

10. 你如何安排每日的活动？

A. 每天活动适中，工作有规律。

B. 每天活动虽紧张、负担很重，但尚有规律。

C. 每天活动十分紧张被动，且杂乱无章。

11. 你每天睡眠多少小时？

A. 每晚睡 8 小时左右，睡得好，又不服安眠药。

B. 每晚睡六七个小时，偶尔要服安眠药。

C. 往往少于 6 小时，入睡困难就服用安眠药。

12. 你是否喜好体育活动？

A. 每天坚持长跑，同时喜欢散步、旅行等多种体育活动。

B. 喜爱体育活动，常参加，但工作忙时就停了。

C. 常年坐着工作，很少活动，连业余时间都不参加体育活动。

13. 你怎样度过业余时间的？

A. 业余时间活动较丰富，爱种花、草，钓鱼，旅行，并参加文体活动。

B. 很少散步，有时出去看看电影或戏剧。

C. 平时只待在家里看电视、听广播，不外出活动。

14. 你是如何度过节日或假期的？

A. 常外出旅行，积极休息，体力消耗适中，身心愉快。

B. 节假期外出旅行游玩，想消除平日的疲劳，但往往弄得过分劳累。

C. 没有把节假期用于恢复体力，而是干其他事情了。

15. 你家中亲人有否患心血管疾患？

A. 直系亲属中无人患上述疾病。

B. 家中很少有人患上述疾病。

C. 祖父母和父母亲中有患高血压、心脏病、糖尿病或肥胖病的。

16. 你是否进行预防性体检？

A. 定期去进行体检，并遵循医嘱。

B. 有时去进行体验，但不听从或忘记医嘱。

C. 从来不去进行体验。

说明：凡选择答案 A 者，得 3 分；选择答案 B 者，得 2 分；选择答案 C

者，得1分。

得分提示：

（1）得16—22分者：心脏状况不佳，有发病的现实危险。有必要马上请心脏病专科医生详细检查诊治，并遵医嘱立即改变原有的生活方式。

（2）得22—36分者：心脏状况属于中等，如进一步改进自己的生活方式，心脏状况有可能改善。但必须在6—12个月内加强自测。如无改善，须找医生诊治。

（3）得36—48分者：心脏状况好，应继续保持现有良好的生活习惯与工作方式，但也不要忘记定期做体检。

参考文献

1. 朱明．中西比较医药学概论．北京：高等教育出版社，2006
2. 印会河，张伯讷．中医基础理论．北京：人民卫生出版社，1989
3. 廖若莎，何军．再议“心主神明”．吉林中医药，2005；25（4）
4. 钟艳．心主神志的现代医学浅释．湖南中医学院学报，2005；25（2）
5. 王仁欣，王廷芳，罗杞秀．青年心理学．长春：吉林教育出版社，1987
6. 陈国梁．大学生心理健康教育．广州：华南理工大学出版社，2003
7. 王极盛．现代妇女心理学．北京：科学出版社，1988
8. 林崇德．发展心理学．杭州：浙江教育出版社，2002
9. 易定国．遵守“生物钟”，静心享晚年．现代养生，2005；（2）
10. 冯琳，吕瑾瑜，叶秋赞．心梗患者饮食调护的重要性．现代中医药，2005；（2）
11. 张揆一．心脑血管病患者吃啥好．医药与保健，2006；（3）
12. 孔凡真．百病之源．医药与保健，2006；（3）
13. 梁兆松．“小动作”让你远离心脑血管病．山西老年，2006；（3）
14. 曲镭，康宇华．老年心脏病的康复．实用老年医学，2001；15（2）
15. 奇云．“心碎”确有科学依据．世界科学，2005；（4）
16. 王婵．青少年心理健康问题与对策．山东省青年管理干部学院学报，2005；（1）
17. 宋葆云，杨巧芳．早期康复护理对人工心脏起搏器植入术后患者肩功能恢复的影响
18. 护理学杂志，2005；20（7）
19. 焦增绵．玉屏风散加减在心脏病康复期的应用举隅．南京中医药大学学报，1998；4（2）
20. 肖东．“四不”防心劳．家庭中医药，2006；（3）
21. 迪丽努尔，赵晓红．“心肾水火”理论探微．新疆中医药，2005；23（2）
22. 马文飞．穿好衣服心身健．环境，2005；（6）
23. 华子．宽恕有益于心身健康．心理与健康，2005；（1）
24. 陈小龙．肥胖与过低体重对普通大学生心功能的影响．中国体育科技，2006；（2）

25. 张学志. 冬季心脑血管病及防治问答. 山西老年，2006；(2)
26. 李文姝. 健身还需健心. 生命与健康，2005；(2)
27. 曹元娣. 大学生心理健康教育方法探. 江苏高教，2005；(1)
28. 郭蕾，葛操. 高中生心理健康水平与父母教养方式的相关研究. 中国健康心理学杂志，2005；13（1）
29. 胡芸，李文虎，邓稳根. 影响中专生心理健康状况若干因素的相关研究. 中国健康心理学杂志，2005；13（1）
30. 周林. 健心座右铭. 思维与智慧，2005；13（1）
31. 查哈达. 浅谈高原心脏病的预防和治疗. 中国民族医药杂志，1997；3（增刊）
32. 贾海宁. 贫困大学生的心理健康问题及对策. 山东省青年管理干部学院学报，2005；(1)
33. 张逸，董青. 男性更年期心理健康及相关问题的探讨. 现代医药卫生，2005；21（3）
34. 曹红，帅建中，黄建平等. 短时放松入静状态下自我暗示对心脏功能的调节作用. 中国临床心理学杂志，2002；10（1）
35. 陈富荣. 冠状动脉粥样硬化性心脏病的预防、诊断与治疗现状. 新医学，2005；36（11）
36. 刘向辉. 心脏功能的监评在运动健身中的重要意义. 邵阳师范高等专科学校学报，2000；22（5）
37. 翟理黄. 略论心与衰老之关系. 河南中医学院学报，2006；(2)
38. 姚芳. 养心益智食药粥. 药膳食疗，2003；(5)
39. 王亚琼. 对人体精、气、神与太极功能的研究. 武术科学，2005；(5)
40. 文莉萍. 心脑血管病发作的预防与保健. 哈尔滨医药，2005；25（1）
41. 倪合一. 心疗首要制怒. 家庭中医药，2005；(1)
42. 吴建军. 心欲别太强. 现代养生. 2006；(6)
43. 马志国. 心太高，让年轻人多烦恼. 中国青年研究，2005；(2)
44. 关邑. 心往好处想. 科学养生，2005；(7)
45. 齐齐. 中年男人请把心放下. 医药与保健，2005；(4)
46. 熊抗美，赵志付，王彩凤. 中医心身并治法在心身疾病康复中的应用. 中国临床康复，2005；9（8）
47. 桦楠. 自静其心寿命长. 中华养生保健，2005；(7)
48. 钟艳. 心主神志的现代医学浅释. 湖南中医学院学报，2005；25（2）
49. 翟桂芝，宁辉，翟琦. 心身护理与现代医学发展. 现代护理，2006；3（6）

50. 惠汝太，樊晓寒. 新的心脑血管病危险因素. 临床内科杂志，2005；22（1）
51. 连至诚，邱鸿钟，等. 心身医学：医学模式的新发展. 医疗保健器具，2006；（3）
52. 吕路线. 重视心身疾病的研究. 临床心身疾病杂志，2005；11（1）
53. 宋文波. 心身疾病预防的健康教育. 中国实用护理杂志，2005；21（5）
54. 何连静. 心与心的碰撞，情与情的交融——浅谈中学生心理压力，2006；（2）
55. 李佩文. 莲子怡神养心安眠. 前进论坛，2005；（6）
56. 林林. 讲究养心之道. 注意心理调节. 养生保健，2005；（5）
57. 周桂钿. 儒家养生之道：养心重于养身. 甘肃社会科学，2006；（1）
58. 车骧. 养生必须养心. 心理与健康，2005；（6）
59. 天问. 立夏不可错过的养心时节. 偏方大全，2005；（5）
60. 韦公远. 养心先得护脑. 心理与健康，2006；（4）